U0382189

健康老龄化下老年人精神保障研究

翟绍果◎著

中国社会科学出版社

图书在版编目（CIP）数据

健康老龄化下老年人精神保障研究／翟绍果著．—北京：
中国社会科学出版社，2018.5

ISBN 978－7－5203－2639－1

Ⅰ.①健…　Ⅱ.①翟…　Ⅲ.①老年人—心理保健—
研究　Ⅳ.①R161.7

中国版本图书馆CIP数据核字（2018）第112095号

出 版 人　赵剑英
责任编辑　马　明
责任校对　石春梅
责任印制　王　超

出　　版　中国社会科学出版社
社　　址　北京鼓楼西大街甲158号
邮　　编　100720
网　　址　http://www.csspw.cn
发 行 部　010－84083685
门 市 部　010－84029450
经　　销　新华书店及其他书店

印　　刷　北京明恒达印务有限公司
装　　订　廊坊市广阳区广增装订厂
版　　次　2018年5月第1版
印　　次　2018年5月第1次印刷

开　　本　710×1000　1/16
印　　张　21.5
字　　数　342千字
定　　价　89.00元

凡购买中国社会科学出版社图书，如有质量问题请与本社营销中心联系调换
电话：010－84083683
版权所有　侵权必究

摘　要

随着人口老龄化的加剧，大力推进健康老龄化，改善老年群体的生活和生命质量，是积极应对人口老龄化的战略举措。本书基于健康老龄化战略，关注于老年人精神健康与精神保障问题，以管理学、社会学、心理学、经济学、人口学等学科为基础，提出老年人精神健康的跨学科研究视角；运用生命历程理论、社会资本理论、认知心理理论等跨学科交叉理论以及调查数据和质性访谈，探究老年人精神健康的作用机制与影响因素；基于老年人精神保障的实践经验与发展模式，构建全生命周期精神准备的老年人精神保障体系，提出老年人精神保障的实现路径，研判从精神健康到精神福利的发展趋势。本书围绕问题提出、文献综述、理论基础、作用机制、实证研究、质性访谈、海外经验、体系构建、路径策略以及发展趋势等展开，共十章内容，各章的主要内容如下。

第一，“问题提出：健康老龄化与老年人精神保障”。基于全球人口老龄化的发展趋势与中国人口老龄化的发展特征，本书梳理了健康老龄化的政策实践，提出从经济保障到精神保障的老年保障体系转型。同时，分析了我国老年人精神健康需求激增与精神保障供给缺位的现实困境，提出老年精神服务体系的优化方向：从精神救助到精神照护与精神保障，再到精神慰藉与精神福利。

第二，“文献综述：老年人精神需求、精神保障与精神福利”。伴随老年人精神健康问题的日益凸显，探究老年人精神保障的体系构建与路径实现逐渐成为学界乃至全社会关注的热点。从人口老龄化的战略应对与健康老龄化的保障体系、精神保障的内容体系与实现路径、精神保障到精神福利的发展趋势等方面，对国内外研究现状进行整体把握与系统梳理，奠定全书的研究起点。

第三，“理论基础：老年人精神健康的跨学科视角”。老龄社会的相关研究需要跨学科的融合，从老龄经济学、老年社会学、老年心理学、健康管理学、认知神经学、老年工程学、老年医学、老年教育学、公共健康学等学科分析了老年人精神健康与精神保障问题，提出了老年人精神健康与精神保障的跨学科研究视角。

第四，“作用机制：生命历程社会资本累积与精神调适”。老年人精神健康是个体生命历程、社会网络变迁、认知情绪调节等多因素影响的结果。运用生命历程、社会网络与认知情绪等理论框架，基于部分访谈案例分析，探究了包括生命历程累积机制、社会网络拓展机制和认知情绪调适机制等在内的老年人生命历程社会资本累积与精神调适的精神健康作用机制。

第五，“实证研究：老年人精神健康的影响因素与社会支持”。基于中国健康与养老追踪调查数据（CHARLS）和陕西省西安市与陕西省镇安县的调研数据，实证分析全国范围与代表地区老年人的精神健康现状及其影响因素，探究老年人孤独、抑郁、幸福等精神健康水平与社会支持的关系。

第六，“质性访谈：特殊老年人群的精神健康”。失独老人、空巢老人、随迁老人与失能老人等特殊老年人群的精神健康问题尤其值得关注。失独老人早年丧子与老无可托，空巢老人空间阻隔与心灵相望，随迁老人候鸟迁徙与权益难寻，失能老人能力缺失与参与匮乏，通过典型案例分析当前特殊老年人群的精神健康现状与现实困境。

第七，“海外实践：老年人精神保障的经验借鉴”。老年精神卫生已成为一项重要的全球性公共议题，部分国家和地区的老年人精神保障政策与实践为我国提供了经验借鉴。本书从法律引导、管理规制、供给保障与社区参与等方面，分析了国际上老年人精神保障的法律法规、组织机构、体系支撑与社区环境，总结了老年人精神保障的经验借鉴。

第八，“体系构建：全生命周期精神准备”。本书从个体精神心理变化角度构建了立足于个体生命周期精神准备的精神保障体系。老年期的精神健康状况是生命历程优势累积效应与劣势累积效应权衡博弈在生命周期最后阶段的外化表现。为有效实现老年人精神保障的目标，需要构建包括认知退化预防、情绪调控管理、意志激励改善、道德导引强化、行为干预调节等体系的全生命周期精神准备的主动性、介入性与立体化干预体系。

第九，“路径策略：老年人精神保障的合作治理”。健康老龄化战略下老年人精神保障的实现路径在于个体适老、家庭孝老、社区助老、政府安老、社会敬老、市场享老等层面的协同治理，具体策略在于精神疾病预防与识别、精神障碍救助、精神健康促进、精神卫生服务共建共享等，保障条件依赖于环境、制度、资源、技术和服务等要素的有效整合。

第十，“发展趋势：从精神健康到精神福利”。由基础需求向发展需求过渡是老年人精神健康的需求趋势。精神保障供给需要参与式、多样化、多层次发展，精神保障制度体系在于制度目标、制度主体、制度内容等的协同配合，精神卫生服务体系包括内容、形式、制度、管理、经济、技术和文化等基本要素，由需求体系、供给体系、管理体系和支持体系构成。健康老龄化下从精神健康到精神福利，成为老年人精神保障领域理论研究和制度实践的发展趋势。

目 录

第一章　问题提出：健康老龄化与老年人精神保障

随着人口老龄化的加剧，大力推进健康老龄化，改善老年群体的生活和生命质量，是积极应对人口老龄化的战略举措。基于全球人口老龄化的发展趋势与中国人口老龄化的发展特征，经济保障、服务保障和精神保障三位一体的老年保障体系成为积极应对人口老龄化的政策选择，特别是从经济保障到精神保障的转型成为一种发展趋势。我国老年人精神健康需求激增与精神保障供给缺位并存，老年群体的精神保障尤其是一些特殊老年人的心理与精神关怀成为急需关注的社会问题。为了应对老年人日益增长的精神健康需求，需要建立正式制度与非正式制度相结合的老年精神保障供给体系，从基础的治疗式精神救助到稳定性的精神照护，再到发展性的精神慰藉与精神福利的多层次老年精神保障体系。

一　人口老龄化与健康老龄化发展趋势

全球人口老龄化呈现加速发展且日益高龄化趋势，中国人口老龄化趋势更加严峻。2005 年联合国发布的预测显示，世界 60 岁以上老年人口比例将由 2000 年的 10.0% 上升到 2025 年的 15.1%，2050 年的 21.7%①，全球已进入老龄化社会。据联合国人口司发布的最新数据，2017 年全球 60 岁及以上老年人数量为 9.62 亿，80 岁及以上老年人数

① 世界人口网：2015 年世界各国人口老龄现状（http：//www. renkou. org. cn/world/general/2015/2780. html）。

量为1.37亿，预计至2050年，将分别增至21亿—4.25亿。[①] 2016年国民经济和社会发展统计公报显示，2016年年末中国60周岁及以上人口为2.3亿，占总人口的16.7%；65周岁及以上人口为1.5亿，占总人口的10.8%。[②] 根据全国老龄委"国家应对人口老龄化战略研究"的预测，预计2012—2050年中国老年人口将由1.94亿增长到4.83亿，老龄化水平将由14.3%提高到34.1%；2036—2053年中国将进入深度人口老龄化阶段，老年人口数量从4.23亿增至4.87亿的峰值，人口老龄化水平从29.1% 升至34.8%，将成为世界上人口老龄化形势最为严峻的国家。中国将仅用41年就走完英、法、美等西方发达国家经历了上百年才走完的人口老龄化历程，是除日本外的世界人口大国在崛起过程中老龄化速度最快的国家。[③] 随着中国老年人口持续增加，老龄化程度持续加深，老年人健康状况也不容乐观。《第四次中国城乡老年人生活状况抽样调查》结果表明[④]，2015年32.8%的城乡老年人自评健康状况"好"，其中城镇和农村老年人自评健康状况"好"的比例分别为37.6%和27.7%；目前全国失能、半失能老年人口数量大致为4063万人，占老年人口的18.3%，而且老年人精神慰藉服务严重不足，精神孤独问题尤为突出。此外，2015年中国健康与养老追踪调查项目（CHARLS）研究报告显示，33.1%的受访老人有较高程度的抑郁症状。[⑤]

健康老龄化是积极应对人口老龄化和高龄化的战略目标。健康老龄化最早于1987年召开的世界卫生大会提出，并将健康老龄化研究项目纳入世界卫生组织的《全球保健纲要》；1990年9月，世界卫生组织在

---

① 联合国人口司：2017年世界人口老龄化（http：//www.un.org/en/development/desa/population/theme/ageing/WPA2017.shtml）。

② 国家统计局：2016年国民经济和社会发展统计公报（http：//www.stats.gov.cn/tjsj/zxfb./201702/t20170228_ 1467424.html）。

③ 李志宏等：《国家应对人口老龄化战略研究总报告》，《老龄科学研究》2015年第3期。

④ 民政部：第四次中国城乡老年人生活状况抽样调查成果（http：//www.mca.gov.cn/article/zwgk/mzyw/201610/20161000001974.shtml）。

⑤ 北京大学国家发展研究院：2015年中国健康与养老追踪调查项目（CHARLS）研究报告（http：//www.nsd.pku.edu.cn/home/xinwen/2016/1020/27467.html）。

国际老龄大会上首次将“健康老龄化”作为一项全球性发展战略目标，主张老年人处于生理健康、精神健康、适应社会的良好健康状态；2002年，世界老龄大会提出“积极老龄化”概念，主张老年人参与社会经济、文化、精神和公益服务，使健康、参与和保障的机会尽可能发挥最大效益，随后《马德里老龄问题国际行动计划》将促进老年人的健康和福祉作为应对老年行动的优先方向，提出包括增进健康和防治疾病的终生健康促进；2002 年，《联合国老年人原则》将“独立、参与、照顾、自我充实、尊严”作为老年发展的原则。健康老龄化与积极老龄化提出后，已被世界多国纳入国家战略。总体而言，健康老龄化不仅仅是一个医疗保健目标，更是一项社会战略，是指在老龄化社会中，多数老年人处于生理、心理和社会功能的健康状态，同时也指社会发展不受过度人口老龄化的影响。① 健康老龄化的核心理念是以生命历程的视角看待健康，即在人生各个阶段重视各种能够影响到老年期健康长寿和生活质量的因素，预防和减少危险因素，推进和增加保障因素。因此，大力推进健康老龄化是低成本、高效益地应对人口老龄化的战略举措。②

作为老龄大国，我国对老年健康、老年人生活质量等问题重视程度不断提高，将健康老龄化与积极老龄化纳入国家战略，并采取一系列发展老龄事业的政策举措。2016 年 3 月，《国民经济和社会发展十三五规划》提出，“积极应对人口老龄化，加强顶层设计，构建以人口战略、生育政策、就业制度、养老服务、社保体系、健康保障、人才培养、环境支持、社会参与等为支撑的人口老龄化应对体系”，为“十三五”期间应对人口老龄化提供方向指导。2016 年 10 月，《“健康中国 2030”规划纲要》提出了“促进健康老龄化”的战略规划，将“全面健康老龄化”上升为国家战略。2017 年 1 月，《“十三五”卫生与健康规划》将发展老年健康服务作为“十三五”期间卫生与健康事业的发展目标之一，将健康老龄化作为重点人群健康改善项目之一；包括提高老年人健康素养、健全老年健康服务体系、推动医疗卫生与养老服务融合发展

---

① 邬沧萍、姜向群：《“健康老龄化”战略刍议》，《中国社会科学》1996 年第 5 期。

② 吴玉韶：《健康老龄化：低成本应对人口老龄化的重要举措》，《中国社会科学报》2015 年 1 月 16 日第 B01 版。

等任务目标，以及老年人健康管理、老年心理健康与心理关怀、医养结合试点示范、长期护理保险试点等具体措施。2017 年 2 月，《“十三五”国家老龄事业发展和养老体系建设规划》将“着力加强全社会积极应对人口老龄化的各方面工作，着力完善老龄政策制度，着力加强老年人民生保障和服务供给，着力发挥老年人积极作用，着力改善老龄事业发展和养老体系建设支撑条件，确保全体老年人共享全面建成小康社会新成果”作为“十三五”期间老龄事业发展的指导思想，并将“健康老龄化理念宣传普及进社区、进家庭”作为加强老年人健康促进和疾病预防的工作之一。2017 年 3 月，国家卫计委等 13 部门联合发布《“十三五”健康老龄化规划》，确立了“建立覆盖城乡老年人的基本医疗卫生制度，构建与国民经济和社会发展相适应的老年健康服务体系，持续提升老年人健康水平”的发展目标，以积极应对人口老龄化，维护老年人的健康功能，提高老年人的健康水平。可以说，健康老龄化成为各部委联合推进的战略目标与民生工程。

总之，人口老龄化成为世界各国都面临的客观现实，大力推进健康老龄化成为必然选择。基于人口特征与社会经济发展的基本国情，我国也将健康老龄化上升为国家战略，为未来健康老龄化的实施做出方案设计与规划。因此，迫切需要在老年收入保障、老年健康保障、老龄社会工作、精神慰藉服务等方面进行探索与突破，构建从经济保障、服务保障到精神保障的全方位老年保障体系，积极应对人口老龄化，实现健康老龄化。

二　从经济保障到精神保障的老年保障体系转型

社会保障包括物质保障、服务保障及精神保障。[①] 我国已经建立了一套以社会保险为主、社会救助与社会福利为辅的社会保障体系，为老年人生活提供了基本的物质保障与服务保障，但老年人的精神保障相对缺位。健康老龄化是包括身体健康老龄化、心理健康老龄化和道德健康

① 郑功成：《社会保障学——理念、制度、实践与思辨》，商务印书馆 2000 年版，第 12 页。

老龄化的三位一体的健康体系。[①] 其中，身体健康老龄化依赖于公平性与可及性的医疗卫生服务和日益完善的医疗保障制度，心理健康老龄化和道德健康老龄化则依赖于精神保障体系得以实现。基于人口老龄化的严峻现实与健康老龄化的战略应对，老年人精神保障应运而生。

多层次、全方位的老年保障体系是老龄事业发展的重要方向。《老年人权益保障法》强调，国家和社会应当采取措施改善老年人生活、健康以及参与社会发展的条件。2011 年发布的《中国老龄事业发展“十二五”规划》提出了“老有所养、老有所医、老有所教、老有所学、老有所为、老有所乐”的指导思想和“注重老年精神关怀和心理慰藉，提供疾病预防、心理健康、自我保健及伤害预防、自救等健康指导和心理健康指导服务”的发展任务。2017 年发布的《“十三五”国家老龄事业发展和养老体系建设规划》将“统筹做好老年人经济保障、服务保障和精神关爱等制度安排，实现协调可持续发展”作为“十三五”期间老龄事业发展的基本原则之一；从老年社会保障体系建设、养老服务体系建设优化、老年健康促进、老年权益保障、老年社会参与、老年精神关爱等方面提出了具体的规划安排。总体来看，我国在老年经济保障、服务保障方面取得了显著成就，精神保障将成为未来老年事业发展的转型目标与重点领域。

老年保障的逻辑起点是老年人的需求。无论是西方老年人还是中国老年人，既有经济供养和生活照料等物质方面的需求，也有精神（心理）方面的需求。完整全面的老年保障体系是一个包含经济保障、医疗保障、精神保障等多方面内容的有机整体，忽视和省略其中的任何方面都是不完善的。[②] 基于免除老年经济之忧、减少老年身心之痛、确保老无服务之匮、实现老年生活之乐的中国老年保障体系的未来发展目标，我国需要构建经济保障、服务保障、精神保障“三位一体”的老年保障体系。[③]

① 穆光宗：《将“全面健康老龄化”上升为国家战略》，《中国经济报告》2014 年第 4 期。

② 周绍斌：《从物质保障到精神保障——老年保障的新趋势》，《福建论坛》（人文社会科学版）2007 年第 7 期。

③ 王延中：《构建三位一体中国老年保障体系的基本构想》，《社会保障研究》2014 年第 3 期。

重视老年精神健康并构建老年人精神保障体系，是积极应对人口老龄化、推进“健康中国”的战略举措和关键议题。

三　老年人精神健康需求与精神保障现状

现阶段，我国老年人精神健康需求激增，但其精神保障体系缺位。生理与社会角色变化诱发老年人精神疾病风险，经济与服务保障完善激发老年人精神健康需求，人口与社会结构变化催生精神健康的脆弱群体。同时，旧有非正式精神支持体系功能弱化，新生正式精神保障体系尚未完善。

（一）老年人精神健康需求激增

1. 生理与社会角色变化诱发老年人精神疾病风险

由于身体机能的下降和社会角色的变化，老年人更容易将负面的情绪体验反馈至精神方面，这种变化诱导了自杀、抑郁等精神性疾病。首先，老年人由于身体机能退化，大部分处于相对弱势的健康状态，面临健康不安全的风险最大。[①] 2013 年 65 岁以上老年人的居民两周患病率为 62.2%，55—64 岁老年人的居民两周患病率为 42.0%。[②] 老年期患病率是各年龄段最高的，对应的健康资本存量是各年龄段最低的，这种身体上的健康脆弱性反馈至精神上的负向体验是老年人精神健康问题的诱因之一。其次，进入老年后，大多数老年人退出工作岗位，之前工作中建立起来的各种社会关系逐步减退，可以支配的空闲时间逐步增多，更加需要寻求精神上的安慰，以求获得心理上的满足感，提高晚年生活质量。精神慰藉的不足往往容易导致老年人精神空虚和精神失常，导致各种老年社会问题的出现。[③] 老年人精神疾病风险集中表现在痴呆、抑郁和自杀等。2015 年中国健康与养老追踪调查项目研究报告显示，

① 郝晓宁、胡鞍钢：《中国人口老龄化：健康不安全及应对政策》，《中国人口·资源与环境》2010 年第 3 期。

② 国家卫计委：《2016 中国卫生和计划生育统计年鉴》，中国协和医科大学出版社 2016 年版。

③ 王延中等：《中国老年保障体系研究》，经济管理出版社 2014 年版，第 9 页。

33.1%的受访老人有程度较高的抑郁症状。[①] 此外，老年人自杀现象严重，农村或城市、经济富裕或贫穷的老年人均出现了不同形式的自杀现象。关于世界范围内老年人群自杀率的研究构建出J、U和L三种模型，我国属于J型，具体特点为人口老龄化程度较高，随着年龄的增加，老年人口自杀率持续快速上升。[②] 除了具体的自杀行为，还有较多老年人有自杀意念与死亡念头。中国老龄科学研究中心2010年中国城乡老年人口状况追踪调查数据显示，在过去五年内，有死亡念头的老年人比例为4.78%，有自杀意念的老年人比例为2.10%，有过自杀未遂经历的老年人比例为0.67%。[③] 总之，痴呆与抑郁是脑机能退化与社会不适应的外显表现，而死亡则是精神健康恶化到极致的现象。痴呆抑郁、死亡念头、自杀行为等较广泛存在于老年人群当中，表明老年人精神健康的恶化与精神障碍风险的聚集，必须予以及时关注和干预，防治可能因此引发的社会问题。

2. 经济与服务保障完善激发老年人精神健康需求

人的需求具有层次性，初级层次需求的满足会促使人们寻求更高层次的需求。现阶段，我国老年经济保障与服务保障逐步完善，由此激发了老年人精神健康需求。从经济保障方面看，2016年年末全国参加基本养老保险人数为88777万人，有7.63万户企业建立了企业年金[④]，养老保险待遇持续上涨，养老的物质保障在不断提升。从服务保障方面看，养老和健康服务政策密集推出，继续加大对养老和健康服务设施建设的投资力度，健康养老服务体系不断完善；“十二五”年末，每千名老年人拥有养老服务床位数比2010年年底增长了70.3%，全国社区日间照料床位数达到278.4万张。[⑤] 在此背景下，老年人精神健康需求不断扩展。第四次中国城乡老年人生活状况抽样调查结果表明，老年人精

---

① 北京大学国家发展研究院：2015年中国健康与养老追踪调查项目（CHARLS）研究报告（http://www.nsd.pku.edu.cn/home/xinwen/2016/1020/27467.html）。

② 王武林：《中国老年人口自杀问题研究》，《人口与发展》2013年第1期。

③ 罗萌、李晶、何毅：《中国城乡老年人自杀意念研究》，《老龄科学研究》2015年第7期。

④ 人社部：2016年度人力资源和社会保障事业发展统计公报（http://www.mohrss.gov.cn/ghcws/BHCSWgongzuodongtai/201705/t20170531_271737.html）。

⑤ 民政部：“十三五”重点推动养老服务服务体系建设（http://news.ifeng.com/a/20160125/47224592_0.shtml）。

神文化生活与时俱进。首先，老年人的闲暇生活更加注重品质和时尚，88.9%的老年人经常看电视或听广播，20.9%的老年人经常读书或看报，20.7%的老年人经常种花养草或养宠物，13.4%的老年人经常参加棋牌活动，5.0%的老年人经常上网。其次，旅游成为老年人休闲生活的新选择，13.1%的老年人明确表示未来一年计划外出旅游，9.1%的老年人表示有可能在未来一年外出旅游。最后，城乡老年人幸福感显著提升，60.8%的老年人感到生活幸福。[①] 总体来看，老年人的精神生活在层次和范围上都有很大提升，精神健康需求在不断扩展和丰富。因此，伴随着我国老年保障制度的不断健全，养老服务业和健康服务业的蓬勃发展，在实现“老有所养、老有所医”的基础上，将转向“老有所为、老有所乐”的目标。

3. 人口与社会结构变化催生精神健康的脆弱群体

家庭规模的变化、城市化进程的加快以及人口政策的多重叠加效应，使得空巢老人、随迁老人与失独老人持续增加，成为精神健康的脆弱群体。首先，随着社会转型的加速，传统的以老人为中心的大家庭正在解体，“四二一”式家庭成为基本家庭模式；城市化进程的加速使得老人与子女不在同地居住的现象越来越普遍，空巢、独居将成为未来老年人主要的居住模式。其次，为支持儿女事业、照顾第三代而离乡背井来到子女工作的大城市的老年人形成一个新的群体——“老漂族”，也就是随迁老人。最后，我国存在着大量的失独老人。失独老人（失去唯一子女的老人）成为政策风险与社会风险叠加而生的高风险群体。目前，全国范围内独居老人占老人总数的10%，空巢老人占老人总数的50%[②]，流动老人占流动人口总量的7.2%[③]。2012年我国“失独”家庭接近100万个，且以每年7.6万个的数目增加。[④] 无论是长期独自在

① 民政部：第四次中国城乡老年人生活状况抽样调查成果（http://www.mca.gov.cn/article/zwgk/mzyw/201610/20161000001974.shtml）。

② 人民网：2015家庭发展报告（http://politics.people.com.cn/n/2015/0513/c70731-26995290.html）。

③ 国家卫计委：《中国流动人口发展报告2016》内容概要（http://www.moh.gov.cn/xcs/s3574/201610/58881fa502e5481082eb9b34331e3eb2.shtml）。

④ 党俊武、吴玉韶主编：《中国老龄事业发展报告（2013）》，社会科学文献出版社2013年版，第3页。

家还是随迁改变居住环境，若空巢、失独与随迁老人缺乏作为家庭的核心支持体系，加之人际关系的隔断和社交范围的缩小，影响着其与社会的沟通与交流，导致其产生孤独寂寞感，进而出现诸多不适应性，对于精神慰藉需求显得尤为迫切。

（二）老年人精神保障供给缺位

1. 旧有非正式精神支持体系功能弱化

老年人非正式支持体系由家庭、亲属、朋友、邻居等初级群体组成，为老年人提供情绪支持和情感慰藉。[①] 但在社会观念、家庭人口结构变化及城市化发展的过程中，基于传统血缘和地缘关系的非正式保障服务体系功能逐渐弱化。

首先，基于血缘、亲缘和孝道伦理的家庭赡养功能在弱化。一方面，当代提倡的自由平等理念使得传统的老人在家庭中占据主体地位的情况在改变；另一方面，家庭人口的小型化以及以核心家庭为主的家庭结构使得老年人不与子女常住的情况增加；除此之外，生活节奏的加快使工作时间对家庭照料时间的挤占成为一种常态[②]，“常回家看看”在某种程度上成为一种可望而不可即的目标。因此，各种主客观因素制约导致家庭的赡养功能不如传统的强大和稳定。

其次，基于地缘和业缘的邻居、朋友等互助支持在弱化。中国传统向来讲究乡土社会和地缘关系，农村的乡土情结已成为大多数人尤其是老年人的精神安放。但城市化发展使得传统的村庄逐步衰落，现代生活中的人更多的是“原子化”结构，小区单元楼的住户间则有“鸡犬之声相闻，老死不相往来”之称。城市化中居住形态的变化使得老年人人际关系被隔断，社交范围缩小，很难得到传统意义上“远亲不如近邻”的邻居帮助。此外，老年期间更容易面临同龄朋友离去等现实，由此造成老年人朋友数量的减少和精神寄托对象的缺失，更强化了他们负向的情绪体验。

① 王延中等：《中国老年保障体系研究》，经济管理出版社2014年版，第152页。

② 人民网：2015家庭发展报告（http://politics.people.com.cn/n/2015/0513/c70731-26995290.html）。

总之，旧有非正式精神支持体系的功能在逐渐弱化，导致非正式的精神保障供给缺位，同时也造成空巢老人、失独老人、随迁老人等特殊人群普遍存在，形成"'空巢孤养''拆开分养''进城困养'的三难局面"[①]。

2. 新生正式精神保障体系尚未完善

老年人正式支持体系包括政治制度、经济制度和社会政策的构建以及公私社会福利机构和团体，由一些与老年人之间没有孝道责任、情感纽带和社会联系的照顾者组成。[②] 在老年人非正式精神保障体系功能弱化的客观现实下，国家与社会层面还没有形成新的完善的老年人正式精神保障支持体系。

首先，老年人精神保障在制度层面缺乏细致的规定。虽然《老年人权益保障法》强调了对老年人精神赡养的要求，即"国家和社会应当采取措施改善老年人生活、健康以及参与社会发展的条件，赡养人应当履行对老年人经济上供养、生活上照料和精神上慰藉的义务，照顾老年人的特殊需要"；《中国老龄事业发展"十二五"规划》提出了"老有所养、老有所医、老有所教、老有所学、老有所为、老有所乐"的指导思想和"注重老年精神关怀和心理慰藉，提供疾病预防、心理健康、自我保健及伤害预防、自救等健康指导和心理健康指导服务"的发展任务；《中国老龄事业与养老服务体系建设"十三五"规划》在精神文化发展方面进行了更细致的操作层面的规定。这些制度层面的规定仅仅是战略与原则的方向性指导，老年人权益保障法以及老龄事业发展规划的原则性规定缺乏具体的实施、监测和问责办法，如何使"常回家看看入法更入情"是一个值得考虑的问题。

其次，社会养老服务发展层次较低，精神慰藉重视不够。目前，我国居家养老虽然规划内容齐全，但实际开展中以生活照料为主，服务内容单一，紧急救援、精神慰藉、医疗康复等方面的服务内容没有得到很好落实；社区养老提供的服务内容理应围绕精神慰藉、生活护理和家政服务，但目前服务项目偏重于日常生活护理和家政服务，对物质生活需

① 陈汝财：《农村"精神养老"问题日益凸显》，《中国乡村建设》2009 年第 4 期。

② 王延中等：《中国老年保障体系研究》，经济管理出版社 2014 年版，第 159 页。

求关注多于对精神慰藉服务需求关注。此外，从业人员较少，素质较低，服务水平不高，依旧是机构养老的客观现状。[①] 具体到健康服务方面，目前尚未建立起适应老年人健康需求的包括保健—预防—治疗—康复—护理—安宁疗护的综合性、连续性的服务体系；从事老年健康服务的人员数量不足，尤其是基层人才严重缺乏；医养结合服务工作刚刚起步，政策体系尚不健全；老年健康的评价体系等有待完善。[②]

最后，老年人精神保障服务体系缺乏专业人才支撑。精神健康工作的专业人才缺乏已成为我国精神卫生工作发展的重要阻碍。我国现有精神科医师2万多名，平均1.49名/10万人口，这一比例远低于国际平均水平4.15人。[③] 老年人群作为精神健康的高危人群，也缺乏专业人才的精神健康干预与保障。此外，精神卫生工作的宣传在我国相对不足，心理咨询工作仍处在起步阶段，人们对于精神健康、心理健康缺乏理性认识，将其与精神性疾病相关联，对此持有排斥和敌对态度。因此，个人或家庭对老年精神健康的重视程度不足，将老年精神空虚和精神性疾病的一些早期症状视为人体的自然退化，缺乏专业科学的识别机制，从而导致老年精神疾病问题早期识别率低、识别后治愈难度大等现实难题。

总之，基于老年人精神健康需求激增与精神保障供给缺位的客观现状，我国老年人的精神保障成为需要予以关注的问题。2015年新华社记者在“北上广”一线城市、中西部农村、东部沿海发达地区等地做了一次中国五类特殊老年群体生活现状调查，从直接的对话与实地的生活体察中反映老年人的生活状况和精神安放。农村留守老人、城市空巢老人、失独老人、失能老人和候鸟老人等有着特殊境遇的群体，处在“中国式养老”中最寂寞、最脆弱、最需要被照亮的角落，案例如下。[④]

---

① 邬沧萍、杜鹏：《老龄化与和谐社会》，中国人口出版社2012年版，第472—473页。

② 卫计委等：关于印发“十三五”健康老龄化规划的通知（http：//www.moh.gov.cn/jtfzs/jslgf/201703/63ce9714ca164840be76b362856a6c5f.shtml）。

③ 卫计委：2015年10月9日国家卫生计生委例行新闻发布会文字实录（http：//www.nhfpc.gov.cn/xcs/s3574/201510/f9658b3c67aa437c92f0755fd901b638.shtml）。

④ 新华网：中国五类特殊老年群体生存现状调查（http：//news.xinhuanet.com/health/2015-08/27/c_1116394947.htm）。

农村留守老人：与狗相伴，只求子女“常回家看看”；子女被城镇化浪潮卷走，他们却留守在故土家园。

城市空巢老人：孤独这种痛，谁来抚慰；“照顾老年人的精神需求不亚于解决物质需求”；我国已把“常回家看看”写入法律，各地也出现了不少老人把子女告上法庭的案例。但对老年人来说，往往是“赢了官司却输了亲情”。

失独老人：老无所依，还要忍受精神煎熬；失独老人是“中国式养老”所面对的另一个日渐庞大、急需关爱的特殊群体；承受了“白发人送黑发人”的悲痛后，更要在风烛残年中备受煎熬。

失能老人：需要专业护理，有尊严地活下去。

候鸟老人：儿女在外闯明天，父母跟着“漂”晚年。社会变革在加剧，人口流动在加快，家庭结构小型化……越来越多的老人选择随子女一起迁徙，为子孙当“免费保姆”。他们漂泊在陌生的城市里，付出辛劳，还要忍受孤独。

因此，迫切需要关注老年人的精神保障与精神福利，解决老年人的精神安放问题，提高老年人的精神健康水平，提升老年人幸福感与生命质量。

四 从精神保障到精神福利的老年精神服务体系优化

老年精神保障既是多层次老年保障的组成部分，又是精神卫生服务工作的重要内容。从基础的治疗式精神救助到稳定性的精神照护，再到发展性的精神慰藉与精神福利，成为老年精神服务体系的优化方向。

在社会主义市场经济快速发展的背景下，中国政府提出建立和谐社会、追求幸福生活的社会发展目标。2007 年，民政部提出了中国社会福利由补缺型向适度普惠型转型的目标，福利对象由特定的老年人、残疾人、孤儿向全体老年人、残疾人和处于困境中的儿童转变，满足全体老年人、残疾人和困境儿童需要。尽管这是一个狭义的社会福利转型目标，但它意味着中国放弃了坚守近 60 年的补缺型社会福利提供规则，接受了普惠型社会福利理念，将社会福利提供从特殊弱势群体拓展到一般人群。[①] 收入型福利、服务型福利和优待型福利构成了分层次、多重保障的老年福利体系，其中优待型福利目的在于使老年人获得精神上的满足。[②] 因此，从收入型福利到服务型福利再到优待型福利，将成为老年福利制度的发展轨迹。

精神福利是优待型福利的重要组成部分，与特殊人群的收入补贴与照护服务对应。但精神福利目前更多地属于员工福利的讨论范畴，主要指与直接的工资薪金等经济福利相区别的非经济性福利，以满足员工的精神文化需求、丰富员工的精神文化生活、提高工作的认同感与满意度为目标。随着中国社会福利在目标人群与内容项目等方面的制度转型，精神福利也将面向全体老年人，围绕老年人精神文化的丰富与精神情感的寄托，以满足老年人的精神健康需求、提高老年人对于自身价值的认同感和生活环境的适应性与满意度为目标。国家《“十三五”健康老龄化规划》将“推动开展老年人心理健康与关怀服务”作为老年健康与公共卫生服务工作的发展任务，包括启动老年人心理健康预防和干预计划，为贫困、空巢、失能、失智、计划生育特殊家庭和高龄独居老年人提供日常关怀和心理支持服务，加强对老年严重精神障碍患者的社区管理和康复治疗，鼓励老年人积极参与社会活动，促进老年人心理健康等。[③] 在精神福利的提供中，基于福利供给方的责任定位与服务优势，需要建立个体精神调适、家庭精神慰藉、政府精神服务、社会精神支持、邻里精神互助的精神福利供给体系。

对于老年人精神服务体系而言，精神保障是常规性保障，主要是基础的心理慰藉与精神关怀，为老年人提供稳定安全的精神生活环境；精神福利是高层次的发展性福利，旨在丰富老年人精神文化生活。从精神保障到精神福利是老年精神服务体系的内容优化，通过从精神保障到精神福利的发展演变，实现老年人精神服务体系的优化，实现老有所养、老有所托、老有所学、老有所乐的多层次、全方面老龄社会发展目标。

---

① 彭华民、齐麟：《中国社会福利制度发展与转型：一个制度主义分析》，《福建论坛》（人文社会科学版）2011 年第 10 期。

② 杨立雄：《老年福利制度研究》，人民出版社 2013 年版，第 201—203 页。

③ 卫计委等：关于印发“十三五”健康老龄化规划的通知（http：//www. moh. gov. cn/jt-fzs/jslgf/201703/63ce9714ca164840be76b362856a6c5f. shtml）。

第二章　文献综述：老年人精神需求、精神保障与精神福利*

精神保障属于老年人精神福利，是多层次老年福利保障体系的最终目标，逐渐成为健康老龄社会的关键议题。从老年人精神需求的逻辑出发，合理界定精神健康的内容项目，运用科学工具测量评估老年人精神健康需求程度和精神健康水平，基于个体经历的生命历程与社会网络的横纵关系以及形成精神健康的认知情绪，分析老年人精神健康的作用机制，构建老年人精神保障体系，探究老年人精神保障的实现路径，最终将精神保障提升到精神福利领域，实现老年人精神健康的最终归宿。

一　人口老龄化的战略应对与关键议题：健康老龄化

面对人口老龄化的挑战，健康老龄化成为应对的战略目标。20 世纪 90 年代起，国际人口学界、社会学界针对人口老龄化进行了理论上的构建，并逐渐升级成为系统的战略应对。“健康老龄化”的概念在 1987 年 5 月召开的世界卫生大会中最早提出，大会将“健康老龄化的决定因素”列为老龄问题的主要研究课题。1990 年 9 月，世界卫生组织（WHO）在哥本哈根国际老龄大会上首次将“健康老龄化”作为一项全球性发展战略目标。1993 年，第 15 届国际老年学学会布达佩斯大会将“科学要为健康的老龄化服务”作为会议主题。健康老龄化即在人口老龄化背景下，全社会多元参与以改善老龄群体的生命和生活质量，使老龄群体身体和心理都能健康地度过晚年，实现健康老龄化社

---

* 本节部分内容已发表在《老龄科学研究》杂志。

会。健康老龄化是老年人在晚年保持身体、心理及社会功能的健康状态，将疾病和生活不能自理的时间推迟到生命的最后阶段。健康老龄化不仅仅是一个医疗保健目标，更是一项社会战略，是指在老龄化社会中，多数老年人处于生理、心理和社会功能的健康状态，同时也指社会发展不受过度人口老龄化的影响。①

健康老龄化是国家针对人口老龄化提出的战略对策，其目标在于提高老年群体的生命长度和生活质量，以求大多数的老年人身体健康、机能正常、生活可自理，按照正常的人体衰老进程发展。② 其内容包括：（1）老龄群体身心健康并具有良好的社会适应能力及较优的生活质量；（2）健康长寿的老年人口数占老龄群体的大部分且比例不断增加；（3）全社会各个方面都能克服人口老龄化所产生的不利影响，保持社会持续、健康和稳定地发展，为人民的生活提供物质基础及保证。健康老龄化将预防保健和治疗康复相结合，把卫生保健作为其重要组成部分，通过多学科、多方式来解决。③ 健康老龄化的核心理念是以生命历程的视角来看待健康，即在人生各个阶段，重视各种能够影响到老年期健康长寿和生活质量的因素，预防和减少危险因素，推进和增加保障因素。因此，健康老龄化是全民族、全社会共同的愿望，更是大家共同的责任。④ 大力推进健康老龄化是低成本、高效益应对人口老龄化的战略举措。⑤

二　健康老龄化的保障体系：从经济保障到精神保障

物质保障和生活照料的发展完善，使得精神保障成为老年保障的重要任务。老年保障体系建设中长期重视经济保障而忽略精神保障的行

---

① 邬沧萍、姜向群：《“健康老龄化”战略刍议》，《中国社会科学》1996 年第 5 期。

② 张岭泉、邬沧萍：《应对人口老龄化——对“接力”模式和“反哺”模式的再思考》，《北京社会科学》2007 年第 3 期。

③ 邬沧萍、李建民、穆光宗：《是“未富先老”还是“边富边老”》，《光明日报》2007 年 8 月 7 日。

④ 同上。

⑤ 吴玉韶、伍小兰：《健康老龄化：低成本应对人口老龄化举措》，《中国社会科学报》2015 年 1 月 16 日。

为，使得发展和完善精神保障迫在眉睫。西方学者将老年人需求分为三个“M”：Money、Medicare、Mental，即经济需求、医疗需求、精神需求。在我国，社会保障作为一项国民基本保障，客观上包括经济保障、服务保障和精神保障三个层次，其中经济保障用以保障国民基本物质生活，即通过一定的制度安排来维持基本收入水平；服务保障是政府和社会对国民生活服务需要的满足机制；而精神保障则是指文化娱乐、情感交流、心灵慰藉等方面的保障，属于更高层次的保障。[①] 精神保障是相对于经济保障的另一范畴，主要针对社会成员的精神生活提供支持和保护[②]，是国家、社会群体及个人保证社会成员在精神方面的需求而设置的若干内容和项目的总和[③]，若老年人的精神保障得不到完善，势必会影响老年人的健康水平。我国在老年保障方面长期注重物质赡养及经济支持，而对老年人的精神需求缺乏相应的重视。老年保障的根本目标在于改善和提高老年人生活质量，而生活质量是一个全面评价生活水平优劣的概念，包括经济生活和精神生活两方面。[④] 完善老年保障体系，不仅要改善和提升老年人物质条件，更要为老年人精神慰藉、人际关系、情感交流等提供支持，为老龄群体创造舒适宽松、健康和谐的社会、精神及心理环境，增强老龄群体的生活满意度及主观幸福感。

西方学者从20世纪70年代开始关注老年群体精神保障问题。Duke中心创立的OARS多功能评价问卷把精神健康作为老年健康的一个重要指标[⑤]，将老年群体的社会支持分为情感支持（即关爱、理解、尊重）和工具支持（即财物支持、家庭照顾等）[⑥]。罗伯特·维斯将老年群体的孤独分为情感性孤独和社会性孤独[⑦]，个体在老年衰退的进程

---

① 郑功成：《中国养老保险制度：跨世纪的改革与思考》，《中国软科学》2000年第3期。

② 周绍斌、周密：《精神保障：老年保障的新视域》，《老龄科学研究》2016年第2期。

③ 姚纳斯、沈汝发：《社会精神保障体制研究》，《学术论坛》2002年第6期。

④ 周绍斌：《论老年精神保障机制的建构》，《广州社会科学》2006年第2期。

⑤ ［美］戴维·L. 德克尔：《老年社会学》，沈健译，天津人民出版社1986年版，第299页。

⑥ 李建新：《社会支持与老年人口生活满意度的关系研究》，《中国人口科学》2004年第1期。

⑦ 姚远：《非正式支持：应对北京老龄问题的重要方式》，《北京社会科学》2003年第4期。

中都会产生“精神疲乏感、无力感和排斥感、内心空虚和厌烦感、孤独感和害怕”[①]。美国心理学家伯特·哈维格斯特指出个体进入老龄时期须适应一系列的丧失和改变，如果个体不能成功适应这些变化将产生不良情绪。[②] 因此，构建老年人精神保障，为老年群体的心理和精神健康提供必要的物质设施和保障机制显得十分必要。[③] 相悖于健康老龄化的目标方向，抑郁症成为全球范围内导致老年人残疾和死亡率增加的重大公共卫生问题。[④] 存在精神健康问题的老年人数在快速上升，老年人精神保障问题需要受到高度关注。

现阶段，我国老年保障主要着眼于经济保障，主要关心老年人的物质供给往往忽略其精神方面的需求，现有制度设计存在缺陷，更是严重影响老年人生活质量和全面发展。[⑤] 老年人的精神保障明显滞后于经济保障，成为目前不容乐观、亟待解决的问题。老龄群体在得到经济保障、生活照料的同时，对精神慰藉也提出更多诉求。[⑥] 城市化进程的发展、家庭结构趋于小型化、人口流动率不断增长等社会发展特点，使大量的空巢家庭和留守老人出现。老龄群体由于未能得到完善的生活照料及子女的关心，出现了如孤独、焦虑、阴郁、烦躁、自卑等一系列心理症状。医学研究表明，消极的情绪状态是引起心理疾病的重要原因。据统计，老年人每年自杀人数至少 10 万人，占每年自杀总人数的 36%，成为自杀率最高的人群。[⑦] 年龄增长所带来的紧张及不适，诸如身体疾病、孤独、社会支持的减少都使得 65 岁以上的老龄群体成为精神障碍

---

① ［美］戴维·L. 德克尔：《老年社会学》，沈健译，天津人民出版社 1986 年版，第 299 页。

② 周绍斌、周密：《精神保障：老年保障的新视域》，《老龄科学研究》2016 年第 2 期。

③ 张容南：《古典尊严理念与现代尊严理念之比照》，《华东师范大学学报》（哲社版）2011 年第 3 期。

④ Collins P. Y., Patel V., Joestl S. S., et al., “Grand Challenges in Global Mental Health”, *Nature*, Vol. 475, No. 7354, 2011, pp. 27 – 30.

⑤ 周绍斌：《老年人的精神需求及其社会政策意义》，《市场人口与分析》2005 年第 6 期。

⑥ 胡宏伟、李玉娇、张亚蓉：《健康状况、社会保障与居家养老精神慰藉需求关系的实证研究》，《华西大学学报》2011 年第 8 期。

⑦ 石金群、王延中：《试论老年精神保障系统的构建》，《社会保障研究》2013 年第 2 期。

的高危人群。① 老年人精神活动形式单一而被动，也成为影响老年人精神健康的原因。因此，国家提高了对老年群体精神保障的关注度，并确立了相应的法律法规，特别是 2013 年 7 月 1 日我国新修订的《中华人民共和国老年人权益保障法》的顺利实施，将精神保障上升到法制层面的新高度。该法首次将精神赡养写进条文，第 18 条对精神赡养进行了明确的规定："家庭成员应当关心老年人的精神需求，不得忽视、冷落老年人。与老年人分开居住的家庭成员，应当经常看望或者问候老年人。"

近年来，国内学者开始重视精神保障对于健康老龄化的重要作用。精神保障属于更高层次的保障——文化、伦理、心理慰藉方面的保障。② 精神保障的三个维度包括老年人的人格尊严、成就安心及亲情需求，应从心理促进机制、物质支持机制、文化教育机制、社会控导机制四个主要方面加强构建精神保障体系。③ 由于老年人的精神保障与物质保障相互区别又相互依存，一方面，不能只关注物质保障而忽略了老年人的精神保障；另一方面，精神保障往往与物质保障同时出现，任何想将二者完全剥离的做法都不可取。一项对南京城区及两所老年大学的调查显示，老年人总体收入水平过低，超过 50% 以上的老年人经常因经济原因而焦虑。④ 在设计精神生活质量指标时，应以一定的社会生产力发展水平和社会基本物质水平为基础。⑤ 目前，老年人的精神需求很大程度上受到物质条件的影响，属于物质需求的派生需求。⑥ 若老龄群体的精神需求得不到社会关怀和引导，那么精神生活就可能陷入一种无序状态，甚至产生消极、反面影响。⑦ 当前，

---

① 肖巍：《精神健康的伦理探索》，《江西师范大学学报》2006 年第 5 期。

② 施鸣骞：《城市老年人心理健康和精神关怀服务需求研究——以上海市为例》，《调研世界》2013 年第 2 期。

③ 张岩松、阎永胜、赵焕成、康茂长：《加强大连市养老服务业人才队伍建设研究》，《学理论》2014 年第 29 期。

④ 刘颂：《城市老年人群精神需求状况的调查与研究》，《南京人口管理干部学院学报》2004 年第 1 期。

⑤ 廖小琴：《略论人的精神生活的和谐发展》，《前沿》2005 年第 6 期。

⑥ 周绍斌、周密：《精神保障：老年保障的新视域》，《老龄科学研究》2016 年第 2 期。

⑦ 周绍斌：《从物质保障到精神保障——老年保障的新趋势》，《福建论坛》（人文社科版）2007 年第 7 期。

“空巢孤养”“拆开分养”“进城困养”成为老年人精神赡养急需解决的问题。① 对城市老年人来说，其精神需求问题较为突出，为其提供相应的精神服务十分必要。② 而与城市老年人相比，整个社会缺乏对农村老年人精神保障的关注度，特别是空巢老人、孤寡老人，他们面临着严重的精神护理危机。③ 中国城乡老年人口状况追踪调查显示：生活中经常产生孤独感的人群中，老年人占27.5%，而农村老年人这一比例达到30.9%；在农村老年人中，存在抑郁症状的老年人占64.1%，其中38.7%为轻度抑郁，18.1%为中度抑郁，7.4%的人为重度抑郁。④ 老年人的养老问题是一个多方面的问题，在关注物质需求的同时也应重视精神保障，只有从多个方面来解决这些潜在的矛盾，才能有效完善我国养老保障体系，推进健康老龄化战略目标，构建社会主义和谐社会。⑤ 因此，扩展老年保障的内涵，从经济保障到精神保障，关注老年人群精神层面的满足，构建老年人精神保障体系，实现健康老龄化社会。

三　从精神需求到精神保障：内容项目与关系厘定

精神需求是精神保障的逻辑起点，经由精神健康的内容项目得以满足。从概念定义上看，不同学科背景对精神需求有着不同的定义及理论。马克思从哲学角度将人类需求分为自然需求及社会性需求，其中人类对衣、食、住、行等物质资源的需求称为自然需求，而包括情感交往等方面的更高层次的需求称为社会性需求。从老年心理学角度讲，社会支持并非完全满足老龄群体生理及心理的衰退和精神的缺失，但个体通

① 石金群、王延中：《试论老年精神保障系统的构建》，《社会保障研究》2013年第2期。

② 施鸣骞：《城市老年人心理健康和精神关怀服务需求研究——以上海市为例》，《调研世界》2013年第2期。

③ 贾亮亮、张志雄、孙建娥：《河南省农村老年人精神保障问题研究——基于福利多元主义视角》，《社会福利》（理论版）2015年第10期。

④ 张恺悌、郭平：《中国人口老龄化与老年人状况蓝皮书》，中国社会出版社2010年版，第209—216页。

⑤ 申曙光、谢林：《构建和谐社会与发展社会保障事业》，《社会保障研究》2005年第1期。

过自我选择、完善和补偿等方式弥补缺失的需求，同时社会也应提高老年人精神养老服务质量，补偿老年人主观条件的缺失，满足其更高层次的需求，使老龄群体保持积极健康的生活状态。[①] 从社会关系角度出发，精神需求是人们受社会环境条件的影响，对社会生活、社会安全、社会秩序等与自身利益息息相关的社会性问题所产生的精神方面的强烈诉求。[②] 从精神需求形成机制的角度看，老龄群体的精神需求源于个体衰老和社会环境变化而产生的一种主观心态失衡，是老龄群体为维持和恢复主观心态平衡，实现充实、满足及尊严而产生的一种渴求状态。[③]

虽然老年人精神需求的满足是其精神保障的逻辑起点和最终目标，但由于老年群体的复杂性与精神需求的主观性，这种基本精神需求的内容往往无法具体确定，应结合经济、文化和制度背景，从福利服务提供者、社会政策制定者、社会调查研究者、社会福利接受者几个方面提供的信息来进行综合的评估。[④] 个体身体素质与禀赋、具体社会制度约束及社会角色决定了老年精神需求的复杂性。[⑤] 从内容项目上看，老年人精神需求是一个多因素的系统，包括自尊、期待、情感三个维度，与此对应的精神赡养包括人格尊重、成就安心和情感慰藉[⑥]，具体体现在感情需求、尊重需求、交往需求、娱乐需求、教育需求、价值需求，其中感情需求包括配偶的感情需求及子女的感情需求两项内容[⑦]。老年人的精神需求涉及宗教、道德、社会关系、意义、爱和归属、死亡等诸多方面[⑧]，体现了人类需求由低级向高级不断发展的层次性，其中核心位置的是感情需求，即老年群体感情的归属需求及交往需求，这类需求是老年人获得欲望最强烈的需求；向外推至第二层是娱乐需求、教育需求和

---

① 邬沧萍、姜向群：《“健康老龄化”战略刍议》，《中国社会科学》1996 年第 5 期。

② 张艳国：《论精神需求》，《天津社会科学》2000 年第 5 期。

③ 仲彬：《发展社会主义市场经济与提高人的精神质量》，《南京政治学院学报》1992 年第 2 期。

④ 石金群、王延中：《试论老年精神保障系统的构建》，《社会保障研究》2013 年第 2 期。

⑤ 张艳国：《论精神需求》，《天津社会科学》2000 年第 5 期。

⑥ 穆光宗：《老龄人口的精神赡养问题》，《中国人民大学学报》2004 年第 4 期。

⑦ 明艳：《老年人精神需求“差序格局”》，《南方人口》2000 年第 2 期。

⑧ Ross, L. A., “Elderly Patients’ Perceptions of Their Spiritual Needs and Care: A Pilot Study”, *Journal of Advanced Nursing*, Vol. 26, No. 4, October 1997, pp. 710 - 715.

价值需求。[①] 相较于低级需求而言，高层次的需求涉及更多的社会支持主体，更丰富的社会资源，也更难得到满足。[②] 调查研究表明，老年人精神方面的需求主要表现在三个方面：（1）生活安全需求，即老有所养、病有所医、弱有所助，使安度晚年的心愿得到保障和满足；（2）社会尊重需求，身体衰老和离开劳动岗位等原因使得老年人更渴望得到社会的认可、他人的关注及尊重；（3）行为意义需求，老年人仍渴望能为社会做贡献，实现自己的人生价值。[③] 值得注意的是，老年个体差异的特征使老年人精神需求的复杂程度难以把握。通过对农村五保老人的访谈，相关研究发现老年人精神需求有时候并非其真正所需，传统认为老年人退出劳动力市场后将更注意锻炼身体来消磨时间，但现实中敬老院的健身器材却已蒙灰，大部分受访者表示最喜欢喝茶、聊天或打麻将；老年求知与教育需求也与现实存在一定的差异，几乎每个敬老院都设有阅览室，但由于老年人不识字或视力下降等，很少有老年人去阅览室，以至于阅览室形同虚设。[④] 拥有亲情和沟通是当代老年人的首要精神需求，亲情的交流和享受天伦之乐是其他社会服务不可代替的，老有所为、参与社会活动是现当代老年人精神需求的最大满足。[⑤] 老年人的精神需要问题可以分为强调社会参与和社会交往的精神文化生活需要以及强调亲情寄托与家庭交往的情感交流需要。[⑥] 界定需求是明确行动的前提条件。[⑦] 基于精神需求满足的目标，精神赡养成为重要工具，可具象化为满足老年人的自尊、期待与亲情需求。[⑧] 总之，个体异质性导致需求多样性，也决定了老年保障内容的全面性。合理完善的老年人精神保障体系应该涵盖价值构建、心理健康促进、休闲娱乐、社会

---

① 明艳：《老年人精神需求“差序格局”》，《南方人口》2000 年第 2 期。

② 李芳：《老年人精神需求及其社会支持网的构建》，《学术交流》2012 年第 8 期。

③ 赵建敏：《军休干部、空巢家庭、老年人心理需求问题研究》，硕士学位论文，中国政法大学，2009 年。

④ 苗艳梅：《从物质保障到精神保障——农村五保老人精神需求状况分析》，《社会福利》2012 年第 3 期。

⑤ 郭金亮、丁桂枝：《论我国当代老年人的精神需求》，《求索》2003 年第 4 期。

⑥ 姚远：《非正式支持：应对北京老龄问题的重要方式》，《北京社会科学》2003 年第 4 期。

⑦ 陈昫：《系统论视角下的敬老文化与精神养老》，《老龄科学研究》2014 年第 11 期。

⑧ 穆光宗：《老龄人口的精神赡养问题》，《中国人民大学学报》2004 年第 4 期。

参与、文化教育、社会控制等主要方面。[①]

精神健康作为一个抽象化的概念，可通过定量科学的方法进行测量与评估。在心理健康方面，目前对心理健康的评估多使用自述式问卷的方式。一些成熟的心理学量表为心理健康的测量提供了科学依据，包括测试一般心理健康状况的 SCL－90 症状自评量表、测量幸福感的纽芬兰纪念大学幸福度量表（MUNSH）、测量焦虑症状的焦虑自评量表（SAS）和测量抑郁症状的抑郁自评量表（SDS）、伯恩斯抑郁症清单（BDC）等，多从个体生活的躯体化适应度、情绪认知等对精神健康状况进行测评。特定人群心理健康研究需要一些操作化测量，例如从失眠、身心疲惫、烦躁等身体特征和孤独感、前途希望等价值认知两方面抽象出躯体化因子和抑郁因子反映精神健康状况，通过压力、担忧、情绪等方面的认知进行测量。[②] 在道德健康方面，德国康士坦茨大学乔治·林德教授提出了"道德行为和发展的双面理论"，并采用"实验问卷法"于 1976 年编制了用以测量被试者道德判断能力的道德判断测验（MJT）。随后对于 MJT 测验本身的研究使得 MJT 方法对于个人道德健康的测度更加全面与准确，同时 MJT 也已被应用于实证研究与分析中。总之，精神健康的内涵丰富，需要运用科学的测量方法对心理健康和道德健康进行水平测量。

从精神需求逻辑起点出发，经由精神健康内容项目界定和程度水平测量，才能达成精神保障的客观基础。精神保障是国家、社会群体和个人为保证社会成员在精神方面的需要而设置的若干内容和项目的总和。[③] 老年精神保障是一种超越情感慰藉的更全面的精神支持机制，是政府和社会等多元主体对老年人精神需要的关注和回应，最终目的是实现健康老龄化。[④] 我国现阶段的老年精神保障体现为保障老年人社会参与的需要和情感支持的需要，预防各种老年精神疾病的发生，在社会环

① 周绍斌、周密：《精神保障：老年保障的新视域》，《老龄科学研究》2016 年第 2 期。

② 聂伟、风笑天：《农民工的城市融入与精神健康——基于珠三角外来农民工的实证调查》，《南京农业大学学报》（社会科学版）2013 年第 9 期。

③ 姚纳斯、沈汝发：《社会精神保障体制研究》，《学术论坛》2002 年第 6 期。

④ 周绍斌：《从物质保障到精神保障——老年保障的新趋势》，《福建论坛》（人文社会科学版）2007 年第 7 期。

境、社会参与、亲情支持网络三方面为老年人建立一个安全的精神支持网络。[①] 精神养老包含着精神支持、精神满足、精神诉求三方面内容，其中精神支持包括亲情支持、友情支持、邻里支持、社会规范驱动性支持。[②] 因此，老年精神保障是国家、社会群体和个人通过物质和需求的综合方式去满足老年人合理正当的精神需求，使其保持正向情绪体验和积极精神状态的支持和保护措施的总和。[③] 总之，精神需求的多样化、精神健康的复杂性以及精神保障实施主体与内容的综合性，需要综合运用社会学、心理学、人口学、管理学等多学科交叉理论，采用科学手段综合测量评估老年人精神需求程度与精神健康水平，提高老年人精神保障的瞄准率，从而构建科学合理的老年人精神保障机制。

四　老年人精神健康的机制体系：作用机制与支持体系

个体不良精神健康某种程度上是个体对于客观现实的焦虑和抑郁，源于个体对客观事物的客观认知与情绪反应，根源于社会客观现实与个体的生活经历。因此，基于精神需求的多样化、精神健康的复杂性以及精神保障实施主体与内容的综合性，认知情绪、生命历程与社会网络等理论为老年人精神保障机制构建提供了理论支撑。

国外老年人精神健康事业起步较早，且研究范围较为广泛，现已形成相对完整的系统。戈尔登（Golden）研究性别对老年人心理健康的影响[④]，格瑞伟德关注家庭与老年人心理健康的关系[⑤]，赫克将影响

① 石金群、王延中：《试论老年精神保障系统的构建》，《社会保障研究》2013 年第 2 期。

② 陈昫：《系统论视角下的敬老文化与精神养老》，《老龄科学研究》2014 年第 11 期。

③ 郑功成：《中国养老保险制度：跨世纪的改革与思考》，《中国软科学》2000 年第 3 期。

④ Golden J., Conroy RM., Bruce I, et al., "Loneliness, Social Support Networks, Mood and Wellbeing in Community-dwelling Elderly", *International Journal of Geriatric Psychiatry*, Vol. 24, No. 7, July 2009, p. 694.

⑤ JJ Gierveld, et al., "Quality of Marriages in Later Life and Emotional and Social Loneliness", *J Gerontol B Psychol Sci Soc Sci*, Vol. 64, No. 4, March 2009, pp. 497 – 506.

健康的因素从生态学角度分为社会文化环境、人际环境、个人环境、当时情景四部分[①]。认知情绪理论从心理学的角度出发，认为情绪是对刺激情况或事物的情绪反应。情绪认知从外在表现上可分为积极情绪和消极情绪，从作用维度上可分为效应维度（valence）和唤起维度（arousal）。老年个体对生活事件的认知评价，对其心理健康幸福感起至关重要的作用。[②] 老年人的主观幸福感受到主客观因素的影响，老年人之所以存在精神方面的问题，主要是其往往受消极情绪的支配而非积极情绪的期待。很多老年人易产生孤独感的原因在于他们过分关注消极的想法，容易产生悲伤、焦虑、阴郁等负面情绪，更有可能出现社交恐惧，加剧自身的孤独感。[③] 现代理论认为，老年人的社会地位与社会工业化发展水平呈负相关，老年人社会地位的下降会使老年人产生不良且难以消除的消极情绪，挫伤自信心和自尊心，甚至产生抑郁、悲观和绝望的情绪。[④] 很多老年人在刚退休的一段时间内不适应新的生活节奏，往往产生焦虑不安、抑郁苦闷、怅然若失等消极情绪，甚至造成老年人心理的自我封闭。研究表明，年龄是影响老年人自信心的关键因素。随着年龄的增加，老年人的自信心却愈发减少。老龄群体的认知状况往往受到自我概念水平、职业及文化程度的影响。[⑤] 随着个体衰老程度的加深，老年人认知能力也会随之衰退，主要表现在：（1）人体机能减退，63.6%的人老年时期听力会明显减弱，视听能力的减退使老年人认知能力减弱，这会使老年人产生极大的消极情绪；（2）记忆力减退，个体的记忆力会随年龄的增长而下降，这也会对老年人的认知产生很大的负面作用。一些持续研究表明，经常受积极情绪支配的老年人孤独感

① Van Heck, "Personality and Physical Health: Toward an Ecological Approach to Health Related Pesonality Research", *European Journal of Personality*, Vol. 11, No. 5, December 1997, pp. 415 – 443.

② 傅素芬等：《社区老年人心理健康及相关因素分析》，《中国心理卫生杂志》2002 年第 3 期。

③ Hazer O., Boylu A. A., "The Examination of the Factors Affecting the Feeling of Loneliness of the Elderly", *Procedia Social and Behavioral Sciences*, Vol. 9, No. 1, December 2010, pp. 2083 – 2089.

④ 仝利民：《老年社会工作》，华东理工大学出版社 2006 年版，第 91 页。

⑤ 傅素芬等：《社区老年人心理健康及相关因素分析》，《中国心理卫生杂志》2002 年第 3 期。

较低。[①] 因此，应发挥积极情绪对老年人精神健康的引导作用，同时建立消极情绪的疏导系统，及时遏制消极情绪对老年人带来的不利影响。

生命历程理论始于芝加哥学派，在国外历经百年发展，已成为重要的研究范式之一。生命历程理论关注个体和社群的生命与生活经历，现已成为一个涉及心理学、管理学、统计学、社会学、人类学、生物学、经济学、医学等跨学科的研究方法，其核心概念为时间。生命历程研究以威廉·托马斯、弗洛里安·兹纳涅茨基、格伦·埃尔德、约翰·斯通等为代表，以个体生活、结构和社会变化之间的相互作用为研究视角[②]，以经历的事件、角色地位及其先后顺序和转换过程为研究对象[③]，是指文化和社会变迁影响的年龄级角色和生命事件序列[④]，通过社会时钟和秩序预期划分成童年期、青年期、成年初期、中年期、晚年期等阶段[⑤]，受同龄群体及历史力量效应的影响[⑥]。生命历程是个体人生通过年龄分化而体现的生活轨迹。从个体层面来看，时间的锚点即年龄。生命历程理论中，时间意义上的年龄包括：生命时间、社会时间和历史时间。[⑦] 生命时间指个体实际年龄，代表个体自身发展所处的生命节点即生命周期阶段；社会时间指个体担任特定角色的时间，反映出社会文化因素对个体发展产生的实时影响；历史时间指个体的出生年代，代表其在历史中所处的位置，将个人置于一定的历史背景之下，由此关注特定的历史事件及时代背景对个体的影响。[⑧] 生命历程具有累积特征，累积指个体生活经历的成长性积累动态过程及由于人生早期生命阶段的积累

① N. Riusottenheim, D. Kromhout, et al., "Dispositional Optimism and Loneliness in Older Men", *International Journal of Geriatric Psychiatry*, Vol. 27, No. 2, 2012, pp. 151 - 159.

② 胡薇：《累积的异质性：生命历程视角下的老年人分化》，《社会》2009 年第 2 期。

③ 张建国、山崎秀夫等：《老年体质的异质性及生命历程中累积的影响》，《体育与科学》2013 年第 3 期。

④ 李强：《社会变迁与个人发展：生命历程研究的范式与方法》，《社会学研究》1999 年第 6 期。

⑤ Schaie K. W., *Adult Development and Aging* (5th Edition), M. Pearson, 2009.

⑥ Norman Ryder, "The Cohort as a Concept in the Study of Social Change", *American Sociological Review*, Vol. 30, No. 6, 1985, p. 843.

⑦ 包蕾萍：《生命历程理论的时间观探析》，《社会学研究》2005 年第 4 期。

⑧ 赵天琪：《生命历程视角下的城市老年人社会支持影响研究——以 Y 市为例》，硕士学位论文，华东理工大学，2012 年。

而产生的累积性后果，累积过程将导致并维系个体生命后期个性与行为类型的长期延续性。① 累积因素的先后顺序对个体差异性分化影响重大，累积是生命历程资本遭遇生命历程风险的结果，是主观能动性与社会结构相互作用的动态结果。② 个体在不同年龄阶段扮演着不同角色，经历着不同的社会事件，同时，不同的社会事件产生的即时效应不断累积，并发展成为异质性分化的重要因素。③ 个体的累积分为优势和劣势两个方面，社会学普遍使用累积的优势和劣势的概念分析个体异质性的形成原因。异质性是个体所具备的异于其他个体的特征，其概念被认为是达尔文进化论及物种多样性的基础，近些年来开始被用于社会学研究。生命历程中产生的累积优势或劣势不断叠加，致使个体异质性分化，成年之后个体异质性分化达到最高程度。个体生命历程中所发生的重大事件及个人能动性对个体影响最大，因此调动人的主观能动性是提升个体体质水平、保证个体进入老年期后有较高体质的有效措施。

国内基于生命历程的视角下对老年问题的研究多为分析老年群体中的不平等性问题、老年分化问题、老年贫困问题等，并应用累积优势和累积劣势加以分析。教育水平、工作经历、社会习俗等生活事件的累积所产生的优势和劣势，不仅会使老年人在健康资源的利用方面产生差异，同时也会造成个体自身健康的差异。根据累积的弱势/优势模型可知，系统化的结构性力量会随年龄的推移使富人越富、穷人越穷，也说明了老年阶段出现的贫困并非由此阶段突然形成，而是贯穿整个生命历程的弱势累积产生的结果。个体生命历程进入老年阶段，是各种社会事件发生累积效应（cumulative effect）的集大成阶段，达到了体质异质性分化的最高程度，因此老年生活中的孤独、贫困、不平等、疾病等是早年生活累积效应综合影响最终爆发的结果，老年化是随生命历程不断累积分化的过程且具有流动性和不可重复性。④ 累积因素包括先天累积

① 李钧鹏：《生命历程研究中的若干问题》，《济南大学学报》（社会科学版）2011 年第 3 期。

② 胡薇：《累积的异质性：生命历程视角下的老年人分化》，《社会》2009 年第 2 期。

③ 张建国、山崎秀夫等：《老年体质的异质性及生命历程中累积的影响》，《体育与科学》2013 年第 3 期。

④ 胡薇：《累积的异质性：生命历程视角下的老年人分化》，《社会》2009 年第 2 期。

（性别、家庭）及后天累积（教育、婚姻、工作等），早年生活累积导致老年生活的孤独、贫困和疾病①，先期生命历程的累积优势与劣势影响老年时期的经济安全和健康状况②。老年人经历过较长的生命时间后往往表现出较大的分化，且由于时间不可逆性及进入生命周期的末端，累积性往往具有明显的结构性特征。③ 家庭完整对老年人身心健康具有十分重要的积极引导意义，丧偶是最为严重的负性生活事件和生活体验，家庭关系及依存度与老年人的生活满意度呈正相关。教育事件、工作事件及社会习俗和传统文化对个体身心的形塑过程都会产生重要影响。教育事件可以增加受教育者掌控自主生活的能力。④ 霍亨戴克等人对55—65岁荷兰老年人进行为期10年的调查结果显示，受教育程度与患有身体功能障碍疾病的可能性成反比⑤；古埃德斯对巴西60岁以上老年群体的调查发现，受教育程度与生存年限成正比。此外，工作强度也会影响老年后的身体机能，蕾欧娜对902名来自芬兰的工人进行了一项为期28年的跟踪调查发现，在长期持续的工作历程中，工作强度较低者28年后身体活动机能下降的比率低于工作强度较高者⑥；罗素对意大利80岁以上老年人的调查显示，长期从事手工业的劳动者年老之后其握力及身体活动机能评分均低于非手工劳动者⑦。总之，健康保障的关

① Nelson M. A.，"Race, Gender, and the Effect of Social Supports on the Use of Health Services by Elderly Individuals"，*International Journal of Aging & Human Development*，Vol. 37，No. 3，February 1993，p. 227.

② 徐洁、李树茁：《生命历程视角下女性老年人健康劣势及累积机制分析》，《西安交通大学学报》2014年第7期。

③ 胡薇：《累积的异质性：生命历程视角下的老年人分化》，《社会》2009年第2期。

④ Mirowsky J. C. E. Ross，"Education，Cumulative Advantage，and Health"，*Ageing International*，Vol. 30，No. 1，December 2005，pp. 27 – 62.

⑤ Hoogendijk Estal，"Educational Difference in Functional Limitations：Comparisons of 55 – 65 – year-olds in the Nether Lands in 1992 and 2002"，*International Journal of Public Health*，Vol. 53，No. 6，February 2008，pp. 281 – 289.

⑥ Leion-Arjas Petal，"Leisure Time Physical Activity and Strenuousness of Work as Predictors of Physioal Function-ning：A 28 Year Follow up of a Cohort of Industrial Employees"，*Occup Environ Med*，Vol. 61，No. 12，2004，pp. 1032 – 1038.

⑦ Russo A. et al.，"Lifetime Occupation and Physical Function：A Prospective Cohort Study on Persons Aged 80 Years and Older Living in a Community"，*Occupational & Environmental Medicine*，Vol. 63，No. 7，July 2006，pp. 438 – 442.

键是提高全人口各个时期的健康水平，老年期的健康问题是此前各个生命周期健康问题积累的结果和集中体现。健康保障政策的制定要以生命周期为基础，着眼于完善覆盖全生命周期的健康促进和保障。将加强健康保障的“上中游干预”与更加重视对老年期的健康保障相结合，有针对性地实施老年健康促进战略，完善老年健康支持体系，把庞大老年人群的疾病经济负担降到最低。① 因而，关注老年精神保障应放眼于生命历程的全过程，据此探究老年人精神保障的理论基础和影响因素。

社会网络理论研究始于20世纪二三十年代，作为一种社会研究的视角和方法，得到越来越多的应用和关注。社会支持是各种主体对生活困难者提供无偿性救助和服务②，是个人通过社会联系获得的能减轻心理应激反应、缓解紧张情绪、提高社会适应能力的影响，其中社会联系源自家庭、亲友、组织、社区的支持和帮助③，个体通过各种资源的支持，用以解决日常生活问题和危机④。Neal Krause 量表中将社会支持网络的内容分为认知、情感、行为三个方面。认知支持提供各种信息；情感支持是老年人情感交流的归宿；行为支持为其提供具体的实际帮助。社会支持对情感、精神及自我感受产生的重要影响，与人们的精神健康水平密切相关。老年人社会交往和社会支持对老年健康十分重要，有的国家甚至将社会支持网络的大小作为衡量老年健康的指标之一。⑤ 伯克曼和赛姆研究发现，缺乏社会关系互动的老年人死亡率高于拥有亲密社会关系网络的老年人⑥；鲍林和加布里埃尔对1000名老年人调查发现，个体社会网络的大小与孤独感的产生有直接联系⑦；巴尼斯发现，社会

① 李志宏：《国家应对人口老龄化战略研究总报告》，《老龄科学研究》2015年第3期。

② 郑杭生：《转型中的中国社会和中国社会的转型》，首都师范大学出版社1996年版，第320—323页。

③ 李强：《社会支持与个体心理健康》，《天津社会科学》1998年第1期。

④ 贺寨平：《国外社会支持网研究综述》，《国外社会科学》2001年第1期。

⑤ Martha A.，“Race Gender and the Effect of Social Support on the Use of Health Services by Elder Individuals”，*International Journal of Aging and Human Development*，Vol. 37，No. 3，Mar. 1993，p. 227.

⑥ 钱锡红、申曙光：《非正式制度安排的老年人养老保障：解析社会网络》，《改革》2011年第9期。

⑦ Bowling，A.，Gabriel，Z.，“An Integrational Model of Quality of Life in Older Age：Results from the ESRC/MRC HSRC Quality of Life Survey in Britai”，*Social Indicators Research*，Vol. 69，No. 1，Jan. 2004，pp. 1 –36.

支持的缺乏、情感交流的缺失与孤独感的产生高度相关[①]；杜尼尔和努德斯特伦研究发现，非正式支持会对老年人幸福感、归属感和安全感产生积极影响。[②] 早在20世纪40年代，费孝通就通过差序格局理论论述了中国乡村的社会关系，认为社会关系是研究中国社会问题不可忽视的因素。老年人为满足精神诉求从生活系统中获得各种资源，家庭、社区、社会和国家这种从内到外的老年人生活系统作为社会支持的主体，为老年人提供不同的精神资源。[③] 老年人的社会支持一般分为正式支持和非正式支持两类，正式制度性支持指由正式组织如政府、社会、企业、机构等依据法律法规提供的规范性支持，如正式社会保障制度、助老敬老政策等；非正式的社会支持指个体因婚姻、血缘、地缘等社会关系提供的非规范性支持，主要有家庭成员、亲朋邻里提供的包括经济支持、生活照料、精神慰藉等方面的帮助。目前对非正式制度下老年人社会网络的研究较少。[④] 从老年人社会支持的内容来看，可分为经济支持、生活支持和精神支持；从社会支持主体提供的支持工具看，包括法律法规支持、专业指导支持、场地经费支持、情感交流支持等。李芳构建了老年人精神需求层次与社会支持主体及提供工具的方格结构图，用以研究如何提高社会支持网的效益，社会支持提供的方式随社会主体和支持内容的特性而发生改变，见图2－1。[⑤] 该图中左纵轴表示老年人精神需求，自下而上表示需求层次由低到高；下横轴表示社会支持主体，从左到右为老年人与各个支持主体社会关系的亲疏程度；方格结构图中间为老年人精神需求，从左下至右上的需求层次依次增高；上横轴和右纵轴分别表示不同的精神需求其社会支持的来源及所提供的工具。

---

① Barnes, M., Blom, A., Cox, K., Lessof, K., *The Social Exclusion of Older People: Evidence from the First Wave of the English Longitudinal Study of Ageing*, Office of the Deputy Prime Minister, London, 2006.

② Dunér A., Nordström M., "The Roles and Functions of the Informal Support Networks of Older People Who Receive Formal Support: A Swedish Qualitative Study", *Ageing & Society*, Vol. 27, No. 1, 2007, pp. 67－85.

③ 李芳：《老年人精神需求及其社会支持网的构建》，《学术交流》2012年第8期。

④ 郭平、陈刚：《2006年中国城乡老年人口状况追踪调查数据分析》，中国社会出版社2009年版，第137—144页。

⑤ 李芳：《老年人精神需求及其社会支持网的构建》，《学术交流》2012年第8期。

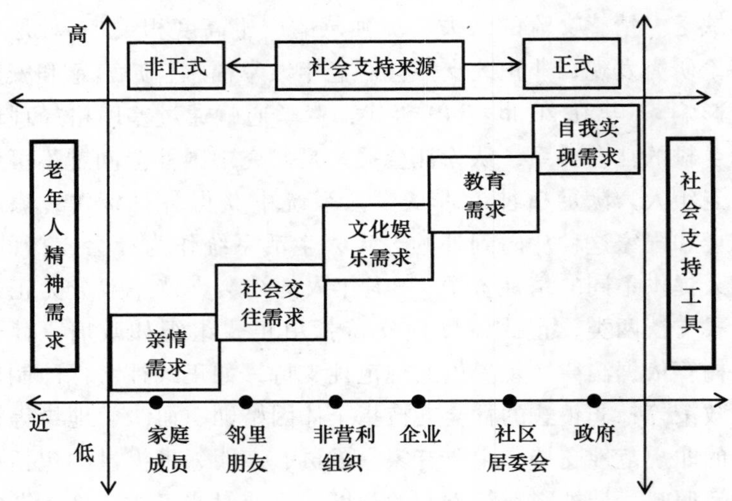

图 2－1　老年人精神需求与社会支持主体结构关系模型

受城乡二元结构的影响，我国城市老年人与农村老年人的社会支持网络具有较大的差异性。农村老年人从国家和政府得到正式支持的社会保障制度相较于城市老年人而言严重不足，其生活更多地依赖于非正式的社会网络支持。① 老年人社会网络多元化有利于提升老年人生活品质，提高生活满意度。但一般而言，城市老年人社会网络规模大于农村老年人社会网络规模，因此城市老年人生活满意度高于农村老年人。② 虽然贫困地区农村老年人社会网络的规模不算小，但其支持结构主要依赖于亲缘关系，特别是儿子；非亲缘网络关系中，邻居的依赖程度最高，次之为年龄相仿、有相似人生经历和相同爱好的朋友。③ 家庭支持作为老年人社会支持及社会网络的主体，其作用显示出明显的城乡差别，家庭支持对城市老年人的生活支持最大，精神支持次之，经济支持居于末位；家庭支持对农村老年人的精神支持最大，经济支持居中，而

① 钱锡红、申曙光：《非正式制度安排的老年人养老保障：解析社会网络》，《改革》2011 年第 9 期。

② 张友琴：《老年人社会支持网的城乡比较研究——厦门市个案研究》，《社会学研究》2001 年第 4 期。

③ 韦璞：《贫困地区农村老年人社会支持网初探》，《人口与发展》2012 年第 2 期。

生活支持最小。[①] 对于老年人而言，代际支持的力量不容忽视，特别是受传统孝文化的影响，无论是道德层面还是国家法律层面，子代对父辈的赡养都被视作义务与责任，这种代际支持也成为影响老年人精神健康水平的重要因素之一。通过实证分析发现，家庭中子女提供的经济支持对老年人健康会产生巨大的影响，当子女提供的经济支持每增加10%，老年人自评健康就会增加2.55%。[②]

由生命历程累积，个体特征、社会资本、社会变迁、文化习俗等结成社会网络，通过信息资源获取、精神支持和社会庇护等提供物质、安全、精神和尊重的保障[③]，影响着老年的精神健康。社会网络的构成包括支持网络和联系网络，其中实际经济支持、照料赡养支持和精神情感支持构成社会支持网络[④]，而家庭婚姻、经济状况、与家人和朋友的联系等则构成社会联系网络。社会支持网络通过维持老年人良好的情绪体验、保持其健康所需的平衡心态的直接作用，和作为社会心理刺激的缓冲因素、对老年人心理产生保护的间接作用影响老年人的心理健康状况。[⑤] 基于社会网络的构成及作用的发挥，老年人精神保障的重要性体现在较强的社会网络对老年人健康尤其是心理健康产生积极影响。[⑥] 社会支持网络的提高有利于老年人保持较高主观幸福感，有利于健康信息的传播且约束引导偏离健康的行为规范[⑦]，但这些支持在来源、性别等

① 张友琴：《老年人社会支持网的城乡比较研究——厦门市个案研究》，《社会学研究》2001年第4期。

② 刘西国：《经济赡养能增进老年人健康吗——基于2011年charls数据的内生性检验》，《南方人口》2011年第1期。

③ 钱锡红、申曙光：《非正式制度安排的老年人养老保障：解析社会网络》，《改革》2011年第9期。

④ 丁华：《老年人社会支持网络——基于2010年“中国家庭追踪调查”数据》，《中国老年学杂志》2015年第2期。

⑤ 陈立新、姚远：《社会支持对老年人心理健康影响的研究》，《人口研究》2005年第29期。

⑥ Dunér A.，Nordström M.，“The Roles and Functions of the Informal Support Networks of Older People Who Receive Formal Support：A Swedish Qualitative Study”，*Ageing & Society*，Vol. 27，No. 1，2007，pp. 67－85.

⑦ Gray，A.，“The Social Capital of Older People”，*Ageing & Society*，Vol. 29，No. 1，2009，pp. 5－31.

方面具有不同的表现①。社会联系网络数量、质量及变化对老年人身心状况具有重要影响，老年人的社会网络在一定程度上弥补了正式社会养老保障制度的不足。② 老年人社会支持网络受地缘、网络成员去世等影响正逐渐减小，在日益缩小的社会支持网络中，与配偶、子女等亲属的关系与老年人的孤独感、身心健康有着重要影响。③ 较强的社会网络对老年人的健康特别是精神健康有着十分显著的影响，并且能有效地缓解老年人对死亡的恐惧。④ 老年人通过社会参与获得自信、斗志和控制能力等。⑤ 对于癌症患者而言，死亡的风险与社会支持的多少呈负相关，而多样化的社会支持也是改善癌症老年人生存状况的重要因素。⑥ 非正式的照料能降低老年人患抑郁症的风险，正式的照料增强提高其精神健康。当前，我国老年人主要的支持网络来源于家庭，但单纯凭借家庭支持并不能完全满足老年人精神需求，老年人需要更加广泛的社会交往活动和更大的社会支持网络，因此如何加强老年人社会交往，给老龄群体提供更加广阔的社会支持网络已成为一个亟待解决的社会性问题。⑦ 此外，当代居住环境下社区也成为社会网络的重要来源。针对中国社区的研究表明，基层社区对中老年人的精神健康具有促进作用。老年人参与社会组织活动，不但有利于身心健康，更能获得社会认同、情绪体验及

---

① Santinizi, "Social Network Typologies and Risk a Mong Older People in China, India, and Latin America: A10/66 Dementia Re-search Group Population-based Cohort Study", *Social Science Medicine*, Vol. 147, No. 3, Dec. 2015, p. 134.

② 申曙光、李昂：《"十三五"：向全民社保发力》，《中国社会保障》2015 年第 11 期。

③ Cloutier-Fisher D., "The Subjective Dimension of Social Isolation: A Qualitative Investigation of Older Adults' Experiences in Small Social Support Networks", *Journal of Aging Studies*, Vol. 25, No. 4, Apr. 2011, pp. 407 – 414.

④ Besser A., Bearrizp, "Attachment, Depression, and Fear of Death in Older Adults: The Roles of Neediness and Perceived Availability of Social Support", *Personality and Individual Differences*, Vol. 44, No. 8, Aug. 2008, pp. 1711 – 1725.

⑤ Giles, L. C., Glonek, G. F. V., Luszcz, M. A., Andrews, G. R., "Effect of Social Networks on 10 Year Survival in Very Old Australians: The Australian Longitudinal Study of Aging", *Journal of Epidemiol Community Health*, Vol. 59, No. 7, Jul. 2005, pp. 574 – 579.

⑥ Yakirr, "Prediagnostic Self-assessed Health and Extent od Social Networks Predict Survival in Older Individuals with Cancer: A Population Based Cohort Study", *Journal of Geriatriconcology*, Vol. 5, No. 4, Apr. 2014, pp. 400 – 407.

⑦ 钱锡红、申曙光：《非正式制度安排的老年人养老保障：解析社会网络》，《改革》2011 年第 9 期。

对美好生活的向往和渴望。纵向社会变迁和横向人口流动，则使得社会网络动态变化，如传统社会网络系统内部结构在社会变迁中会产生衰减和断裂①，城市化过程中进城老人会受到家庭、社区以及社会政策多方面的排斥而难以适应和融入②③。可见，由社会支持和社会交往结成的社会网络的数量、质量及其变化，对个体晚年的生活尤其是身心状况具有重要影响，但社会网络对社会信息和资源的获取与整合，会在社会变迁与人口流动中发生数量和质量上的变化。因此，如何分析个体的社会网络及其变化，探究其对老年生活的影响，成为老年精神保障研究的另一重要视角。

总之，老年人精神健康问题受到个体生理机能、生命历程、社会网络、心理认知、社会环境等多方面影响，因此老年人精神健康的机制体系构建也应多维度、多学科衡量，基于全生命周期精神准备视角下探究老年人精神健康的作用机制与支持体系，从而增加老年人在社会转型和文化变迁中的适应性，提高其精神健康水平。

五　老年人精神保障的实现路径：多元参与、合作共治

精神需求的满足和精神健康的改善，需要构建精神保障体系，探索一条社会、政府、社区、家庭等多元参与、合作共治的实现路径。现有研究通过老年保障的趋势预测提出精神保障体系的构想，需不需要保、保什么和谁来保是我国老年精神保障的争论焦点。④ 精神诉求相较于物质需求而言满足难度更大，一是因为老年人个体异质性、复杂性的存在，二是由于老年人的物质需求有可能通过日益增强的自我养老能力来获得满足，而老年人很难完全凭借自身力量化解不良情绪，保持心态平

① 允春喜、徐西庆：《社会网络视角下农村养老问题研究》，《天府新论》2013 年第 6 期。

② 宁玉梅：《进城老人的社会排斥与整合社工介入探讨》，《学理论》2013 年第 27 期。

③ 李立、张兆年、张春兰：《随迁老人的精神生活与社区融入状况的调查研究——以南京市为例》，《法制与社会》2011 年第 31 期。

④ 石金群、王延中：《试论老年精神保障系统的构建》，《社会保障研究》2013 年第 2 期。

衡。因此，老年人精神需求的满足更须借助外部社会支持力量的积极介入和支持。[①]

公共选择多元供给理论和福利多元主义理论，为老年人精神保障体系的构建提供了可能的路径方向。公共选择多元供给理论认为，一项公共产品由谁承担，其提供者和生产者是否应当分离，取决于成本核算。公共产品提供及分离使其供给更加多元化，因此作为公共产品的老年精神慰藉福利服务的提供和生产也可采用多元化合作手段，通过政府主导下的企业、社区、民间组织或个人等社会主体提供“生产服务”。福利多元主义理论主张福利供给的来源不单单是市场和国家，更应引入社会团体、非营利组织等力量，弥补市场和政府部门的缺陷。目前，老年人精神健康已成为引发全社会关注的严峻问题，单靠国家和家庭的力量已无法保障老年人精神诉求的满足，老年人精神保障只有由政府、社会、企业、非营利组织及家庭多元参与，各主体共同负责才能得到更好的解决。[②] 老年精神保障的主体是一个由多元主体参与形成的包括政府、社会、家庭多方力量的复合体，任何单一主体都难以独立支撑。[③] 这一特征要求老年人精神保障的构建必须加强政府主导作用，发扬社区承上启下作用，发挥家庭基础性作用，扩展其他社会力量的辅助性作用，多主体协同参与，多方协作，共同致力于老年人精神生活。[④] 珂莱尔·婉格尔和刘精明在对比126位北京老年人和495位英国利物浦老年人的社会保障体系后发现，老年人社会保障问题不单单属于某家庭或将责任全部归结于政府，而是应由政府、社会、家庭等多方力量共同承担，即使在受传统家庭观念和孝文化影响较深的中国，完全由家庭承担老年人所有养老功能的情况也不多，由政府、社区、家庭、朋友共同承担老年人基本服务已成为普遍现象；而在西方福利国家的典型代表英国，完全由政府承担老年人社会保障的情况也只是少数，调查显示仍有18%的受访

---

① 李芳：《老年人精神需求及其社会支持网的构建》，《学术交流》2012年第8期。

② 贾亮亮、张志雄、孙建娥：《河南省农村老年人精神保障问题研究——基于福利多元主义视角》，《社会福利》（理论版）2015年第10期。

③ 周绍斌、周密：《精神保障：老年保障的新视域》，《老龄科学研究》2016年第2期。

④ 贾亮亮、张志雄、孙建娥：《河南省农村老年人精神保障问题研究——基于福利多元主义视角》，《社会福利》（理论版）2015年第10期。

老人完全依赖于家庭养老。[①] 因此，实现老年人精神保障，不能单靠国家建立的正式保障机制，还要重视各方力量，包括老年人经济帮助、生活照料、心理慰藉等。[②] 构建多元互补互助共进的老年人精神健康服务保障体系，徐雨平将其基本架构概括为"2351"模式[③]，见图2－2。"2"指老年精神健康服务保障体系，分为外服务和内服务两个子系统，外服务由政府、社区、企业、社会组织提供，内服务由老年人自身和所在的家庭成员提供；"3"指政府服务、社会服务和家庭及个人服务三种服务模式，其中社会服务由社区及社会组织组成；"5"指政府、社区、社会组织、家庭及个人五种服务来源；"1"指一个中心，即以老年群体的精神诉求为中心，全方位构建老年人健康服务保障体系。

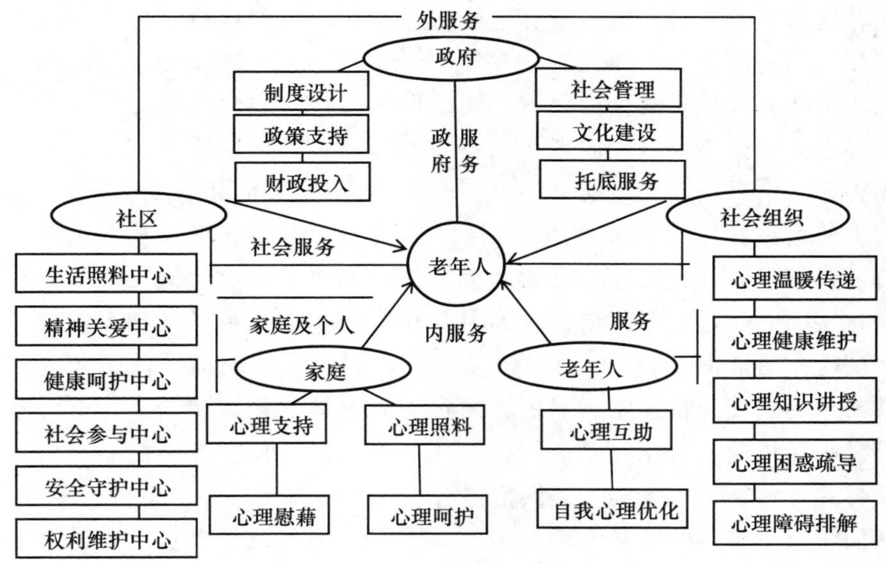

图2－2　老年人精神健康服务保障体系的要素与结构

① ［英］珂莱尔·婉格尔、刘精明：《北京老年人社会支持网调查——兼与英国利物浦老年社会支持网对比》，《社会学研究》1998年第3期。

② 钱锡红、申曙光：《非正式制度安排的老年人养老保障：解析社会网络》，《改革》2011年第9期。

③ 徐雨平：《健康老龄化的精神保障服务体系研究——以江苏省镇江市为例》，《当代经济》2015年第36期。

老龄事业是关乎民生的社会问题，保障老年人精神健康是健康老龄化战略不可或缺的重要组成部分，在建立健全老年人精神健康服务体系中政府应发挥其主导作用。政府应对老年人心理健康和精神慰藉方面的资金来源和资源供给提供相应的支持，将老年人精神保障纳入"社会工程"建设，加大公共事业投入。① 家庭在经济赡养和日常照料中的功能作用随社会化养老模式的发展而减弱，但家庭对于老年人精神慰藉和感情寄托的作用却不可能被替代，因此老年人的心理关爱应主要由家庭和子女提供。② 同时，这也是一种基于代际关系的责任与义务的传递。现代社会家庭规模日趋小型化和经济化，使得老年人的感情寄托往往无处依附，容易产生孤独感和空虚感等消极情绪，依托于社区居家养老项目或居家养老服务机构所提供的情感有偿服务成为老年人精神慰藉的一项选择。③ 居家养老服务是一种以社区为依托，以为老年人提供日常生活照料、医疗保健和精神慰藉为服务手段的新型养老方式，不仅可以向老年人提供心理咨询，解决心理问题，满足精神慰藉诉求，还能帮助老年人增强社会归属感和自信心，引导积极向上的情绪，保持精神健康。④ 另外，社区成立的老年人娱乐活动中心、棋牌室、健身房等，也为老年人活动提供了情感交流的场所。在文化层面，当代老年人精神赡养需要在传统孝文化革新基础上关注老年期生命潜能的开掘。⑤ 老年精神保障机制从制度层面关注老年人精神需求的发展和精神状态稳定，通过多元主体的积极参与，建立包括心理平衡机制、文化教育机制、文体娱乐机制、社会控导机制在内的精神关怀体系，为老年人提供精神需求满足的物质条件、机会与平台，从而将老年群体的社会管理与老年人的需求满足及其自身发展结合起

① 许芸：《从政府包办到政府购买——中国社会福利服务供给的新路径》，《南京社会科学》2009 年第 7 期。

② 李瑞芬、童春林：《中国老年人精神赡养问题》，《中国老年学杂志》2006 年第 12 期。

③ 同上。

④ 胡宏伟、李玉娇、张亚蓉：《健康状况、社会保障与居家养老精神慰藉需求关系的实证研究》，《华西大学学报》2011 年第 8 期。

⑤ 穆光宗：《老龄人口的精神赡养问题》，《中国人民大学学报》2004 年第 4 期。

来，实现稳定与发展的双重效应。[①] 精神健康作为一项全球性挑战，需要全球精神卫生合作，而东方文化的影响使中国的痴呆患者趋向于求助自身和家庭，而不是社会合作。[②]

在社会政策体系实现过程中，公共行动与个人责任是一种权利与义务对等的关系。从多元参与和合作治理的视角来看，老年人精神保障体系应以构建多元化的老年服务网络平台、多渠道增加老年人可支配收入、多支柱丰富老年精神保障内容为支撑，以资金、政策、法规、管理及相关专业人才队伍建设为内容，建立老年人个体、家庭、社区、政府等多元主体参与的老年人精神保障机制，实现“全民参与”老年人精神保障的新格局。[③] 因此，需要通过建立政府主导、多种力量参与的包括法律政策和制度规定、资金人才投入、社会舆论引导的正式支持系统，和以情感为纽带、以家庭为中心的非正式支持系统，构建全面多层次的精神保障体系。[④] 总之，多元参与和合作共治是老年人精神保障的实现路径。

六　从精神保障到精神福利：老年人精神健康的最终归宿

提升全体老年人的精神福利水平，是老年精神保障实施的最终目标与归宿，也是老年福利保障体系的高层次目标。保障老年人精神健康，促进老龄群体和谐发展，积极实施健康老龄化战略，为老年人精神福利打下了坚实的基础。老年精神福利是在社会心态变化的动态背景下以老年人为服务对象的精神帮助（如诊断、辅导、咨询等心理辅导方式），以最终达到培育老年人积极社会心态的目标。在日本，许多65岁以上

① 周绍斌：《从物质保障到精神保障——老年保障的新趋势》，《福建论坛》（人文社会科学版）2007年第7期。

② Collins P. Y., Patel V., Joestl S. S., et al., “Grand Challenges in Global Mental Health”, *Nature*, Vol. 475, No. 7354, July 2011, pp. 27－30.

③ 贾亮亮、张志雄、孙建娥：《河南省农村老年人精神保障问题研究——基于福利多元主义视角》，《社会福利》（理论版）2015年第10期。

④ 王延中：《构建三位一体中国老年保障体系的基本构想》，《社会保障研究》2014年第3期。

的老人在身体允许的情况下希望与子女建立“相互”关系，也希望延长老年的年龄限定，充分发挥自身的价值。① 韩国在2004年颁布了修订的老年福利法案，提出社会关注的重点应由个人问题转向以预防教育和宣传尊重人权为基础的社会问题，有效提高老年人精神福利水平。我国学者同样认为，老年人福利保障体系是由收入型福利、服务型福利和优待型福利构成的多层次系统，其中优待型福利目的在于使老年人获得精神上的满足。②

基于免除老年经济之忧、减少老年身心之痛、确保老无服务之匮、实现老年生活之乐的中国老年保障体系的未来发展目标，需要在福利多元主义视角下，在社会环境、社会参与、亲情支持网络三方面为老年人建立一个安全的精神支持网络，构建经济保障、服务保障、精神保障“三位一体”的老年保障体系。③ 因此，我国应注重老年人的精神文化福利，建立老年人精神文化福利保障机制④，以发展性福利制度为核心、幸福性福利制度为补充，不断完善老年人精神保障体系建设⑤。总之，应该注重老年人精神需求的满足，通过老年精神保障体系的完善，推动老年精神福利的实现。

综合以上梳理可以看出，健康老龄化已成为应对人口老龄化挑战的战略目标。伴随老年人精神健康问题的日益凸显，探究老年人精神保障的体系构建与路径实现已逐渐成为学界乃至全社会关注的热点。而现有研究成果仍存在研究视角单一、研究内容宽泛、研究方法有限等不足，具体的理论机制与实施路径研究还比较欠缺，多是趋势性的预测。因此，本书以老年人精神需求分析为逻辑起点，运用经济学、社会学、心理学和管理学等多学科交叉理论，综合探究精神保障的理论机制；基于

---

① Traphagan J. W., “Reasons for Gateball Participation Among Older Japanese”, *Journal of Cross-Cultural Gerontology*, Vol. 13, No. 2, Feb. 1998, pp. 159－75.

② 杨立雄：《老年福利制度研究》，人民出版社2013年版，第201—203页。

③ 王延中：《构建三位一体中国老年保障体系的基本构想》，《社会保障研究》2014年第3期。

④ 周绍斌：《老年人的精神需求及其社会政策意义》，《市场人口与分析》2005年第11期。

⑤ 丁建定、何二毛：《论中国社会福利制度类型的完善》，《贵州社会科学》2005年第6期。

认知情绪、生命历程与社会网络理论等学理支撑，通过问卷调查、个案访谈等方法，经由科学测量评估老年人精神健康水平，力图构建老年人精神保障机制，探究精神保障体系与实现路径，以实现提升全体老年人精神福利水平的最终目标。

第三章　理论基础：老年人精神健康的跨学科视角

老龄社会的相关研究需要跨学科的融合。本章从老龄经济学、老年社会学、老年心理学、健康管理学、认知神经学、老年工程学、老年医学、老年教育学、公共健康学等学科分析了老年精神健康与精神保障问题，提出了老年人精神健康与精神保障的跨学科研究视角。并以老年人精神健康与精神保障的研究为切入点，多学科多视角分析老年人精神健康与精神保障的思维逻辑、理念目标与实践路径，扩展老年人精神健康的跨学科研究。

一　老龄经济学

老龄经济学是老龄健康问题研究的学科起点。老龄健康问题随着经济增长和老龄化加剧，越来越受到全社会的广泛关注，其不仅仅关系着老年人生活生命质量，同时也影响着社会人力资源质量、社会资源配置结构、家庭经济负担水平等多个方面。随着跨学科研究的深入，越来越多的学者从经济学视角对老龄健康问题展开研究。关于老年人消费行为、社会经济活动、社会资源转移因素及其交互作用与老龄健康关系的跨学科研究，促成了老龄经济学应运而生，运用经济学分析及计量方法讨论老年人精神健康问题。

（一）宏观经济学分析视角下的老年人精神健康

从宏观层面看，经济学主要分析与老年健康有关的健康养老资源配置及其效率问题等。首先，就老年人精神健康而言，政府可以对老年心理健康和精神慰藉方面的资金来源和资源供给提供相应支持，通过相应的宏观政策制定，可以有效配置健康养老资源，提高老年人精神健康服务质量，达到改善老龄群体健康状况的目标。老龄经济学运用经济模型、政策评估等方式分析政府宏观支持政策对老年人精神健康的影响，不但能评价某项公共政策的优劣，还能为决策者制定政策提供依据。如老龄经济学讨论运用养老保险降低老年人使用服务和保持健康的成本①，分析老年人精神健康程度与养老保险费率的关系②，从提供经济诱因角度分析医疗保险的经济效率③，而享受医疗保险的老年人，其医疗支出对健康的边际效应高于未享受医疗保险的老年人，且其预期寿命也更长④。其次，在健康服务提供方面，目前长期护理服务主要来自家庭成员的免费提供，尤其是家庭中的女性成员。⑤ 而从老年人健康与护理服务系统效率来看，护理程度对老年人精神健康的影响十分显著，一般来说，护理程度高的老年人口，其精神健康状况更优。例如，Chong 分析了服务及政策如何影响老年人精神健康指数的失真。⑥ 最后，老年健康投入不仅涉及个人和家庭支出，也涉及国家宏观资源配置问题。随着老龄化程度不断加深，老年负担系数越来越大，会对国民收入分配及国家财政支出带来挑战。老年人口的增加意味着将有更多的国民收入用于老年人口的消费和保障。一方面，生活质量和医疗水平的提高带来人均寿命的增长，使得社会所面临的资源压力及经济社会发展问题越发严

---

① Case A., Menendez A., "Does Money Empower the Elderly? Evidence from the Agincourt Demographic Surveillance Site, South Africa", *Scandinavian Journal of Public Health Supplement*, Vol. 69, No. 8, 2007, pp. 157 – 164.

② Echevarria, Cruz A., Amaia Iza, "Life Expectancy, Human Capital, Social Security and Growth", *Journal of Public Economics*, Vol. 90, No. 12, 2006, pp. 2323 – 2349.

③ Chang, K. H., "The Healer or the Druggist: Effects of Two Health Care Policies in Taiwan on Elderly Patients' Choice between Physician and Pharmacist Services", *International Journal of Health Care Finance and Economics*, Vol. 9, No. 2, Feb. 2009, pp. 137 – 152.

④ 黄枫、甘犁：《过度需求还是有效需求？——城镇老人健康与医疗保险的实证分析》，《经济研究》2010 年第 6 期。

⑤ Candace Howes, "Who Will Care for the Women?" *Journal of Women, Politics and Policy*, Vol. 30, No. 2/3, 2009, pp. 248 – 271.

⑥ Chong A. M., "Promoting the Psychosocial Health of the Elderly-the Role of Social Workers", *Social Work in Health Care*, Vol. 44, No. 1/2, 2007, pp. 91 – 109.

重。虽然老龄化是人类社会经济发展进步的结果，但“寿命长度效应”对社会、家庭及个人的经济影响客观存在，且不断加深；另一方面，老龄化带来了经济社会资金负担。老龄化的加重使得投入老年人的医疗卫生、养老保障和相关照护的费用和补贴增加，挑战着政府财政支出、资源分配和家庭经济支出。因此，老龄化社会要求政府高度关注人口老龄化的应对途径，合理分配社会资源，积极构建老年人精神健康的政策支持体系。

（二）微观经济学分析视角下的老年人精神健康

从微观层面看，经济学从社会生产力、消费需求、投资收益等方面入手，不但分析影响老年人精神健康的各个因素，还分析相关经济行为、福利和精神健康服务之间的关系。首先，精神健康作为一项健康资本，对其投资可以有效产出健康时间并由此带来相应收益，但老年人精神健康作为一种特殊资本，它的折旧率大于普通的健康资本。而基于生命周期理论，家庭、婚姻、教育等特殊历史事件作为老年人精神健康生产函数中的变量，是影响老年人精神健康的微观因素。研究发现，基于夫妻双方相互照顾的婚姻，对老年人精神健康状况起着十分积极的作用。① 而对丧偶、离异或单身的老年人研究发现，这类人员通过与生活伙伴、子女亲友共同生活所获得的日常生活照料、社会支持和精神寄托是影响老年人精神健康的重要因素。② 其次，老龄经济学还着眼于劳动力市场，试图分析老龄化形势下劳动力市场变化对老年人精神健康水平的影响。一方面，传统观念认为老年人作为社会的非劳动力是需要社会抚养的对象，老龄化往往被看作“人口红利”的对立面；另一方面，随着生活质量和医疗水平的提高，人类平均寿命和身体素质均有显著提高。经济学家认为人口健康是劳动者人力资本的重要组成部分，健康是影响老龄群体从事劳动工作、参与社会的重要个体因素。近年来，越来越多的老龄群体退休后不愿赋闲在家，通过各种方式参与经济生产活

① Gliksman M. D., Lazarus R., Wilson A., Leeder S. R., “Social Support, Marital Status and Living Arrangement Correlates of Cardiovascular Disease Risk Factors in the Elderly”, *Social Science and Medicine*, Vol. 40, No. 6, Jun. 1995, pp. 811 - 814.

② 王俊、龚强、王威：《“老龄健康”的经济学研究》，《经济研究》2012 年第 1 期。

动。有的老年人通过退休“返聘”或从事与退休前相关的工作重新进入劳动力市场，实现对社会生产力诸因素的二次利用；有的老年人通过发展庭院经济，增强其自养能力[①]；有的老年人以不计报酬的方式承担着照护孙辈的责任。这些现象都表明，老龄群体作为社会人力资本的一种形式重新进入生产领域。老龄群体作为劳动力重新回到生产领域，不但对个人和家庭的经济压力有所缓解，更是对老龄个体自身的自尊心、自信心和归属感的极大增强。工作扩大了老年人原本的社会关系网络，增强了老年人的情感交流，减少了退休带来的孤独感和其他负面情绪，适当的锻炼更能提高老龄群体的身体素质，对老年人精神健康产生积极的引导作用。

（三）老龄经济学的学科框架

老龄经济学涉及宏观老龄经济学理论、微观老龄经济学理论、产业与老龄经济理论、资本（金融）与老龄经济理论、制度与老龄经济理论等不同层面的经济学问题，其学科内容框架如下。[②]

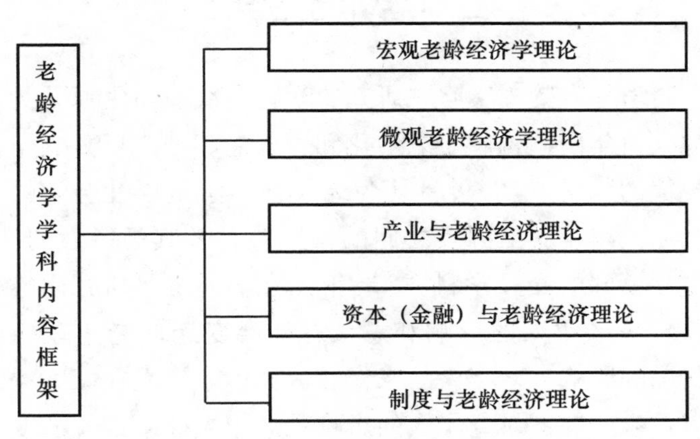

图 3－1　老龄经济学学科内容框架

① 王爱珠：《发展老年经济，开展老年经济学研究》，《复旦大学学报》1994 年第 2 期。

② 李军：《老龄经济学的宏观经济内涵及学科价值分析》，《老龄科学研究》2014 年第 4 期。

老龄经济学的诸多内容中，宏观老龄经济学理论主要研究宏观经济领域中老龄化的影响效应及行为选择，如老龄化与经济增长、国民收入分配、贸易等方面的关系及应对策略；微观老龄经济理论研究微观层面老龄化背景下相关经济问题，如个人消费行为与储蓄选择、个人收入、养老方式选择等；产业与老龄经济理论主要致力于在老龄化约束条件下的相关行业发展研究，涉及老龄化对产业发展影响、产业结构调整策略、产业转型影响效应等相关研究；资本（金融）与老龄经济理论主要研究老龄化对社会资本产生的影响，如老龄化进程对资本市场、保险市场甚至整个金融体系的影响；制度与老龄经济理论主要研究人口老龄化与相关经济体制的相互影响关系，一方面，老龄化的出现是对原本制度的挑战；另一方面，相关制度应适应人口老龄化而进行设计及选择。① 总之，老龄化日益成为全球性问题，未来的经济发展要适应老龄化带来的影响，以老龄化为约束条件，以老龄经济学为研究视角，有效配置社会资源，实现健康老龄化社会。

二　老年社会学

老年社会学是老龄健康问题研究的学科主线。田雪原认为，老年社会学是研究人口年龄结构趋于老龄化和进入老年型之后，老年社会问题及其变动规律的科学。② 张俊良认为老年社会学是以社会学的理论和方法，研究老年人与社会诸因素之间的相互关系及其规律性的社会科学，是老年学与社会学的交叉学科。③ 老年社会学的主要研究内容包括：文化和社会传统对老年人的影响和意义；社会变迁对老年人的习惯、健康、适应状况的影响；老年人的工作和退休；老年人在家庭关系中的地位和作用以及家庭关系对老年人的影响；老年人社会地位的变化；如何保障老年人的智力健康；压力群体与社会保障问题；衰老的社会心理学研究等。

---

① 李军：《老龄健康的经济学意义分析》，《徐州工程学院学报》2012 年第 9 期。

② 参见田雪原《中国老年人口社会》，中国经济出版社 1991 年版。

③ 张俊良：《关于老年社会学若干问题的探讨》，《人口学刊》1990 年第 7 期。

（一）老年社会学的起源与发展

以老年人作为研究对象，最初主要关注人的衰老及增寿。第二次世界大战之后，老年社会学的研究逐步在英国、法国、丹麦和美国等国家开始形成。1939 年美国老年研究会成立，其成员多为生物学家、医学家，老年社会学并不是主要的研究课题，直到 20 世纪 40 年代中期，老年研究会的注意力才转至老年社会学。老年社会学这一术语是在 1943 年由美国的斯蒂格利茨首先使用的。1948 年，奥托·波拉克出版《老年的社会调适》一书，标志着西方老年社会学体系的初步成型。1950 年 12 月在比利时召开了国际老年学协会，强调对影响老年人的社会经济因素进行研究。1957 年，国际老年学协会在意大利米兰召开第四次会议，老年社会学研究进一步得到确认，并有一批专著问世，学科体系渐趋成熟。随后，老年人问题逐渐受到各国政府和国际社会的关注，各项研究逐步展开。1982 年 7 月，维也纳召开了规模空前的联合国老龄问题世界大会，会上制订了“老龄国际行动计划”，并提请国际社会和各国政府注意老年人口日益迅猛增长的趋势，呼吁各国加强国际和区域的合作，以便减缓乃至消除人口老龄化对经济和社会发展的严重影响。老年社会学的思想在我国古代就有所体现，如有“老者安之”“老吾老以及人之老”之说，以及最早在商朝的“致仕制度”（即官吏的退休制度），都反映了老年人受尊敬和老有所养的思想。但是，把老年问题提到议事日程则是 20 世纪 70 年代的事情。1982 年 4 月，中国老龄问题全国委员会正式宣告成立，老年社会学开始作为重要的课题进行探索；1986 年 5 月，中国老年学学会成立。[①] 从此，老年社会学在我国逐渐得到发展。

（二）老年社会学研究内容与老年人精神健康

老年社会学主要关注内容有社会变迁、社会传统、退休、家庭地位的变化对老年人的影响，老年人社会地位的变化及其心理调适，衰老过程中老年人的心理变化以及适应机制。研究老年人精神健康及精神保障

---

① 王因为：《老年社会学概述》，《老年学杂志》1986 年第 1 期。

需要关注衰老过程中老年人的心理变化机制、老年人自身对衰老事实的适应程度，以及社会传统、宗教在其中发挥的作用，同时这些因素又会对老年人的精神健康有哪些影响。此外，随着老年人从工作岗位退休，其社会地位、家庭地位也逐渐发生变化，此时社会及家庭对老年人的关注程度及精神抚慰对老年人的精神健康具有重要影响，因此需要了解社会及家庭认同、社会关系的重构对老年人精神保障的意义。总之，老年社会学的诸多研究内容与老年人精神健康及精神保障具有高度的契合性，二者的融合发展与交叉研究具有重要意义。

（三）老年社会学理论与老年人精神健康

老年社会学吸纳了其他学科理论，逐渐发展出独具特色的老年社会学理论体系。老年社会学理论旨在从社会学角度解释个体老龄化的原因和过程，总结个体老龄化和适应老龄化的社会学规律。[①] 老年社会学的活动理论、社会交换理论、亚文化理论、社会挫折理论等，有助于解释老年人精神健康与精神保障问题。

1. 活动理论

活动理论由凯文（Cavan）在1953年提出，该理论认为活动水平高的老年人比活动水平低的老年人更容易适应社会。因此，该理论主张，随着平均寿命的延长，老年人在退休以后会拥有更多的个人闲暇时间，可以根据自身的身体状况、兴趣爱好主动参与社会活动，搭建社会关系网络，形成良好的社会认同，并始终保持与社会的互动联系，避免与社会脱节。同时，活动理论认为大多数老年人在老年以后仍然参与社会活动，参与的次数与类型受生活习惯、经济水平影响较大。适当参与社会活动，保持正常活动水平，对老年人身体及精神健康及晚年生活幸福具有重大意义。在老年人精神健康及精神保障研究中，可以运用活动理论，研究老年人活动参与水平的影响因素及参与社会活动对老年人精神健康的实际意义。要特别重视老年人的社会活动参与程度，根据老年人兴趣爱好、身体状况提出有针对性的社会活动参与建议，保障老年人社会活动的参与水平。

---

① 邬沧萍：《社会老年学》，中国人民大学出版社1990年版，第270页。

2. 社会交换理论

社会交换理论是由美国社会学家埃默逊和布劳提出的，该理论认为社会互动就是通过交换来满足自我需要的行为。人们是通过自己拥有的财富、成就、能力水平来获得社会认可从而确定社会地位的，对于老年人而言，这一点也不例外。多德则首次将社会交换理论引入老年人分析，认为老年人社会地位的确定取决于老年人对社会所做的贡献与社会提供的经济支持之间是否达到了平衡。社会交换理论指明了老年人拥有的社会资源对其社会地位、社会认可的影响，随着老年人身体的衰老，其所掌握的社会资源也就逐渐减少，与年轻人相比自然处于劣势，社会地位也随之下降。很多老年人从原来岗位脱离即退休以后，随着社会认同的下降，就会产生孤寂、不适感，从而引发精神疾病。因此，要考虑通过老年人的再就业、再教育以及社会公益活动等社会活动的参与，提升老年人自我认同感以及社会认同感。

3. 亚文化理论

20 世纪 60 年代，美国学者罗斯最先提出亚文化理论。亚文化理论认为一个群体中的成员在群体内的互动多于与其他群体的互动，就会产生一种亚文化。由于老年人在体力、智力等方面处于一种逐渐衰退的过程，因此相较于年轻人，其感知能力、适应能力都比较差。在这样的背景下，老年人更愿意与自己同一群体的人交流，形成属于老年群体的亚文化。根据亚文化理论，要重点关注老年人群体内部互动对于老年人精神健康的促进意义，通过了解老年群体的亚文化，着力提升老年人之间互动的强度及条件，通过建立老年人活动室，组建老年人互助协会、兴趣交流会等，增强老年人群体交流。

4. 社会挫折理论

老年人在自然老化过程中通常表现出自己和其他人失去了自身的能力以及独立性，这种感觉本身也招致老年人难于自立，开始了一种难以控制的挫折性循环。① 社会能力和自尊意识的丧失给老年人造成强烈的挫败感，对老年人的精神健康具有深远影响。史瓦兹提出，给部分老年

① 唐仲勋、叶南客：《国外老年社会学的七种理论模式》，《国外社会科学》1988 年第 11 期。

人提供替代性的工作，为老年人提供机会，促使老年人增强有能力意识，可有效帮助老年人缓解因年龄增长而出现的个人能力下降状况。因此，重视工作对于老年人精神满足的重要性，关注老年人的再教育与再就业，从而减少老年人的挫折感，使其具有积极的情感体验。

（四）老年社会学研究方法与老年人精神健康

老年社会学的研究方法主要有横剖研究、纵贯研究、同期群分析。横剖研究可以对不同年龄组的个体及年龄组群体进行对比分析，对同一群体进行多个维度测验，包括群体基本信息、所参与社会问题的自我陈述、对问题的讨论及看法，之后根据研究主题对不同年龄组成员进行对比分析；纵贯研究是以时间为序，根据时间的推移来观察个体所发生的变化；同期群分析既兼有两种研究方法的特征，又能有效区分出不同的影响因素，首先要进行一些不关联的随机样本调查，收集在不同时刻的情况，然后根据所研究问题，对这些样本进行对比分析。为了得到真实有效的老年人精神健康状况数据，需要进行广泛的社会调研，可以采用横剖研究方法，即在社区范围内挑选研究样本，深入进行访谈，了解现阶段老年人精神健康状况以及老年人精神保障程度，分析老年人精神健康的影响因素；也可以采用纵贯研究法，以旁观者身份在一段时间内观察老年人精神健康状况变化，了解社会变迁、家庭地位改变、退休以及衰老等因素如何影响老年人的精神健康；还可以采用同期群分析法来确定老年人精神健康的影响因素，从而提出有针对性的老年人精神保障对策建议。

三　老年心理学

老年心理学是老龄健康问题研究的学科基础。老年心理学是研究个体和群体成年以后增龄老化过程的心理活动变化、特点、规律的一门科学，是研究老年期个体心理特征及其变化规律的发展心理学分支，又称老化心理学。随着社会老龄化态势的不断加剧，老年人心理健康问题备受关注，老年心理学不断发展成熟，为老年人精神健康研究提供了重要的理论基础。

（一）老年心理学的发展沿革

早期心理学研究主要集中在儿童心理发展。1922 年，已经 78 岁的霍尔开始关注老年心理研究，并写成两卷本《衰老》。这是第一次用各种语言对老年人进行大规模的心理学性质的调查，也是老年心理学的开创性研究。在《衰老》一书中，霍尔反对把老化仅仅看作人退回早期阶段的一种返归，强调老年人老化过程的显著的个体差异。第二次世界大战以后，随着老年人在人口中的比率迅速增加，对心理活动老年化的实验研究等与老年心理学有关的研究急剧增多。在我国，对于老年心理的分析早在春秋战国时期就已出现不少著述。例如，孔子年过七旬时以“吾十有五而志于学，三十而立，四十而不惑，五十而知天命，六十而耳顺，七十而从心所欲不逾矩”自述一生，就反映了个体生命发展期间的心理变迁过程。又如唐代孙思邈在《千金翼方》中写道：“人年五十以上……万事零落，心无聊赖，健忘嗔怒，情性变异，食饮无妙，寝处不安……”也呈现了老年时期的普遍心理特征。20 世纪 80 年代，老年心理学的研究工作在中国开始起步，当时主要侧重老年认知功能的研究，包括对老年记忆、智力、思维等的考量。之后，越来越多的学者则将研究视角转向老年心理健康，内容涵盖老年心理特点、发展规律以及影响因素等。目前，越来越多的老年医学、精神病学和老年教育学等专家学者参与到老年心理学研究，相关的学术组织逐渐增多，包括中国心理学会、中国老年学学会等学术团体，以及中国科学院心理研究所和一些高等院校的心理学系。

（二）老年心理学的对象方法

老年心理学的研究对象并不局限于老年阶段，还包括与老年期相关的其他生命历程阶段。例如，进入老年期以前，人的某些心理现象开始老化或衰退的年龄、特点和规律；老年期各种心理现象变化、发展的特点和规律。[①] 老年人相对于中青年人，更可能遭遇生活的重大打击，例如家庭成员分居、经济困难、配偶疾病或死亡和子女诸问题等，常常会

① 程学超、王洪美：《老年心理学》，山东教育出版社 1986 年版，第 13—14 页。

感到孤独、寂寞、悲观，或表现为沉默、孤僻、暴躁等，更加容易产生心理问题，危害精神健康。再加上老年阶段个体的生理功能呈现着不可避免的衰退甚至丧失，更容易罹患一些严重而又难以治愈的慢性疾病，如高血压、糖尿病、阿尔茨海默症等。这些疾病不仅可能产生认知损伤，还会对患者的生活质量、社会交往产生重大影响，从而危害老年人的心理及精神健康。

人的心理活动以神经系统和其他器官功能为基础，并受社会制约，老年心理学关注老年人知（感觉、知觉、注意、记忆、思维、语言等）、情（情绪）、意（意志/动机）、性（个性/人格）、行（行为表现）等方面的特点，并通过生活满意度、生活质量、心理健康、社会适应度等指标观察与老年人的寿命相关的心理因素，以及上述各指标的个体差异性或群体规律性。老年心理学的学科目标在于了解老年期的心理特点，帮助社会、家庭与老年人自身进行个体心理的修复与调节，改善老年人的身心互动与社会关系，延长老年人寿命，达到健康老龄化；并鼓励老年人充分发挥主观能动性，认识并发挥自身价值，助力社会发展，从而实现积极老龄化。老年心理学的主要研究方法有观察法（如个人的日常生活、群体的行为表现、临床药物疗效追踪）、实验室研究（如分别针对老年个体进行的行为学层面的记忆测验、认知损伤老年病的动物模型实验、采用计算机化的基本认知能力测验、生物学研究的生化样本指标分析、大脑认知加工过程的 ERP 或 fMRI 神经成像研究）、访谈法（针对某一问题的方方面面逐个采访特定个人或群体）、问卷/量表法（如生活满意度问卷、临床记忆量表、中国老年人心理健康量表等）。①

（三）老年心理学与老年人精神健康

1. 老年人精神健康的心理层面

老年心理学通过数据和大量实证分析，证实了老年人群中存在一些较为严重的心理问题，危害着老年人的精神健康。例如，中科院心理所研发了心理健康量表的青少年、成年和老年三个版本，并在全国抽样调查了 1.5 万余人，横断比较发现青少年的心理健康状况较差且波动大，

① 具体可参阅韩布新《中老年心理健康与咨询》，林业出版社 2002 年版。

中年人心理健康状况最好，高龄老年人的心理健康状况最差。[①] 滕丽新等人运用文献研究方法，选取涉及中国 17 个省（直辖市、自治区）、23 个城镇乡村的老年心理问题研究文献，发现中老年人心理问题发生的比例为 2.26%—69.68%，发生率最高的为东北地区，超过了 50%。[②] 李晓敏、韩布新选取发表于 2000—2011 年间 20 篇采用流行学研究中心抑郁量表（CES-D）做调查工具的研究报告，发现 21363 名城市老年人 1998—2008 年间抑郁症状检出率增加了 21%。[③]

2. 老年人精神健康的认知层面

认知功能是人脑接收外界信息、经过加工处理并转换成内在的活动，也是老年人精神健康的重要内容。老年心理学对于认知功能老化过程和特点的研究表明，老年人的体力、大脑和其他生理机能开始退化，从而会引起一系列生理和心理上的退行性变化。例如，许淑莲等从 1980 年开始，对 20—90 岁的成年人至老年人的记忆进行了系统研究，发现记忆随增龄而逐渐减退。[④] 吴振云等研究了对图形想象能力的年龄差异，结果表明想象力随年老而逐渐减退。[⑤] 但这并不能笼统地得出老年人的认知功能较老年期以前全部下降的结论，吴振云等又采用 WAIS-RC 对 20—89 岁成年至老年智力的年龄差异进行研究，发现语言量表分先增后减，且减退出现较迟（80 岁后才明显减退）。[⑥]

针对老年认知功能总体下降的现象，通过干预来延缓认知老化与改善认知功能方面也有了一系列研究。包括孙长华等采用“归类复述法”和“联系法”进行策略训练，研究对老年人词语记忆的改善作用[⑦]；吴振云采用“反复训练法”，研究对老年人“数学符号”作业的

---

① 韩布新、李娟：《老年人心理健康促进的理论与方法》，《老龄科学研究》2013 年第 1 卷第 4 期。

② 滕丽新等：《中国中老年人心理健康现状》，《中国老年学杂志》2015 年第 35 期。

③ 李晓敏、韩布新：《城市老年人抑郁症状检出率随年代的变化趋势》，《中国老年学杂志》2012 年第 32 期。

④ 许淑莲等：《20 岁至 90 岁成人的某些记忆活动的变化》，《心理学报》1985 年第 17 卷第 2 期。

⑤ 吴振云、孙长华、吴志平、许淑莲：《对图形想象的年龄差异》，《心理科学》1991 年第 2 期。

⑥ 吴振云等：《成人智力发展与记忆》，《心理学报》1985 年第 3 期。

⑦ 孙长华等：《策略训练对改善老年人词语记忆的作用》，《心理学报》1989 年第 1 期。

改善作用[①]，并采用“位置法”（method of loci）进行记忆训练，研究对儿童至老年时期记忆功能的改善作用[②]。有趣的是，训练后老年人的某些作业成绩可以达到甚至超过未训练的青年人，虽然与青年人的差异会随着作业难度的增加而增大，但也算是能够鼓励老年人信心的发现。

3. 老年人精神健康的影响因素及其后果

老年心理学研究发现了一些因素与老年人精神健康有着一定的相关性，通过数据观察和相关性分析的方法，从各个角度对这些因素及其后果进行分析。就国内而言，学者主要是从心理健康影响因素出发，产出了一些与精神健康相关的成果。例如，傅素芬等人对440名杭州市老人的心理健康水平调查发现，社会支持和对生活实践的评价是影响老人心理健康的重要因素。[③] 韩布新等认为影响老年心理健康的因素包括疾病、婚姻、家庭、退休适应、社会参与和生活满意度[④]，还指出从中国传统来看，可归结为天（个体与自然和谐以及宗教意识）、地（文化及地缘适应）和人三类因素[⑤]。放眼国外，学者不仅研究了老年人心理健康的影响因素，还分析了这些因素对于老年人精神健康的影响，使得心理学的研究不仅局限于心理活动的范围，还对造成心理问题的深层次原因进行探索。例如，尼科尔斯和理查德森研究了三个年龄段老人的疾病人数、精神健康状况与其营养状况之间的关系。[⑥] 岡林将一组老人分为一年内丧偶、一年前丧偶、配偶尚在三个类别，研究了丧偶对老人精神及身体健康的影响。[⑦] 沙阿通过建立模型，研究人类

---

① 吴振云：《训练对老年人“数字符号”作业的作用》，《心理学报》1987年第1期。

② 吴振云：《“位置法”记忆训练对改善儿童至老年时期的认知功能研究》，《心理科学》1993年第2期。

③ 傅素芬等：《社区老年人心理健康及相关因素分析》，《中国心理卫生杂志》2002年第3期。

④ 韩布新、吴振云：《老年人的心理特点与心理卫生》，成蓓、曾尔亢：《老年病学》，科学出版社2009年版，第31—38页。

⑤ 韩布新、李娟：《老年人心理健康促进的理论与方法》，《老龄科学研究》2013年第1卷第4期。

⑥ Nickols Richardson S. M., Johnson M. A., Poon L. W., P. Martin, “Mental Health and Number of Illnesses are Predictors of Nutritional Risk in Elderly Persons”, *Experimental Aging Research*, Vol. 22, No. 2, April 1996.

⑦ Okabayashi H., Sugisawa H., “The Impact of Conjugal Bereavement and the Buffering Effect of Social Support on the Health of Elderly People”, *Shinrigaku Kenkyu the Japanese Journal of Psychology*, Vol. 68, No. 3, September 1997.

发展指数（人们寿命期限、教育水平及社会经济地位）与一国老年人自杀率之间的关系。[①]

4. 老年人精神健康的促进技术

老年心理健康研究的目标是促进老年人实现自我和谐、人际（家庭）和谐、社区与社会和谐、自然和谐。在我国传统文化背景下，天人合一是一种主流的世界观。在这种观念中，以强身健体为宗旨的武术（特别是太极拳等身心兼修的内家拳/操），基于佛教和道教修行操练的冥想（现代临床心理学称为“正念”）[②]，还有绘画、书法、古乐器等，都有助于调节老年人的精神健康，推动健康老龄化的发展。在传统儒家思想影响下，关于生、死以及生命意义的学术思考和生活实践哲学一直没有成为研究的主流，对于临终关怀的理论与技术、丧偶后的哀伤处理等问题，也缺乏系统的本土化研究。但不应否认，宗教信仰在现实中正越来越多地影响着老年人的心理健康，因此信仰的价值可以再被进一步强调与发挥。[③]

国际上对于心理健康促进技术的现代科学探索也已经有了诸多成果，比如运动已成为最普遍的心理健康促进方式。[④⑤] 饮食调理或营养保健（dietary supplements）、按摩/推拿/正骨（chiropractic）、芳香疗法（aromatherapy）、新式瑜伽（yoga）、渐进性肌肉放松训练（progressive muscle relaxation）、灵修（spirituality，religion and prayer）、气功或者灵气疗法（reiki）、生物反馈（biofeedback）、暗示（hypnosis）、音乐疗法（music therapy）等替代医学（complementaryor alternative medicine，CAM）[⑥]，还

---

① Shah A.，“Attempted Suicide in the Elderly in England：Age-associated Rates，Time Trends and Methods”，*International Psychogeriatrics*，Vol. 21，No. 5，July 2009.

② 具体可参见［美］鲍勃·斯塔尔、以利莎·戈德斯坦《正念生活——正念减压工作手册》，祝卓宏、张妍等译，江苏美术出版社 2013 年版。

③ 韩布新、李娟：《老年人心理健康促进的理论与方法》，《老龄科学研究》2013 年第 1 卷第 4 期。

④ Barnett J. E.，Shale A. J.，“Alternative Techniques”，*Monitor on Psychology*，Vol. 44，No. 4，April 2013.

⑤ Bethune S.，“Health-care Falls Short on Stress Managemen”，*Monitor on Psychology*，Vol. 44，No. 4，April 2013.

⑥ 具体可参见王大华《玩出年轻头脑——老年人脑力训练游戏》，北京师范大学出版社 2011 年版。

有心理学家开展的智力运动会[①]、系统干预等实用技术等，均属于心理健康促进方式。世界卫生组织还提出良好的社会关系可以增加老年人的寿命和提高生活质量，防止功能衰退，增强复原力，从多方面维护老年人自身的心理健康。

综上，通过老年心理健康问题乃至整个老年心理范畴的研究，有助于探索老年精神健康问题的诱发原因，对老年人的精神健康状况与行为倾向开展积极性的干预，为社会政策和资源配置提供指导与支持，综合改善老年人的生活质量，从而真正实现健康老龄化。

四 健康管理学

健康管理学是老龄健康问题研究的学科方法。它通过研究健康管理的过程及规律，旨在帮助民众预防疾病，增进健康。随着经济社会的发展，健康风险在增加，健康管理越来越成为全民关注的焦点问题。[②] 健康管理学的健康风险止损机制、健康资源多元主体供给机制和健康统计分析决策机制等，为老年人精神健康与精神保障研究提供了理论依据和方法支撑。

（一）健康管理学的学科简介

健康管理学是21世纪产生发展的一门新兴学科，其概念内涵还未取得一致认同。但一个基本共识是，健康管理学是一门基于健康学、营养学、医学、心理学、管理学等学科知识理论发展起来的综合性应用性交叉学科。健康管理学研究对象为健康管理的过程及规律，旨在帮助民众预防疾病，增进健康。当前学界广泛认可的健康管理定义为“对个体或群体的健康进行全面监测、分析、评估，提供健康咨询和指导以及对健康危险因素进行干预的全过程”[③]。健康管理是基于健康需求对健康资源进行计划、组织、指挥、协调和控制的过程，其宗旨是

① 世界卫生组织：《关于老龄化与健康的全球报告（2015）》（http：//www. who. int/ageing/events/world-report－2015－launch/en/）。

② 具体可参阅翟绍果《员工健康管理》，北京大学出版社2017年版。

③ 陈君石、黄建始：《健康管理师》，中国协和医科大学出版社2007年版，第12页。

调动个体和群体及整个社会的积极性，有效利用有限的资源来达到最大的健康效果，具体做法就是为个体和群体（包括政府）提供有针对性的科学健康信息，并创造条件采取行动来改善健康。依据不同标准，健康可以分为身体健康、心理健康和精神健康，精神健康作为健康的重要组成部分，直接关系到民众的健康状况和生活质量。随着我国老龄化程度不断加深，老年人健康问题成为社会关注的焦点。当前倾向于更关注老年人的身体健康，提供日常照料服务及有限的身体护理服务，老年人心理慰藉、临终关怀等精神层面的需求却被长期忽视。一些精神疾病的初期症状也没有得到及时甄别和诊断，以致部分老年人在晚年饱受心理孤独和精神疾病的折磨。因此，将精神健康赋予与身体健康、心理健康同等重要甚至更重要的地位，从健康管理学角度研究老年人精神健康，具有非常重要的紧迫性。通过观察、监测、记录、分析老年人的身体状况、情绪变化、精神状况，来测量、评估与管理老年人精神健康，从而有效预防老年人精神疾病发生，降低精神疾病的危害性，提高老年人精神健康水平。除此之外，还可以通过老年人精神健康教育，宣传普及老年期常见的精神疾病知识；通过健康体检收集老年人健康信息，建立个人健康档案，制订个性化健康管理方案；甚至政府、医院等部门可以通过建立的健康信息库，精准防控健康风险因素，制定公共健康的相关规划。

（二）健康风险止损机制与老年人精神健康

健康管理以特定人群的健康需求为导向，通过对不同人群健康状况的调查及相关健康风险因素的甄别、排查和干预，为相关群体提供健康咨询或健康服务，通过对健康风险因素的抑制干预，实现健康水平的维持与提升。健康管理不同于医学救治，但二者结合形成了健康保障的全周期支持体系。传统医学研究重心在于对致病病因的探究、发病机制的形成、诊疗方案的制订、高科技仪器的应用等层面，忽视了前期健康管理，处于健康保障周期的后期疾病治疗阶段，是一种临床干预。健康管理作为致病风险的管理和健康状况及时矫正的手段，属于健康保障周期的前期抑制疾病阶段，是一种预防干预。健康风险存在于全生命周期，而致病因素存在于健康保障周期后期，风险因素向致病因素的蔓延发展，意味着健康风险的不断膨胀。因此，健康管理的要点在于对风险因素的及时识别及干预。通过定期健康体检和健康访谈等方式，了解老年人精神健康的现状及其影响因素，可以采取相应健康管理手段，抑制健康风险的危险因素向致病因素扩张膨胀，使健康水平停留在预防干预阶段，而非恶化至医学的临床干预阶段。由此可见，健康管理对于风险因素的精准识别和及时干预，可以有效阻止健康风险的扩大化，进而使健康状况保持较好水平。

（三）健康资源多元供给机制与老年人精神健康

老年人健康管理需要投入大量的健康资源，通过计划、组织、协调、指挥、控制等方式，整合健康资源并对其分配。老年人、子女、社会工作者、社会组织、医院、政府等主体，形成了健康资源多元供给机制。老年人对自身健康状况承担首要责任，是健康管理效果的最终体验者，健康管理的最终目的是提升老年人自身健康水平；子女与老年人心理距离最近，作为老年人家庭支持的最重要来源，日常生活中担负着老年人健康状况观察、监测的重大责任，康复护理期间承担着照料老年人衣食起居、给予精神关爱和情感支持的义务，在老年人精神保障中具有不可替代的重要作用；社会工作者、社会组织作为与老人物理距离较近的专业社会力量，为老年人精神健康提供最直接、最快速、最精准的产品及服务，是健康服务资源的主要生产者、供给者和递送者；医院是老年人精神健康最重要的救急者，运用健康咨询、体检服务、药物控制、手术治疗、术后康复等一系列医学手段，对老年人常见的一些慢性精神疾病的诊断、治疗以及康复进行临床干预，在老年人精神健康水平提升中发挥着核心作用；政府作为老年人权益保护的责任主体，在老年人精神健康领域应创建健康管理的良性运行机制，进行相关法规的创设及政策的制定和落实，承担最后兜底责任。

（四）健康统计分析决策机制与老年人精神健康

健康管理是一个包含一系列步骤的完整过程，对健康信息的收集、储存、整理、分析是健康管理的重点，也是相关部门依据统计分析结果进行决策的前提。老年人健康信息的收集主要是通过定期健康体检来建立个人健康档案，不断累积记录个案健康数据，并将一定区域范围内的个案汇集，继而形成老年人健康数据库。数据库储存大量人口健康信息，通过对已经收集到的数据进行分类整理，根据需求对已获取的数据进行人口学意义上以及疾病防控意义上的统计分析，可以了解人口疾病谱的变化状况，相关部门依据统计分析结果做出相关决策。公共卫生机构可以以当前的健康数据统计分析结果为依据，进行相关健康风险的预防及部分疾病的发展趋势预测，制订相应的公共健康计划，防控各种潜在疾病的发生；针对突发的公共卫生应急事件，运用相应的健康管理手段措施进行干预，及时纠正偏差，控制危害健康的各种危险因素扩散蔓延，提升精神性疾病的防范能力。

总之，健康管理学为老年人精神健康与精神保障研究提供了理论依据和方法支撑。健康管理的风险止损、资源整合、技术手段等拓展了老年人精神健康的研究范围，为老年人精神保障提供有益的经验借鉴。

五　认知神经学

认知神经学是老龄健康问题研究的学科工具。我国有着数量庞大的失独老人、空巢老人、随迁老人、失能老人等特殊群体，孤独、自杀以及各种认知障碍等是其面临的巨大问题，严重影响老年人晚年生活质量。从认知神经学出发，探究老年认知、心理等问题，对老年人精神健康水平的测度具有重要意义。

（一）认知神经学的学科概述

认知科学是一门旨在阐明人脑认知活动机制的科学，即人类大脑如何调用各层次上的组件，包括分子、细胞、脑组织区和全脑去实现自己的认知活动。[①] 认知科学作为一个跨学科的学科群发端于20世纪50年代，随着心理学、人类学和语言学对自己重新界定以及计算机科学和神经科学的介入而发展起来的，是近代科学发展史上最重要的事

① Gazzaniga, M. S., *Cognitive Neuroscience* (*in Chinese*), Trans. Shen Zheng, Shanghai: Shanghai Education Press, 1998, pp. 3 – 15.

件之一。[①] 第二代认知科学起源于20世纪70年代，随后与盛行于80年代的具身主义运动同步发展。自此，认知科学开始向身体（包括脑）及其经验回归，认知神经科学的蓬勃发展更是与此直接有关。[②]

认知神经科学是一门基于认知学和神经科学而形成发展的交叉性学科，将研究脑的结构与功能科学相结合，具有高度的跨学科性以及学科交叉性。认知神经科学非常重视严谨的实验研究以及科学的研究方法与技术的运用。各种脑功能影像技术的出现为认知神经科学提供了新的无创性脑功能研究手段，也为认知神经科学的迅速发展打下坚实的方法学基础。[③] 认知神经科学的研究方法主要有以下几种：一是事件相关脑电位（ERP），它是与实际刺激或预期刺激（声、光、电）有固定时间关系的脑反应所形成的一系列脑电波；二是正电子发射断层（PET），作为一种脑功能成像技术，其特点是利用大量存在于人体内天然元素的放射性同位素，在不改变其化学结构及生物行为性质的前提下，进行多层断面成像；三是fMRI方法，其原理类似于PET，通过fMRI可以记录大脑局部血流量和脱氧血红蛋白浓度的变化情况，间接研究神经元的功能。[④]

（二）认知神经学与老年人精神健康

认知神经学认为人的认知过程与人脑的神经活动有特定的对应关系。近年来，随着认知神经学的发展，其应用范围越来越广，应用到心理、教育、社会等领域，在人群方面则涉及儿童、老年人以及其他具有认知障碍的人群。在老年人精神健康领域，认知神经学逐渐受到学者的重视，主要体现在以下方面。

1. 老年人记忆功能与智力测试

随着年龄增长，人们逐渐步入老年阶段，身体机能也逐渐退化，记

---

① Miller, G. A., "The Cognitive Revolution: A Historical Perspective", *Trends in Cognitive*, Vol. 7, No. 3, July 2003.

② 李其维：《"认知革命"与"第二代认知科学"刍议》，《心理学报》2008年第40期。

③ Gazzaniga, M. S., *Cognitive Neuroscience* (*in Chinese*), Trans. Shen Zheng, Shanghai: Shanghai Education Press, 1998, pp. 3 – 15.

④ 汪晓东等：《大脑学习探秘——认知神经科学研究进展》，《开放教育研究》2011年第10期。

忆功能与智力减退，给老年人日常生活以及精神健康带来很大的负面影响。通过做反序数字报告，可以检测工作记忆功能，这也是老年人和病人常规智力测验（MMSE）中的重要分测验。采用fMRI的方法，孙希文等研究了健康老年人和年轻人在正序和反序数字报告任务时的脑部活动，结果发现，右侧额下回（BA44/45）的活动，在年轻人是正序明显强于反序；而在老年人却是相反，反序激活明显强于正序激活。[①] 这表明，年龄对正序和反序报告的神经活动的影响可能有所不同。在日常生活中，我们往往会注意老年人身体机能的退化，但常常忽略他们认知机能的退化。认知神经学为老年人认知功能退化研究提供了科学依据，预示着关爱老年人精神健康的重要性。

2. 老年疾病预测

人们步入老年后，身体机能退化，免疫力下降，除易患常见的疾病之外，还面临着老年痴呆症等常见“老年病”，认知神经学亦对此有相应的研究。老年痴呆（AD）的发病率在60岁之后随年龄迅速上升，在AD预测中的关键问题是预测何时可能患病，而有研究表明，前额叶的执行功能可能是发病早晚的一个关键因素。基于此，学者张达人开始进行实验，探索用注意转移等任务，检测老年人的执行功能，以检测早期AD的可能性。[②] 综观目前的相关研究，学者从流行病学、神经病理学、神经化学等角度阐述了高龄导致的大脑痴呆类疾病，以此构建老年痴呆症患者的语言沟通、语言认知等概念体系。研究还包括老年人痴呆症和失语症的鉴别、临床表现、老年痴呆症的比较、记忆性痴呆症以及老年痴呆症患者的看护等，提出老年痴呆症患者在早期阶段出现词语唤起困难以及词汇量减少的情况十分明显，并且随着疾病的加重会出现显著的恶化。[③] 疾病导致的社交障碍加深其孤独、失落、焦虑等负面情绪，进而产生巨大的心理压力以及精神压力。认知神经学通过对脑神经与认知关系的研究，对老年痴呆之类的“老年病”进行早期检测，提高治愈

① Sun Xiwen, Zhang Xiaochu, et al., “Age-dependent Brain Activation during Forward and Backward Digit Recall Revealed by fMRI”, *Neuroimage*, Vol. 26, No. 1, 2005.

② 张达人：《记忆与执行功能及有关精神健康的认知神经科学研究》，《中国科学技术大学学报》2008年第8期。

③ 李宇峰：《老年人言语交际障碍实证研究》，博士学位论文，吉林大学，2016年。

的概率，这对老年人来说无疑是福音。

3. 老年认知疾病治疗

认知神经学在老年人精神健康方面的应用还表现在对老年认知疾病的治疗上。大脑的认知功能包括知觉、注意、记忆、语言、思维、智能和意识等心理功能，脑认知功能障碍是神经和精神疾病的行为表现之一。脑影像技术的出现尤其是磁共振成像技术的使用，较为直观地反映出认知障碍群体脑结构与脑功能的异常，对脑疾病的诊断和治疗有着重要意义。研究发现，轻度认知障碍群体随着发病时间的增加，其大脑结构会发生变化，皮层厚度显著性下降呈现一定的对称性，而这些相关脑区的异常可能与记忆力衰退、嗅觉不敏感、情感出现障碍和语言组织能力下降等生理功能的逐步丧失有直接的关系。①

综上可见，认知神经学的研究内容和研究方法对老年人精神健康问题研究具有重要意义。从认知神经学出发分析老年人精神健康问题，能够为老年人精神类疾病的产生找到科学依据，也为检测、治疗这些疾病找到方法。认知神经学是一门交叉性前沿学科，越来越受到学界的重视，其应用范围也将越来越广，其在老年人精神健康方面的研究与应用值得期待。

六 老年工程学

老年工程学是老龄健康问题研究的学科技术。老年工程学是研究老年人个体或群体与其所处环境关系的科学，其运用于老龄健康领域具有重要的社会、理论和实践意义，为老年群体提供多层次、多样化的产品及服务，提升老年人适老乐老和精神健康水平。

（一）老年工程学的学科概况

老年工程学即老年人体工程学，根据国际人类工效学学会（IEA）所下的定义，人体工程学是一门“研究人在某种工作环境中的解剖学、

① 姚志军：《轻度认知障碍和阿尔兹海默病脑形态异常的磁共振影像研究》，博士学位论文，兰州大学，2011 年。

生理学和心理学等方面的各种因素；研究人和机器及环境的相互作用；研究人在工作中、家庭生活中和休假时怎样统一考虑工作效率、人的健康、安全和舒适等问题的学科”。而老年工程学则是人体工程学在老年领域对个体和群体老龄化的现象、过程以及规律的研究，是研究老年人个体或群体与其所处环境关系的科学，强调建立人、机（产品及服务）、环境为一体的系统。人和环境组成一个大的系统，老年人个体或群体是系统的主体，系统的终结目标是老年人个体或群体的安全、舒适、高效。由于老年人的身体变化，活动范围减小，环境空间尺度上要予以考虑，特别是随着年龄的增长，老年人对外界的认知、知觉能力减弱，空间的可达性、可识别性、复杂程度同样也会影响老年人的生活。在研究方法上，老年工程学是一门多学科综合而成的研究方法，包括人体测量学、心理学、生理学、人体力学、劳动生理学等多门学科。

老年工程学是社会经济发展到现代的产物。这门新兴学科的出现满足了老龄化社会下人们日益增长的多元化需求，使老年人能够借此更为科学、安全、有效进行老年活动，最终达到保持身体康健、精神愉悦、安享晚年的目的。特别是随着老龄化的不断发展以及养老需求的多元化和多层次化，养老产品及服务也朝着更为智能化、人性化的方向发展，即包含老年工程学设计思路的产品。因此，老年工程学运用于老龄健康领域具有以下意义：（1）社会意义。老龄化社会不断加速，而老年人较年轻人更加注重自身状况，其对相关产品、服务或环境的需求更为迫切。老年工程学的研究可以有效帮助老年人个体或群体辅助养老问题，帮助其保持身心健康，具有重要的社会意义。（2）理论意义。老年工程学作为一种设计理念、新兴学科，通过研究老年人个体或群体与产品及服务、环境之间的关系，把养老上升到新的研究高度，同时也体现了人体工程学在老年相关设计领域的意义和价值。（3）实践意义。随着信息技术、智能化以及医疗技术的进步，老年工程学所研究设计的产品及服务可以给予老年人在养老、医疗等方面更多的选择和帮助。[①] 老年

① 史琦、王辛秋、阎玥、孙慧媛、李友林、李春雷：《基于信息工程技术的老年健康中医治未病理论与方法探讨》，《中华中医药杂志》2015 年第 12 期。

工程学应用于老年人适老化住宅、日常功能用品、辅助器具等方面的设计，能够有效减少老年人的意外风险，便利化老年人的日常起居。

（二）老年工程学与老年人精神健康

老年工程学通过人体体质、心理学参数、视觉系统参数、触觉系统参数等系统的数据采集，掌握老年人群体的身体特征，有利于分析不同年龄、身体状态老年人在环境中可能遇到的问题，为制定各种产品及服务设计标准提供客观依据。它依赖于不同测量系统的辅助，包括人体体质测量系统、心理学参数测量系统、视觉感知测量系统、触觉感知测量系统、其他老年生理特征检测。这些测量系统为老年人精神健康测度提供基础数据，有利于设计出更加符合人性的老年产品。老年工程学应用于养老服务及产品设计等诸多领域时，既要体现“人本”的理念，又要从可持续发展的高度，做到老年人个体或群体与环境的有机统一，向更加符合老年人特征、体现人性化的方向迈进。① 但是，目前我国老年产品及服务设计规范不完善，缺乏针对性，存在互动性不足、交流性差等诸多人机设计问题。这主要表现在：（1）缺少多样性的老年产品及服务。现有老年产品及服务普遍存在针对性不强、利用性差、功能性不全及安全设施简陋、环境卫生质量差等问题。（2）设施缺乏人机考量。老年人相关产品的设计需要考虑：产品是否便于老年人使用；操作时是否易产生意外伤害；产品各单元组件是否实用，是否易于操作、易于辨识。（3）缺少针对不同年龄阶段划分的老年人专业产品及服务。目前市场上的产品或服务缺少关注老年人年龄段划分，没有考虑到新型智能化、个性化适老功能的要求。（4）缺乏新材料、新技术在老龄健康领域的应用。一些安全性材料的使用和安全预警技术在老年人设施中尤为重要。这些问题的客观存在，影响了老年人的生活满意度，从而带来老年健康生活的不适和障碍。

老年工程学虽然刚刚兴起，但随着老龄化社会不断推进和老年人健康意识提升，以及信息化、智能化技术的不断拓展，针对老年人健康养老护理的产品及服务将会得到不断发展。老年工程学的研究成果应用于

---

① 王湃：《人体工程学及其未来》，《中国环境管理干部学院学报》2003 年第 2 期。

老龄健康领域，为老年群体提供多层次、多样化的产品及服务，提升老年人适老乐老和精神健康水平，推进健康养老服务业发展。

七　老年医学

老年医学（Geriatrics）是老龄健康问题研究的学科手段。它是一门主要研究人类衰老的机制及变化规律、老年疾病的防治及老年人群卫生与保健的新兴综合性学科[①]，研究对象既包括老年患者群体，也包括老年健康群体，研究内容既包括传统的老年基础医学、老年临床医学，也包括社会发展过程中兴起的老年预防医学、老年心理医学以及老年社会医学。随着经济社会的发展，老年人的经济能力日益增强，物质生活已经得到充分的保障，平均寿命大幅延长，但是老年人的精神健康问题却日益凸显出来，并且已经成为影响老年人生活质量和生命质量的重要因素之一。随着老年痴呆症、老年抑郁症等老年精神性疾病的日益增多，如何提高老年人的精神健康水平和生活质量，使老年人能够在晚年保持身心愉悦，从而实现老有所医、老年所乐、老有所为的健康老龄化目标，已成为老年医学研究的一个重要问题。

（一）老年医学的学科概述

老年医学最早兴起于 19 世纪末的法国和德国。[②] 进入 20 世纪后，老年医学逐步发展起来。1909 年，美国医学家伊格纳兹正式提出“老年医学”一词，老年医学随之形成。由此，他也被西方医学界誉为“老年医学”之父。1938 年德国成立老年医学，1939 年开始出版《老年研究杂志》，这标志着世界上第一份老年医学专科杂志诞生。1944 年美国成立“老年医学会”，1946 年开始出版《老年医学杂志》，并在其中广泛采用“老年医学”一词，该杂志已成为当前国际上老年学领域最权威的学术期刊之一。此外，将老年综合评估方法纳入一系列已

① Rajah M. N., Bastianetto S., Bromley-Brits K., et al., “Biological Changes Associated with Healthy Versus Pathological Aging: A Symposium Review”, *Ageing Research Reviews*, Vol. 8, No. 2, 2009, pp. 140 - 146.

② 葛亮等：《老年医学研究现状与发展》，《中国老年学》2013 年第 33 期。

经广泛应用的健康筛查工具中，也是现代老年医学取得重要进步的标志之一。1955 年，美国巴尔的摩蒙特贝洛州立医院首次使用 Barthel 指数对患者进行评估，该指数已成为目前评估老年人日常生活活动（ADL）的重要方法，被称为老年人功能评价的“金标准”。[①] 自此，老年医学的研究目的已从治愈疾病和维持老年人身体健康，转变为向老年患者提供全面、合理的治疗与预防保健服务，最大限度地维持和恢复患者功能状态和生活质量，从而同时保障老年人的身体和精神健康。日本是拥有世界最长平均寿命的国家，也是亚洲最早进入老龄社会的国家，于 1959 年成立老年学会，并将其研究领域主要集中在老年精神心理学、老年生物医学、老年全面健康管理、老年护理等 7 个方面。[②] 这在一定程度上反映了老年人精神健康问题已成为老龄社会中最严重的问题之一。

我国老年医学与日本起步时间大致相同，但过去我国老龄化程度并不严重，所以老年医学发展过程较为缓慢。1981 年，中华医学会老年医学分会正式成立，并于 1982 年开始出版《中华老年医学》杂志，这标志着我国老年医学进入新的发展时期。随着我国老龄化进程的加快，2015 年 3 月 4 日，国家卫生和计划生育委员会批准在北京医院设立一个国家老年医学中心，从而加快为老年人精神健康服务提供人才和技术保障。2015 年 4 月 19 日，中国老年医学学会获民政部批准成立，这标志着我国老年医学和健康服务进入一个新的发展时期。未来，依托各大医科大学、医疗机构以及老年医学学会等专业机构，老年医学将会是推动我国防治老年精神性疾病、实施健康老龄化战略的一支重要学科力量。

（二）老年医学与老年人精神健康

老年人精神健康研究需要老年医学的技术手段，致力于老年人健康风险的降低与健康资本的提升，旨在有效实现健康老龄化战略，降低老

① 叶鹏等：《老年医学发展简史》，《中华老年医学杂志》2016 年第 35 期。

② Muramatsu N.，Akiyama H.，“Japan：Super-Aging Society Preparing for the Future”，*The Gerontologist*，Vol. 51，No. 4，2011，p. 425.

龄化社会的负面影响。因此，老年医学为老年人精神健康精准识别、体系保障提供重要技术支撑。

1. 老年人精神健康精准识别：老年综合评估

老年综合评估是现代生物—社会—心理医学模式在老年医学中的具体应用，并且已经发展为老年医学的核心技术之一。老年综合评估不仅包括一般的医学评估（诊断），还包括对老年人躯体功能、精神心理、社会经济、生活环境和生存质量等方面的评估（诊断）。[①] 老年人是一个特殊而又复杂的群体，在现实生活中既面临生理机能减退、身体功能残缺等生理情况的转变，又面临退休、社会角色缺失、家庭规模变小、丧偶独居、供养于专门机构治疗等生活环境的改变。[②] 多重环境改变的交互作用及综合作用会导致老年人缺少关怀，产生心理孤独、抑郁；饮食简单重复且营养失衡，认知能力下降，导致老年人精神疾病患病率增高。由此可见，老年人精神健康的影响因素是多维的，必须通过一个多层面、多学科的诊断程序才能实现老年人精神健康的精准识别。老年综合评估的目的在于全面了解并评估老年人健康的影响因素，从而有针对性地给予老年人连续而全面的干预和治疗，最大程度地维护和改善老年人的健康与功能状态，提高老年人的生活及生命质量，最终改善老年人身体和精神健康水平。此外，大量针对老年人防治虚弱和功能障碍的特定干预措施研究表明，老年综合评估起到提高诊断精确度的作用。[③] 因此，老年综合评估技术的不断发展完善，对于提高老年人精神健康筛查的瞄准率具有重大意义。

2. 老年人精神健康干预体系：老年医学综合介入

现代医学模式指出，老年疾病的产生不仅仅取决于老年人的生理因素，更重要的是取决于老年人的心理、生活环境以及所具有的社会支持系统等因素。由于绝大部分老年疾病是无法彻底治愈的，因此，

---

① 宋岳涛：《老年医学的核心技术——老年综合评估》，《中国现代医生》2012 年第 23 期。

② 中国发展研究基金会：《中国老年人营养与健康报告》，中国发展出版社 2016 年版，第 110 页。

③ 高亚南等：《老年医学的核心技术——老年综合评估》，《老年综合评估在老年康复中的应用》2013 年第 5 期。

随着医疗科技及医疗理念的逐渐转变，老年医学的研究范畴逐渐深入和扩展，老年预防医学、老年心理医学、老年社会医学、老年康复医学逐渐成为老年医学研究的重点，这为老年人精神健康干预体系奠定了重要基础。

首先，老年预防医学有助于精神健康预防体系的建立。每个老年人都不可避免出现“老化”现象，整个生理储备和循环功能将逐渐衰退，各个组织器官的功能也会发生退行性改变。[①] 老年人如果不及时对自身情况进行预防干预，很可能导致病情久治不愈，出现焦虑抑郁，甚至发展为失能失智。老年预防医学旨在通过健康教育与指导等措施，将看似不可避免的老年痴呆等精神问题扼杀在萌芽中。精神健康预防体系的建立，有助于老年人提高自我保健意识，推进合理的生活方式和饮食营养，降低身体机能退化的速度，从而从根本上防止因认知退化而产生的老年精神性疾病。

其次，老年心理医学有助于精神健康治疗体系的完善。虽然老年人精神健康影响因素是多维交互的，但是在多维影响因素中，心理因素起主要作用。我国特定的文化情境导致了老年人精神性疾病早期检出率低，这极大影响了老年人精神性疾病的治疗效果。因此，老年心理医学的进一步研究，将有助于临床医生更好地掌握老年人步入老年过程中发生的心理活动及其变化规律，从而完善治疗体系，做到早发现、早治疗。

再次，老年社会医学有助于精神健康支持体系的创建。老年社会医学主要通过采用社会学手段来研究环境对老年人健康的影响，探索老年疾病与老年人社会行为及环境的关系。[②] 当前我国的养老模式依旧以居家养老为主，家庭、社区、邻里依旧是老年人生活的主要环境，这导致老年人精神健康水平的高低在很大程度上取决于这些环境。因此，加强老年社会医学研究，有助于为老年人创造一个良好的社会支持环境，从而提高老年人群的生活质量。

---

① Goldbarg S. H., Elmariah S., Miller M. A., et al., “Insights into Degenerative Aortic Valve Disease”, *Journal of the American College of Cardiology*, Vol. 50, No. 13, 2007, p. 1205.

② 葛亮等：《老年医学研究现状与发展》，《中国老年学》2013 年第 19 期。

最后，老年康复医学有助于精神健康康复体系的完善。老年康复医学旨在通过应用新型医疗科学技术与康复工程等手段，与社会康复和职业康复互相配合①，从而改善因病致残者的生理和心理整体功能，达到一定程度的康复，尽可能帮助老年人做到生活自理，从而为老年人重新返回社会创造一定的条件。因此，加强老年康复医学的研究，有助于加强医疗机构康复与社会康复、职业康复的有效衔接，从而促进老年人医疗过程的连续性和整体性，最终促进老年人精神健康水平提高。

3. 老年精神健康全面保障：多学科团队工作模式

老年人的精神健康问题通常不是由单一因素引起，精神性疾病往往伴随着一种或多种疾病而产生，并且通过其他疾病外显出来。因此，精神健康问题的解决不仅需要临床精神疾病医务工作者，还需要多学科专业人员的参与，共同组建精神健康支持团队，从而进行全面精神健康管理。当前，老年医学已从以“疾病为中心”的治疗模式转变为以“老年人为中心”的全面健康照护管理模式，老年医学的工作模式也从单一的学科团队转变为多学科团队工作模式。老年医学的团队成员除老年科医师外，还包括营养医师、康复师、心理医师、药剂师、护士、社会工作者等，通过团队方式为老年人提供整体的、系统的并符合个体特征的诊疗干预方案。老年医学的多学科团队工作模式可以为老年人精神健康提供一个多层次、全方位的综合保障。通过多学科团队的工作模式，不仅可以有效预防和治疗老年相关精神性疾病，维持老年人的健康水平，而且可以为老年人提供充分的社会照顾，从而促使老年人在老龄社会中处于生理、心理和社会功能的健康状态。

面对老龄社会中老年人的新问题、新挑战，在国际老龄大会的推动下，老年人精神健康问题将成为大众关注的焦点，老年医学也逐渐成为现代医学中不可缺少的前沿学科。老年医学的发展将会进一步推动老年人精神健康的研究，促进老年人精神保障制度实现跨越式发展，推动健康老龄化的实现。

① 于普林、王建业：《老年医学的现状和展望》，《中国实用内科杂志》2011 年第 4 期。

八 老年教育学

老年教育学是老龄健康问题研究的学科理论。随着全球人口老龄化以及各国对老年精神保障的认识提升，老年教育作为老年精神福利的重要组成部分受到越来越多的关注，其内容包括适应型教育、技能型教育、娱乐型教育、支持型教育、内省型教育等。它在老年精神保障体系中发挥着生理健康促进、心理健康促进、社会适应健康促进的功能，可以丰富老年人精神文化生活，帮助老年人重建社会角色，促进老年人社会参与等。

（一）老年教育学的产生：实践与理论的要求

老年教育学是一门实践先行的学科。20 世纪 50 年代，美国的社区成人教育活动中开始包括老年人的教育①，虽然并非专为老年人开设，但注重老年人教育的观念在很大程度上促进了后来老年教育的发展。其后，佛罗里达州开办了第一个专为老年人开设的课程。1968 年 5 月，法国爆发工学运动“五月风暴”，要求将教育机会与教育资源开放给广大的普通大众，为老年人接受教育奠定了思想准备。1973 年，法国杜鲁斯社会科学大学维拉斯教授利用大学的校园、师资及设备为退休人士举办了夏令营，这便是世界上第一所第三年龄大学。② 随后，成立老年大学和开展老年教育成了一项影响广泛的国际性运动。

老年教育实践呼唤老年教育理论的指导与支持。即使在进入老年期后，老年人仍然具有接受教育的权利与通过教育实现人生价值的能力。1965 年，法国教育家保罗·林格兰在联合国教科文组织国际成人教育会上所做的报告中指出，应该赞同终身教育的原则。③ 20 世纪 70 年代，时任联合国教科文组织国际教育委员会主席的埃德加·富尔提出了“终

① 岳瑛：《老年教育理论在国外》，《老年教育》（老年大学）2007 年第 12 期。

② 黄燕东、姚先国：《老年教育典型范式的国际比较》，《中国人力资源开发》2012 年第 12 期。

③ ［英］诺曼·朗沃斯：《终身学习在行动——21 世纪的教育变革》，沈若慧等译，中国人民大学出版社 2006 年版，第 3 页。

身学习”概念。[①] 1970 年，美国老年教育大师密西根大学教授麦克拉斯基开设了教育老年学的博士课程[②]，旨在探讨教育和老年人之间的问题。1976 年，美国洛杉矶南加州大学皮特森教授提出了老年教育学的名词界定，认为老年教育学是由成人教育学和社会老年学两个学科发展而成的新的共同研究的领域。同年，《教育老年学》杂志在美国创刊，标志着老年教育学开始形成新的独立学科。[③]

（二）老年教育学的目标：老有所乐、老有所适、老有所为

全球人口的不断增加将会极大地改变复杂的社会基础结构和个体不同的生活轨迹[④]，人口老龄化更使全球各国将老年人权与发展问题提上日程。老年教育作为老年精神福利的重要组成部分，旨在丰富老年人的精神文化生活，帮助老年人重建社会角色，促进老年人社会参与，以实现其老有所乐、老有所适、老有所为，提升老年人精神健康水平，推进老年精神保障体系建设。

第一，丰富老年人精神文化生活，实现“老有所乐”。社会经济与医学条件的发展，使人口预期寿命与老年健康寿命延长，老年闲暇期在整个生命周期中的比重增加。同时，现代化改变了传统家庭结构与家庭观念，老年人的精神需求满足受到挑战。因此，从制度层面关注老年人的精神需求至关重要。而老年教育学“以人为本”的理念强调通过老年教育这一机会与平台，满足老年人的尊重需求、娱乐需求、发展需求等，丰富老年人的精神文化生活，维持老年人主观心态平衡，使其达到充实、满足与尊严的状态，实现“老有所乐”。

第二，帮助老年人重建社会角色，实现“老有所适”。进入老年期后，由于生理与心理等方面影响，老年人社会角色和定位被边缘化，由

---

① ［美］皮尔松、普森：《一生的护照：终身学习与未来社会的个人生存》，新世界出版社 2003 年版，第 7 页。

② 董之鹰：《试析我国改革开放以来老年教育的发展历程》，《社会科学管理与评论》2009 年第 1 期。

③ 张之望：《高等学校对老年教育发展的“文化引领”作用研究》，《改革与开放》2010 年第 22 期。

④ 联合国老龄化议题：《机遇与挑战》（http://www.un.org/chinese/esa/ageing/challenges.htm）。

“在场者”变为“旁观者”，社会交往减少，生活孤独感倍增，容易脱离社会，甚至丧失价值感。这种社会角色缺失危机会影响老年人精神健康，而老年教育学“终身教育”理念强调通过教育对冲突进行调适，帮助老年人拥有更清晰的自我定位与更良好的自我认知，继续学习如何放弃旧角色并适应不断变化的新角色，从而使自己与社会一体化，预防老年精神性疾病，增进老年精神健康，实现“老有所适”。

第三，促进老年人的社会参与，实现“老有所为”。年龄的增长对于老年人社会参与兼具正负向功能。一方面，老年人的知识、经验随着其年龄的增长而越具厚重感，这为其参与社会提供了基础；另一方面，当代社会知识的更新周期与创造周期大大缩短，老年人在其生理、心理、社会环境等多方面因素共同作用下往往选择脱离社会，而脱离社会大大增加老年人患精神疾病的可能性。老年教育的目标在于引导老年人有效发挥自身优势，积极参与社会，同时鼓励老年人打破障碍，学习社会新事物、新技能，帮助老年人在社会参与的过程中实现自身的人生价值，获得精神的满足感与愉悦感，实现“老有所为”。

（三）老年教育学的内容：生活质量与精神健康

老年教育学大师麦克拉斯基在马斯洛理论的基础上提出五种老年教育需求：应付需求、贡献需求、表现需求、影响需求、超越需求，这五种需求基本上涵盖老年人希望在老年教育中的获得。[①] 根据这五种老年教育需求，可以将老年教育的内容分为适应型教育、技能型教育、娱乐型教育、支持型教育、内省型教育。这有助于老年人的横向与纵向生命发展，给时间以生命，给生命以时间，提升老年人的生活质量与精神健康水平。

适应型教育是为了帮助老年人适应进入老年期以后的各种变化，保持身心健康而开展的教育，包括身体健康护理课程、心理健康管理课程和社会网络管理课程等。其中，身体健康护理课程使老年人正确认识衰老，并教授其疾病预防与简单治疗的相关知识，使其适应健康和体力的衰退；心理健康管理课程帮助老年人树立正确的认知，学会管理自己的

① 杨德广：《关于建立老年教育学的思考（上）》，《上海老年教育研究》2015 年第 3 期。

情绪，正确处理配偶生病或去世、社会角色转变等带来的各种心理不适感；社会网络管理课程帮助老年人应对与成年子女的关系、与兄弟姐妹的伙伴关系、与孙子女的关系等，使老年人能够生活在一个良好的家庭与社会环境中，提升幸福感与满意度。

技能型教育是满足老年人自身对他人、社会做出贡献的需求而开展的教育。这种类型的教育需要对老年人进行退休后职业生涯规划，对有贡献需求但没有具体对象的老年人进行引导式开发，对有贡献需求且有具体对象的老年人进行针对性教育，进行潜力的挖掘与技能的培训，并为老年人实现贡献提供机会和平台。技能型教育可以使老年人实现自我人生价值，增进对自我的良好认知，提升其精神健康水平。

娱乐型教育是为满足老年人的兴趣爱好而开展的教育。老年人在参与娱乐性活动过程中就可以获得自身满足，因此娱乐型教育应当以老年人快乐愉悦为主要宗旨，开设知性、休闲类的学习活动，如美术、音乐、戏剧欣赏、象棋、健身等艺术学习活动与体育休闲活动。娱乐型教育体现了老年人在物质富足基础上对精神愉悦的追求，极大丰富了老年人的精神文化生活。

支持型教育是为那些希望以自己的能力影响社会的老年人所提供的教育。它包括为老年人提供与年轻人交流的平台，透过世代间的经验交流与传承，促进相互了解与相融；为老年人承担志愿者工作给予观念的指导与知能的培养；帮助老年人继续深入研究知识技能，做到终身学习；培育老年人的政治感与道德责任感，为其公民参与提供支持。支持型教育可以最大可能地帮助老年人实现自己的梦想，同时增强老年人的公民意识与社会责任感。

内省型教育是为那些希望更深入地探寻生命的意义和追求灵性超越的老年人而开展的教育。内省型教育往往为老年人提供温暖支持性的环境回顾，促进其精神的活动以取代生理的限制，包括生命教育和死亡教育。生命教育即对个体从出生到死亡的整个生命过程，进行完整性、人文性的生命意识的培养①，如老年人自传的撰述，让老人回顾自己一生的重大事件，并发现人生的意义，还可以通过团体施教从他人的生命实

---

① 刘济良：《生命教育论》，中国社会科学出版社2004年版，第3页。

践中获得一些启示；死亡教育能够使人们理解生命和死亡的意义，减少对死亡的害怕和焦虑。[①] 内省型教育通过引导老年人自然生命教育与精神生命教育的复归，帮助他们在自我和谐的心理状态下安度晚年，保持良好的精神健康状态。

（四）老年教育学的功能：教育养老与精神保障

老年教育的功能是指老年教育对老年精神保障系统所发挥的作用能力、行为与功效，这种作用体现在促进老年生理健康、心理健康、社会适应健康，以实现老年个体全面健康发展，以教育养老实现老年精神保障。

老年教育促进老年生理健康，体现在三个方面：第一，老年教育唤醒老年保健意识。人在衰老过程中，可以主动采取优化补偿措施应对衰退。通过有计划、有组织、有系统的健康教育，可以有效唤醒老年人的保健意识，使其掌握必要的卫生保健知识。研究表明，低教育水平是老年痴呆的重要影响因素，那些坚持学习并且保持活跃思维的老年人，患阿尔茨海默症等衰老性疾病的可能性很小。因此，消除低教育水平，提高教育可及性，是最可能预防阿尔茨海默症的方式之一。[②] 第二，老年教育引导老年健康行为。老年教育可以引导老年人在健康意识的指导下消除或减轻影响健康的威胁因素，形成一种有益健康的生活方式和行为习惯。[③] 实践表明，更好的心脑血管健康状况、更多的教育和更高水平的体力活动，能减少认知能力下降和罹患老年痴呆的潜在风险。[④⑤] 第三，老年教育防止老年智力退化。生理学研究表明，大脑若不经常使用

---

① Kang K. A., Lee K. S., Park G. W., et al., "Death Recognition, Meaning in Life and Death Attitude of People Who Participated in the Death Education Program", *Korean J Hosp Palliat Care*, Vol. 13, No. 3, 2010, pp. 169 - 180.

② 世界卫生组织：*Dementia*：*A Public Health Priority*（http：//www. who. int/mental_health/publications/dementia_ report_ 2012/zh/）。

③ 常青：《健康促进理念下的老年健康教育》，《体育科技文献通报》2013 年第 6 期。

④ Barnes D. E., Whitmer R. A., Yaffe K., "Physical Activity and Dementia: The Need for Prevention Trials", *Exercise and Sport Sciences Reviews*, Vol. 35, No. 1, 2007, pp. 24 - 29.

⑤ Ahlskog J. E. et al., "Physical Exercise as a Preventive or Disease-modifying Treatment of Dementia and Brain Agin", *Mayo Clinic Proceedings*, Vol. 86, No. 9, 2011, pp. 876 - 84.

就会萎缩，功能也会降低，而大脑功能的降低又会直接影响全身各个器官的使用，因此要经常锻炼大脑。认知信息论也表明，个体随着年龄增长，流体智力衰退确会出现，但可以通过大脑的训练延缓这种衰退。老年教育鼓励老年人积极用脑，可以有效延缓老年智力退化与精神老化。

老年教育促进老年心理健康，体现在以下两个方面：第一，老年教育增强老年心理健康。老年教育场所是一个老年人群体交往的平台，成员之间的互动和交往能够形成认同感和归属感，有助于老年人形成良好情绪；老年教育培养老年人形成良好思维，拥有积极的人生态度与乐观情绪，有效应对环境压力与生活起伏，保持精神健康；老年教育发展老年人的人格，有助于培育老年人的自我意识，积淀老年人的智慧，最终完善老年人的人格。第二，老年教育减弱老年心理不适。通过对老年大学学员入学前后的心理健康状况调查后发现，学员参与老年大学后在生活单调、孤独、不受尊重、犹豫、焦虑、悲观等不良情绪方面普遍得到较为明显改善。[①] 对南京市老年大学学员与非学员的 SCL－90 评定结果的研究也表明，接受老年教育的老人在躯体不适、人际关系、抑郁心境三个方面优于未接受老年教育的老人，老年人接受教育可以调节情绪，减少不必要的忧虑。[②] 此外，相关证据表明，上海老年大学学员入学一年后健康自评状况显著改善，孤独、空虚等心理障碍比例也有明显下降。[③] 总之，老年教育在减少老年人负面认知与消极情绪方面发挥着重要作用。

老年教育促进老年社会适应健康，体现在以下三个方面：第一，老年教育帮助老年人适应社会变化。进入老年期，诸多突如其来的变化如退休与收入的减少、健康和体力的衰退、配偶的死亡、环境的变化等会使老年人无所适从，严重的不适应感会影响老年人的精神健康。老年教育使老年人知道自身不适应的表现并据此进行行为修正，帮助老年人实

① 李淑然、陈昌惠、宣清华、范秀兰：《老年大学学员入学前后心理状况比较》，《老年学杂志》1990 年第 4 期。

② 计庆明、顾世芬：《南京市老年大学学员与非学员 SCL－90 评定结果分析》，《中国民政医学杂志》1998 年第 3 期。

③ 刘惠琳、杨建军、熊仿杰、唐长发：《上海市老年大学学员主观幸福感及相关因素分析》，《健康教育与健康促进》2015 年第 4 期。

现个人的适应机能和革新机能，为老年人增权赋能，使其不断接受新知识，丰富充实适应和服务社会的能力，减少被社会排斥与隔离的困境。第二，老年教育帮助老年人完善社会关系。老年教育场所是老年群体集中学习的平台，老年人因共同的学习目标集中在一起，同龄群体的交流可以有效完善老年人的社会关系。同时，老年教育通过教授老年人自身社会网络的管理，帮助老年人实现过渡期的积极转变。第三，老年教育帮助老年人重建社会角色。继续社会化是在前期社会化中断的情况下用补偿教育或强制教育的方式对个人实行的继续教化过程。老年人自我认识和自我价值的稳定性源于角色的稳定性，角色的稳定性促进精神健康。老年教育的内容帮助老年人寻找适合自身性格、兴趣爱好、生理基础等条件的社会角色，帮助老年人顺利完成角色过渡，积极发挥自身作用，实现人生价值。

总之，老年教育学是老年精神健康的重要理论基础，其主要研究内容发挥了满足老年人精神需求、丰富老年人精神文化生活、帮助老年人重建社会角色、促进老年人社会参与等功能，能够增进老年人生理健康、心理健康、社会适应健康，进而推动老年精神保障体系的构建。在未来，教育养老模式的发展，将进一步强化老年教育的功能，老年教育对老年精神健康的作用也会更加突出。

九　公共健康学

公共健康学是老龄健康问题研究的学科趋势。由于全球环境恶化、社会节奏加快等风险因素的增加，公共健康问题逐渐被各个国家重视。“公共健康”来源于英文“public health”，在我国较多地被翻译为“公共卫生”，其特点在于具有一定的公共性，突出政府在公共健康中的责任，研究如何达到更好的健康状况与更加公平的健康分配方式。公共健康学是一门综合性很强的学科，通过与众多学科间的交叉研究，展现了更强的包容性。公共健康学的研究涉及所有与健康有关的方面，比如日常饮食、生活方式、健康环境、健康管理、健康教育、医疗卫生政策等有益于健康的支持性环境。老年群体是公共健康学研究的一个特殊群体，精神健康与精神保障是公共健康学研究的特殊领域，精神健康提升与精神保障实现路径需要公共健康治理。

（一）老年群体及其精神健康——公共健康学研究的特殊群体与特殊领域

公共健康学关注人口群体的健康问题，关注更多的是生活方式以及社会环境。公共健康是面向全民和全社会的，它不仅有益于公众健康，而且在公共卫生资源的分配上也应公正，需要坚持“低收入人口优先受益”原则，满足弱势群体对公共医疗服务资源的基本需求。① 对公共健康的忽视会导致整个人口健康水平的降低，政府在制定卫生政策时更应当关注弱势群体。随着全球人口老龄化的发展，老年人的规模在不断增加，其身体状况从壮年时期过渡到疾病易感时期，健康状况将会受到更多因素的影响，基于身体机能的自然衰老，老年人具有身体上的健康脆弱性。同时，老年人的弱势不仅仅体现在身体衰老方面，在物质与精神方面往往也是相对匮乏的，在经济水平上处于弱势，同时子女陪伴的减少以及社会角色的转变则使老年人能够获得的社会支持减少，缺乏足够的健康保障。此外，对老年人的概念定义是和文化直接相关的，对老年人群的研究也依赖于公共文化与公共健康理念。② 因此，老年人是公共健康需要重点关注的人群。

精神健康本身就是一个公共健康问题。从世界卫生组织对健康的定义就可以看出，所谓健康，并不仅仅是不得病，还包括心理健康以及社会交往方面的适应性，即身体、精神与社会三个方面。人们重视生理健康，所以希望自身各项机能正常，希望社会有更低的死亡率与伤残率，能为人们创造一个健康稳定的环境。随着社会的发展，人们面临的生存环境越来越复杂，无形中增加的心理压力长期积累，造成各类精神疾病，对个人健康、社会稳定和谐产生巨大影响。因此，多元化、多层次健康需求的满足成为公共健康需要予以关注的领域，精神健康作为健康的重要维度逐渐被学者与政策实践者所重视。良好的健康管理手段使老

① 王文科：《公共健康问题与政府的治理责任》，《医学与哲学》（人文社会医学版）2006 年第 9 期。

② 董维真：《公共健康学》，中国人民大学出版社 2009 年版，第 108 页。

年人从“有病治病”转变为“预防未病”的思维方式，减少衰老带给个体以及全社会的不健康状态，提高老年人生存质量和老年群体的整体健康水平。政府通过制定相应政策对精神健康服务加以保障，这些精神健康促进政策具有积极作用。

（二）老年群体的精神健康与精神保障——公共健康的特殊内容

老年人拥有公平享有精神健康的权利，农村老年人精神健康问题需要纳入公共卫生服务。[①] 老年人作为特殊的群体，在保障其受到身体照顾的同时，也应当关注其精神健康问题，即不仅需要亲属给予老年人亲情关怀，也需要整个社会对老年人的关爱。就目前而言，老年人精神障碍类疾病的治疗和照护主要依靠个体和家庭，需要政府承担起老年人精神健康的公共卫生服务责任，为老年精神障碍患者提供预防、治疗、康复服务。目前，城乡老年人的生活不尽相同，城镇老年人由于退休后角色发生转变，生活比较单调，孤独感强烈；农村老年人由于资源相对缺乏，交通不便利，“空巢”老人相对更多。但无论是在城市还是农村，老年人或多或少存在不同程度的心理障碍，如抑郁、老年痴呆症等。这些心理障碍不仅对老年人本身，也会对其家庭与社会产生负面影响。因此，为老年人创造轻松娱乐环境，预防老年群体精神健康问题发生，或通过治疗缓解精神状态恶化，不仅有助于提高老年人自身生存质量，也降低了老年人家庭的照护负担，对于社会稳定具有一定的促进作用。此外，未来老龄化程度加深，对医疗资源的潜在需求是巨大的。公共健康学对老年人精神健康问题的预防性关注，在一定程度上可以节约医疗卫生资源。

（三）精神健康提升与精神保障实现路径——公共健康治理

公共健康经历了从疾病治疗到健康治理的发展演变，基于“共生健康风险—共识健康需求—共创健康治理—共享健康促进”的合作治理机制，公共健康主体围绕降低公共健康风险在政府、市场与社会领域达成

---

① 陈艳、刘飞跃：《农村老年人精神卫生服务中的政府责任缺失与弥补》，《湖南社会科学》2016 年第 2 期。

合作治理框架。公共健康治理需要在社会层面建立公开的社会参与机制，鼓励与培育社会组织在提供公共卫生与医疗服务、扩大公众参与监督管理等方面发挥积极作用，使其成为构建健康治理新格局的重要力量；尤其发挥社区在健康治理中的作用，以社区为健康治理的单元细胞，依托信息网络构建健康治理的基层综合服务平台。[①] 人口结构与社会结构等巨大变化，迫使当前需要超越个人和家庭是否愿意提供经济赡养和贴身护理的思考范围；虽然还需要强调家庭凝聚力和孝道，但在经济上以及健康上照顾如此多的老人，十分需要增加更多的全民化和社会化的赡养项目。[②] 在公共健康治理的逻辑框架下，精神保障需要着眼于日常的精神关怀照料与精神健康意识提高，即精神健康预防为主，减少精神性疾病的发生率；而多元主体参与的合作治理成为精神健康提升与精神保障服务供给的实现路径，通过正式保障与非正式保障相结合，实现老年人精神保障的路径优化。

十　老年人精神健康的跨学科研究

在老龄健康问题的跨学科研究中，老龄经济学是学科起点，老年社会学是学科主线，老年心理学是学科基础，健康管理学是学科方法，认知神经学是学科工具，老年工程学是学科技术，老年医学是学科手段，老年教育学是学科理论，公共健康学是学科趋势，通过多学科交叉融合，扩展老年人精神健康与精神保障的跨学科研究。老龄经济学围绕老龄健康的基本问题和逻辑起点，主要研究老龄化的影响效应及行为选择，宏观层面分析与老年健康有关的健康养老资源配置及其效率，微观层面分析相关经济行为、福利和精神健康服务之间的关系。老年社会学围绕老龄健康的主要议题，研究老年人与社会环境、社会变迁及自身社会地位的关系，其研究内容、研究方法与理论应用为老年精神健康与精神保障提供理论与方法支撑。老年心理学是研究个体和群体成年以后增龄老化过程的心理活动变化、特点、规律的一门科学，是研究老年期个

---

① 刘丽杭：《国际社会健康治理的理念与实践》，《中国卫生政策研究》2015 年第 8 期。

② 董维真：《公共健康学》，中国人民大学出版社 2009 年版，第 110 页。

体的心理特征及其变化规律的发展心理学分支，有助于探索老年精神健康问题的诱发原因并思考相应的解决策略，为社会政策和资源配置提供指导与支持。健康管理学不仅在实践层面为老年人健康保障提供支撑，为相关部门决策提供依据，也在学理层面为老年人精神健康与精神保障构建了健康风险止损机制、健康资源多元供给机制、健康统计分析决策机制等系列机制。健康管理的资源整合、手段运用、活动实务等，拓展了老年人精神健康和精神保障的研究范围。认知神经学探究老年认知、心理等问题，能够为老年人记忆功能与智力检测、疾病预测和认知疾病的治疗提供理论工具借鉴。老年工程学基于人与环境的关系探讨老年人与其生活环境的适应性与和谐性问题，将其研究成果应用于老年精神保障，有助于为老年群体提供多层次、多样化的产品及服务。老年医学作为与老年精神保障拥有共同目标与研究体系的医学分支，为老年精神健康精准识别、老年精神健康干预体系完善与老年精神健康全面保障提供重要支撑。老年教育学作为老年精神福利的重要组成部分，可以丰富老年人精神文化生活实现“老有所乐”，帮助老年人重建社会角色实现“老有所适”，促进老年人社会参与实现“老有所为”。适应型教育、技能型教育、娱乐型教育、支持型教育、内省型教育等老年教育内容，可以促进老年生理健康、心理健康和社会适应健康，以教育养老实现老年精神保障。公共健康学研究涉及所有与健康有关的方面，老年群体是公共健康学研究的一个特殊群体，精神健康与精神保障是公共健康学研究的特殊领域，老年群体的精神健康与精神保障成为公共健康学的一个特殊内容，其实现路径需要公共健康治理。

此外，人口学、政治学、伦理学、法学、传播学等其他学科为老年精神健康与精神保障问题在研究思路、理念指导和实践路径等方面提供了理论依据。人口学是研究人口特征、人口发展、人口与社会、经济、生态环境等相互关系的学科。人口老龄化是一种人口结构特征的表现，老年人精神健康与精神保障研究以老年人为研究对象，基于人口学的研究思路，综合评估老年人在人口结构特征、社会经济发展等方面的作用与关系，对实现健康老龄社会具有重要意义。政治学是研究政府、政党及国家行为的学科，伦理学是一门研究社会善的学科。政治学作为老年精神保障的理论基础，主要表现在天赋人权的政治学理念指导和老年精神保障政策的操作化。天赋人权强调每个生活在社会中的个体天然地享有基本的人权，老年人作为社会公民，享有合法的政治权利与社会参与权利，良好的精神健康是其享有基本人权的保障。以老年权利保护作为老年精神健康与精神保障研究的思想理念与理论依据，能够提高老年人精神保障的公平公正性。对老年精神健康的关怀与保障，既是出于孝道等家庭伦理的需要，也是出于社会善的公平正义的需要。此外，老年精神保障最终需要依靠政策的制定与实践予以落实，因此需要基于政治学对国家机关及其行为的分析，在操作层面探究合意科学的精神保障制度体系与政策的出台实施。法学是以法律法规体系为依托，以公平公正为理念，以强制力保护和规范社会成员的行为，为社会提供法律保护。老年精神保障首先是对老年权益的保护，现行老年人权益保障法对老年人的合法权益予以保护，尤其对于危害老年权益的行为予以惩处。如何提高老年权益保障法的可操作性，如何建构老年人精神保障的相关法律法规，离不开法学的理论依托。

此外，由于生理机能的退化，老年人在行为能力方面不及青年人，尤其是一些具有精神性疾病的老年人基本上处于限制行为能力的程度。如何合理界定老年人的行为能力，减少老年犯罪等恶性事件的发生，也需要基于法学的理论与实践经验进行科学判断。因此，基于法学的研究内容与思维框架，既能落实对老年个体权益的合法保护，又是对老年自身行为的合理规范。传播学以社会中的信息及其传播过程、传播效应为研究内容。从传播学的角度来看，个体能否适应所处的社会，更好地认识自身的社会角色以及实现与社会之间的和谐互动，关键在于对自身所处社会的信息的把握。[①] 老年精神保障以维持老年人较好的情绪体验为目标，本质是一种良好的社会适应性。因此，基于传播学对社会信息进行科学甄别，提高老年人在社会信息认知上的适应性，是提高老年精神健康的一条可实施的路径。此外，基于信息传播的双向特征，对老年群体自身的形象宣传，在老年适应性方面也至关重要。因此，将健康老龄化作为老龄事业的传播理念，避免将老龄化“污名化”，成为传播学研

① 陈勃：《对老龄化是问题说不：老年人社会适应的现状与对策》，北京师范大学出版社 2010 年版，第 83 页。

究的实践启发。

总之，自然科学是研究自然界各种物质的形态、结构、性质及其运动规律的科学，人文社会科学是研究人类社会各种现象的所有相关学科的总称。自然科学主要探讨物对健康和政策的影响，而社会科学则主要探讨人与社会相互作用对健康和政策的影响。由于老年健康的影响因素具有复杂性，跨学科研究将成为医疗卫生政策和老龄健康研究的主流趋势。[①] 相关的老年健康学研究同等关注生理、心理和社会适应的健康各个维度，涵盖老年人的生理健康、心理健康、遗传影响因素及与老龄健康相关的生育、生命质量、死亡、迁移等问题；统筹考虑健康维护所涉及的各个环节，不仅局限于对老年期的研究，更是从整个生命历程的角度来看待健康，最终的目的是促进整个生命历程的健康。[②] 因此，本书将以经济学、社会学、心理学和管理学为主要的学科基础，同时基于人口学、医学、公共健康学与生命历程理论、健康风险累积理论、社会资本理论、认知心理理论等跨学科交叉理论，评价老年精神健康与精神保障现状，探索老年精神健康的影响因素与作用机制，对比总结老年精神保障的实践经验与发展模式，构建全生命周期精神准备的老年健康保障体系，提出老年精神保障的合作治理路径，最后研判老年精神保障的发展趋势。基于以上研究，试图完善老年精神保障研究的理论内容，拓展老年问题尤其是老年健康问题研究的视角领域，提出老年精神保障的体系建构与实现路径，以期为有效应对人口老龄化，实现健康老龄化社会提供对策借鉴与政策参考。

---

① 王俊、龚强：《医疗卫生改革政策、老龄健康福利影响与跨学科研究——“中国医疗改革与老年健康、福利跨学科研究”研讨会综述》，《经济研究》2011 年第 6 期。

② 伍小兰、沈励：《老龄健康学研究探析》，《老龄科学研究》2014 年第 6 期。

第四章　作用机制：生命历程社会资本累积与精神调适

老年人精神保障的目标在于满足其个人尊重、精神慰藉和自我实现等精神需求以及改善心理健康、道德健康、精神健康。在生存环境、地理空间、自身健康资本存量等多重约束条件下，受制于原生遗传、后天致残、自然退化、环境因素和社会排斥等因素，老年人易受到健康风险冲击，从而导致健康能力下降，具有一定的健康脆弱性。同时，高医疗费用与低支付能力之间的矛盾，自身积累的社会资本不足等问题，容易导致老年人丧失参与医疗保障与卫生保健、享受基本公共卫生服务以及获取健康照护服务的机会。在老年人自身健康的脆弱性及健康参与机会的缺失的双重作用下，极易引发健康贫困。由此，“健康风险—健康能力下降（健康脆弱性）—健康机会不足（经济脆弱性与社会脆弱性）—健康贫困”，构成健康贫困的生成机制。精神健康作为健康的一种，其生成机制与健康贫困生成机制具有一定的同构性，影响因素均包括精神健康风险的冲击、精神服务机会的享有、社会资本的适应性等。老年人生命历程中的关键事件及其社会网络的数量与质量，将影响到老年个体对精神健康风险的应对能力以及精神服务享有的机会，这种影响作用于老年人自身对现实的认知、情绪及态度，外显于行为表现，最终体现为老年人的精神健康水平。因此，运用生命历程理论、社会网络理论与认知情绪理论等理论框架，探究影响老年人精神健康的作用机制，即生命历程累积机制、社会网络拓展机制和认知情绪调适机制，是完善老年人精神保障的理论前提。

一 生命历程累积机制

生命历程理论以个体生活、结构和社会变化之间的相互作用为研究视角[①]，是指文化和社会变迁影响的年龄级角色和生命事件序列[②]，通过社会时钟和秩序预期划分成童年期、青年期、成年初期、中年期、晚年期等阶段[③]，受同龄群体及历史力量效应的影响[④]。生命历程理论极力寻找个体与社会的结合点——个体在一生中不断扮演的社会角色及在社会化过程中经历的事件，这些角色或事件的顺序是按年龄层级排列的。在生命历程中，年龄、成长和死亡的生物意义是由社会建构的，年龄层级表达的也是一种社会期望。[⑤] 生命历程具有累积特征，老年生活中的孤独、贫困、不平等、疾病等是早年生活积累影响最终爆发的结果。[⑥] 国家政策的重大变化经常系统性地打断和改变个体的生命历程，并通过社会分层的中介作用对不同的人产生不同的影响。[⑦] 也有研究重视生命历程中的累积性因素，如性别、年龄、身份等对老年人群体的不平等和分化现象的作用。[⑧⑨]

生命事件内容、生命事件时间和生命事件时序是生命历程理论的三

---

① 胡薇：《累积的异质性——生命历程视角下的老年人分化》，《社会》2009 年第 2 期。

② 李强、邓建伟、晓筝：《社会变迁与个人发展：生命历程研究的范式与方法》，《社会学研究》1999 年第 6 期。

③ ［美］K. W. 夏埃，S. L. 威里斯：《成人发展与老龄化》，乐安国译，华东师范大学出版社 2003 年版。

④ Ryder N. B. , "The Cohort as a Concept in the Study of Social Change", *American Sociological Review*, Vol. 30, No. 6, 1985, p. 843.

⑤ ［美］埃尔德、葛小佳：《变迁社会中的人生——生命历程及其中国实例》，郭于华译，《中国社会科学季刊》1998 年第 8 期。

⑥ Kamiya Y. , Doyle M. , Henretta J. C. , et al. , "Depressive Symptoms among Older Adults: The Impact of Early and Later Life Circumstances and Marital Status", *Aging & Mental Health*, Vol. 17, No. 3, 2013, pp. 349 – 357.

⑦ 周雪光、侯立仁：《文革的孩子们——当代中国的国家与生命历程》，载中国社会科学院社会学研究所《中国社会学》，上海人民出版社 2003 年版。

⑧ 胡平、朱楚珠：《计划生育与中国妇女生命历程变化探讨》，《中国人口科学》1996 年第 4 期。

⑨ 成梅：《以生命历程范式浅析老年群体中的不平等现象》，《人口研究》2004 年第 3 期。

个要素，具体关注于事件的具体内容、时间的选择以及构成个人发展路径的阶段或时间的先后顺序。其研究对象主要涉及生命过程中的一些事件和角色以及事件发生的先后顺序和转换过程，具体包括教育、就业、婚姻、生育、迁徙、退休以及影响事件发生的轨迹及其变迁的社会进程与社会状态。个人的生命历程不仅是个体选择的结果，同时更是社会结构和社会变迁的产物。因此，基于生命历程理论研究精神健康的作用机制，既对个体的生命事件和生命轨迹做出解释，同时注重对影响个体生命历程背后的社会事件与社会状态的考察。

生命历程的轨迹、转折和延续是涉及个体生命历程发展的三个重要概念。[①] 生命历程轨迹是指个体生命成长过程中的某一实质上相联系的社会或心理状态，是个体生命历程事件、生命事件发生的时间所组合延续而形成的个体生命历程路径。生命历程中的转折和延续都是个体生命历程轨迹上的元素。转折往往以入学、就业、婚姻、退休等社会规定的事件为标志，在较短的时间里发生却影响深远。生命历程的每一次转折都镶嵌在一定的生命轨迹之中，代表着个体角色和社会网络的建立和丧失。每一关键性的转折点都会给轨迹带来一种方向的变化，并在个人身上留下社会影响的烙印。生命历程的延续是指相邻的转变之间的时间跨度，随着延续时间的延长，会使得生命轨迹稳定性上升，如婚姻持续时间越长越稳定，工作年限的延长也会使得个体的工作和生活趋于稳定。生命历程的转折和延续都是生命历程轨迹的重要构成部分，在分析个体的某一行为或倾向为什么延续时，需要从社会背景上去寻找社会和历史原因，不能将个体完全视为社会事件的被动承受者。通过个体相邻出生组的共通性和地域差异性的研究，发现个体生命轨迹的同质性；同时也应着眼于个人的能动作用，通过分析个人在生命历程中的主观选择和决策的作用，分析个体生命历程轨迹差异性和个人选择的影响。

老年是人生中的最后一个年龄阶段。生命历程的累积特征使得老年阶段的生活及其意义不再是命运和自然的结果，而由个人选择和社会政策共同决定。老年人一生所经历的生命阶段中的重大事件及其发生时序以及社会背景，直接构成老年人老年生活形态的基础。例如，受教育情

① 包蕾萍：《生命历程理论的时间观探析》，《社会学研究》2005 年第 4 期。

况、婚姻与生育状况、工作、退休、迁移等在内的重要个体生命事件以及直接亲身经历的重大社会历史事件等，均决定了老年人精神健康的基础水平，直接影响老年人的精神健康状态，对老年生活具有重要影响。因此，在分析生命历程对老年人精神健康状况的影响时，可以从生命历程的三个要素（生命事件内容、生命事件时间和生命事件时序）出发，分析三个要素及其组合方式对老年人晚年生活的影响，据此形成应对具有不同生活经历老年人的干预机制。在老年人精神健康的照护上，必须对老年人的生命历程以及生命历程中对老年人生活造成重大影响的转折点进行充分分析，对于个体重大事件或是社会成员所共同经历的社会历史事件，需要在充分分析事件影响程度的基础上，分析相似或相异特征事件的影响效应及其个体差异性与群体趋同性特征，由此形成针对性的精神健康照护方案。

（一）生命历程事件

生命事件是构成个人生命历程的重要因素，是指伴随着个体生命成长演进而不断发生的一系列生活事件，这些事件的发生累积会对个体生活产生奠基式的作用和长期性影响。这种影响会随着个人生命历程的发展不断叠加，而个体间生命历程事件差异的叠加则会像“滚雪球”般放大人与人之间的差异，对个体的生活产生巨大影响。例如，教育、就业、婚姻、生育、迁徙、退休等生命历程事件是复杂多样且多变的，有些事件纯粹是个人选择的结果，有些则是受到社会环境影响产生的。当事人无法当即认识到社会环境和社会背景对他们生命历程所产生的影响，而在多年后发现同龄和同辈群体在某一事件上的一致性和普遍性时，人们才会发现社会背景对个人乃至一代人成长的影响。

1. 教育事件

在个体生命历程中，是否接受教育既与自己的成长环境和历史背景有关，同时也是个人或家庭决策、自身努力和天赋共同影响的结果。当今中国的老年人大多出生于20世纪30—50年代，在他们的受教育阶段，教育更显现为一种极为稀缺的资源。受教育与否会直接影响人们获取稀缺性社会资源的能力，接受过教育与没有接受过教育的人的生命历程会呈现不同轨迹。同时，在受教育这一生命事件的延续过程中，也有可能产生诸多转折，如转学、辍学、留级、跳级等，都会对个人今后的生命轨迹发展和社会网络变化产生影响，有些甚至会对个人成长和未来生活产生决定性作用。这些都极大地影响了个体的老年精神生活。一方面，表现为是否受过教育对个体认知能力的影响，决定了老年人精神健康水平的“绝对值”；另一方面，在于受教育与否、受教育水平高低导致个体间未来生活的巨大不同，影响老年人精神健康水平“相对值”差异。

李XQ老人出生于一个农民家庭，家中兄妹共5人，“小时因为家中兄妹较多，家庭生活条件并不太好，仅仅是饱腹的程度，不过兄妹间的关系一直都很好”。或许由于年代的影响，重男轻女的思想使她的父母没有让她和她的姐妹接受正规教育，只有哥哥和弟弟读书至初中。虽然没有接受正规教育，李XQ老人倒是上了一段时间的夜班学（当时一种特殊的教育方式），不过由于当时教师们的体罚，她没有继续接受教育，这一段教育经历对自己并没有多大影响。“大哥由于年轻时受过教育，还入了党，在村里当了村书记，比较具有威信，对我们兄妹几人在成长过程中影响很大”，“大哥教会了我们很多东西，以前我们有啥事都会回去找大哥商量才会做决定”。

赵CQ老人，1949年出生，有4个兄弟和2个妹妹，小时候因为家里穷，兄弟姐妹间常常因为争夺食物而打架，但自己和大哥由于年纪相对大些，还是会更加忍让一些。谈到这一生中印象深刻的事情，她说得最多的还是当年贫穷的生活。“‘文化大革命’时期村里的学校大多被拆掉，所以很少有人读书。政策变化之后，家里还是出钱让男孩子们都受了教育，但重男轻女的思想以及贫困的家境让父母没有供任何一个女儿上学。”她一直遗憾自己没能受过教育，她表示如果当年有机会接受教育，自己可能也会像老伴一样拥有一份工作以及老年退休金，生活也可以更有保障些。

通过李XQ和赵CQ两位老人的成长历程，可以看出教育对老年人生命历程和老年生活的巨大影响。李XQ由于家庭困难只让家中的男孩子上了学，而是否受过教育则让出自同一个家庭的兄妹的生活有了巨大差别。同样，赵CQ则对受过教育而拥有一份体面工作和退休金的老伴表示羡慕，这些也主要是由受教育与否带来的影响。

2. 婚姻事件

对于传统社会的女性而言，婚姻是她们人生中最重要的事件，因为传统婚姻使女性成为丈夫及其家庭的附庸，没有自己独立的社会地位。女性的未来生活与婚姻有着密不可分的关系。人们在生活中常会说“女人工作好不如嫁得好”，这句话虽然存在着对女性价值和女性在婚姻中地位的偏见，但也在一定层面上体现婚姻事件对个体生命历程发展的重要影响，这样的影响同时表现在婚姻双方身上。婚姻事件的影响首先表现在改变了婚姻双方在结婚前后的社会网络和社会资本，其次表现在婚姻双方婚后生活质量对个体生活的影响。同时，婚姻“结两姓之好”的性质也决定了婚姻使双方原本独立的生命轨迹在一定程度上实现“并轨”，一方在生命历程中的事件和转折势必会对另一方产生影响。例如，配偶的疾病、逝世、下岗等都会对个体的生活和生命历程轨迹产生影响。总之，婚姻和家庭极大地影响个体在老年阶段的精神健康水平，结婚与否、婚姻质量高低、离婚、再婚等都会极大地改变个体的生命轨迹、认知以及行为选择，对个体老年生活产生举足轻重的影响。

Z老人和老伴于1957年相识，当时分配工作时到了同一个单位，彼此也认识，后来发展得比较顺利，1958年就结婚了。他们之后的生活没什么特殊的地方，还算是很幸福吧。老人共有4个子女，由于当时生活的不容易，子女出生之后家里的生活一下子紧张了许多。“老伴照料我的母亲，还要照顾孩子，也是很辛苦的。后来，老伴50岁左右肠胃不是很好，得了病，当时医疗条件也差，没办法进行特别有效的救治，不久就去世了，也是很让人悲伤的，生活上适应了好一阵子，比较难以接受，面对孩子们的反应也不好解释。”老人讲孩子们没长大之前自己倒是也没有另娶的想法，就是照着老伴的遗愿，把孩子抚养成人就好。“孩子们长大之后倒是帮我张罗过，2005年左右找过一个，不过也不是很合适，过了一段时间她就回她老家去了。”

王 AZ 早年生活条件非常艰苦，自己心里也遭受了很多痛苦。他出生在一个贫穷的农民家庭，父亲在他很小的时候就因病去世了，母亲把家里的两个孩子，也就是他的一个哥哥和一个姐姐抱养给了别人后，就带着他去了其他村改嫁。不幸的是，母亲没过两年也去世了。母亲去世后，他就回到了自己的老家，没有上学没有手艺，因此只能以种地为生。20 岁那年，通过村里人介绍认识了妻子，一年之后就订婚了，这是他人生当中的“一件大事”，之后跟妻子在一起生活的 9 年也是他觉得自己一生中最幸福的时候。“老婆也在，身体也好，都能达到 140 斤”，上了 30 岁，“她患肾脏炎没了，有了几个孩子负担也重了，日子就不好过了”。妻子过世后，他在村里又找了一个“媳妇”，但是这个“媳妇”有家室，他也与这个“媳妇”一家人住在一起。这在我们看来是不可思议的，但在他们村里也是被默认允许的。后来，他的饮食起居也由“媳妇”照顾，算是有点儿依靠，但“对原来那个那是不能比的”。就这样过了一年又一年，三个孩子也长大成人出去闯荡了，自己就一个人在家里待着，有地种的时候种地，没地种的时候就下下象棋、打打麻将，在村里过得倒也挺好。

Z 老人、王 AZ 两位老人都有一个共同的特点，就是婚姻带来了生活的良好转变，但又在早年便失去自己的老伴。在失去老伴以后，Z 老人未能再找到合适的伴侣，晚年生活平平；王 AZ 婚后 9 年失去妻子，后又结识了现在的妻子，虽“比不上原来那个”，但是二人相互照顾也能够安享晚年。

3. 就业事件

就业是个体在达到一定年龄通过参与劳动，获取报酬或收入所进行的活动。个体的就业事件通过工作的性质、劳动收入的高低、工作环境和工作网络、就业年限、失业、再就业以及岗位和工作地点变迁等影响个体的生活。就业、工作几乎是每个人生命历程中必须经历且极为重要的阶段，个体就业事件中的重大转折和延续往往会对个体未来生活产生决定性影响，就业过程中的物质积累、个人认知和行为方式的改变，对个体的老年生活和老年精神状态影响极大。

赵GD，现年71岁，年幼时学习刻苦认真，积极参与学校各类文艺宣传活动，年年获得“三好学生”的荣誉称号，还曾担任校学生会主席一职。高三时，学校停课开展“文化大革命”，他就参加了学校红卫兵组织，并于来年年初发起成立一个学生派系组织，联合县城工人、农民组织，多次召开针对学校、县上领导的批判大会。但他始终坚持文斗，不搞武斗，不搞打砸抢，因而被县上所谓造反派组织称为保守派。1967年夏，在县上两大派群众组织武斗开始的情况下，他退出派系组织，回到家里参加农业生产活动。他总结自己是“在大是大非面前没有迷失方向，在大风大浪中没有被卷进政治旋涡”。22岁时，他应征入伍到中国人民解放军兰州某支队服役，24—27岁之间于兰州某县人武部任政工干事。经历多次调任升职后，他于39岁时担任地方人武部部长和党政方面的多项职务。之后，他用三年时间完成了“汉语言文学”专业自学考试，取得兰州大学大专文凭。48岁时，他退休回到老家，在某县租了一块鱼塘，开始了牛蛙养殖。由于缺乏经验，不到三个月种苗就所剩无几。又由于合伙人携款逃跑，再无音信，造成了他巨大的经济损失。51岁时，本部一位复员的同事邀请他去广州韶关挣钱，他便带上家中仅有的七八万元钱欣然前往。去后，起初听课自己也怀疑为传销，但当随后看到很多军队和地方的中高级离退休干部积极参与，不少人在短时间内挣了钱，有的还挣了大钱，便打消了顾虑，下决心投入进去，之后还想方设法邀约熟人、亲戚、朋友做自己的下线人。其间，兄弟们对他多次劝说未果。一次，被当地公安打击传销带走审查一夜后，无奈转移到陕西继续传销。第二年，各地打击传销的声势越来越大，眼看挣钱无望，他才不甘心地收手回家。在经历上述两次失败后，他觉得非常懊悔，打算在家中稳妥度日，不再以赚钱为生活目标。

赵GD老人早年的生活较为如意，年轻时受过较好的教育，长期在军队和党政部门工作。但是退伍、退休后的数次工作经历都遭受挫折，且这种挫折与当时的信任危机、社会诈骗事件有关，使其丧失往日的斗志，晚年生活只能平平度日。这也反映了工作就业经历及社会行为道德对老年人精神健康状况的影响。

4. 其他重要生活事件

个体生命历程事件中，有许多是超出生命时间表中的，有的是受到社会背景和重大历史事件的影响，如“解放战争”“文化大革命”“改革开放”“国企改革”等，这些事件往往会对同时期的一代人产生影响，决定一代人的集体认知和精神状态。而有的则表现为日常生活中的一些小事、琐事，这些生活事件对个体生命历程的累积意义也绝不容小觑。

常SQ，1932年出生在长春周边地区，家中兄弟三个，自己是家中长子。在童年（10岁左右）的时候，他在当地一家私塾读了三年，后由于家里生活困难外出做工，刚开始在长春宽城区一家手工作坊里当学徒，后由于国共内战围困长春逃出长春。经历几个月的围困，长春解放以后他重回长春市工作，生活平平。1951年朝鲜战争爆发，他应征入伍在某部汽车连当汽车维修工，跟随部队开赴朝鲜战场。“我到朝鲜后，一直从事汽车维修，做汽车兵和后勤工作人员。经过两年的战争后于1953年回国，进入长春运输公司上班。当时该公司为事业单位，随后便再未更换过工作单位，工作期间收入状况稳定并结婚生子，在困难时期也没有挨饿的状况出现。1992年正式退休，退休后主要在家里养老，养老金能够满足退休需要，并且仍有富余，生活质量较高。几个子女也陆续开始工作，家庭经济状况好转，日子越过越好，晚年生活也较为充实。”

从常SQ老人的生命历程中可以看出，朝鲜战争爆发，他随军入朝成为他生命中的一个重要转折点，从一名学徒进入部队转业后进入事业单位，也由此生活充实幸福。这不仅改变了老人整个生命轨迹，也深刻改变着其周边的社会网络，体现出社会事件对于个人生命历程的外生性干预。

生命历程中的重要事件，影响了个体的生活和行为选择，奠定了老年人的老年期精神状态。各类生命历程事件的发生与否、具体情况，都会在逐步的累积中影响老年人的精神健康水平，尤其是在生命轨迹发展过程中的重大事件，更可能影响个体的未来生活。这些事件中有些对老年人精神健康状态起到促进作用，有些则抑制了老年人精神健康水平的提升，甚至极大地打击老年人精神健康状态，进而对个体的老年生活产生难以磨灭的影响。

（二）生命事件时间、时序与恰当时间

生命事件的时间与时序是指个体生命事件发生的时间点和先后顺序，恰当的时间是在生命历程中变迁所发生的社会性时间。埃尔德认为，个体在一生中会不断扮演社会规定的角色和事件，这些角色或事件的顺序是按年龄层级排列的。年龄、成长和死亡这些生物意义在生命历程中是由社会建构的，年龄层级表达的也是一种社会期望。[①] 生命历程事件的时间、时序及其与恰当时间的契合与否，将会在生命历程事件奠基的基础上，通过对个体生命历程的轨迹、转折和延续的修正，进而影响老年人的精神健康水平。相同的生命历程事件发生在不同的时间节点，或者以不同的时序发生，都会对个体的生命历程轨迹产生不同程度的影响。例如，同样是丧偶，在中年或者早年丧偶会比在晚年期丧偶的影响大得多。再如，同样是生育行为，正常的婚后孕育和女性的未婚早孕，对于女性未来的生活和精神状态都会有不同影响。

恰当时间指的是在生命历程中的变迁所发生的社会性时间，还指个体与个体之间生命历程的协调发展。恰当时间是生命历程理论的基本原理之一。人们常说“什么样的年龄做什么年龄该做的事”，这句话十分贴切地解释了“恰当时间”的含义。恰当时间是一种以年龄层级的概念来对一生中社会角色和事件进行组织的方式，反映了个人生命历程和历史的位置，突出年龄、转变和时间三者之间的关系。通过年龄层级的概念来对一生中社会角色和事件进行组织，其实质是一种社

① ［美］埃尔德、葛小佳：《变迁社会中的人生——生命历程及其中国实例》，郭于华译，《中国社会科学季刊》1998 年第 8 期。

会期望。[①] 如西方学者所提出的“年龄层级模型”“标准时间表”，都反映了社会对有关事件发生或生命阶段起始的年龄期望。这种年龄期望说明了社会所规定的人生主要变化发生的适当时间，如入学、生育和退休等，并以一定序列的形式表达出对社会个体或群体发展方向的一种规定。延误变迁可能会产生冲突性的后果，并因此而增加未来生活的难度。所以，用生命历程范式分析社会现象时，要特别关注事件与事件之间持续时间的长短，关注事件是否依社会时间表而产生，主要生活事件发生的先后次序和它们对未来社会发展的影响。正如前文所说，人的一生会有许多关键性的生命事件，对关键事件的不同时序组合将会对生命历程的轨迹产生影响。对个体关键生命事件的时序做出不同于“恰当时间”的选择，意味着对“恰当时间”和社会期望的“叛逆”，如辍学、童工、晚婚、早婚、不婚、提前退休等有异于社会期望的行为选择，将通过对个体生活的修正，或好或坏地改变着个人生命历程的轨道，进而对个体晚年的精神状态产生影响。

（三）生命事件发生的社会背景及影响

个人的生命历程不仅取决于个人的选择决策，同时也受个体生活的社会环境和时代背景所影响。国内多数的生命历程研究十分重视以历史的眼光来分析个人命运，如通过对“文化大革命”、改革开放、三峡移民中个人生命历程的分析，将个体或群体置于一定的历史社会事件中，分析这些历史社会事件对个体命运的影响。当今中国的老年人多经历过共同的社会和历史事件，这些历史事件不仅影响了一代人的生活与习惯，也从深层次影响了一代人的认知和行为。基于老年人生命事件和认知行为的同质性，在保障老年人精神健康时，需要重视寻找同龄老年人群体的共通性，尤其是影响其精神健康的“负因素”。通过对影响老年人精神健康的普遍性因素的研究和干预，提升老年人精神健康水平。

虽然重大的社会事件会对个人的生命历程造成影响，但其并非个人生命历程的唯一决定因素，也并不能完全决定个人生命历程的走向。发展的个体是一个动力性的整体，既不是简单受制于社会路线的被动承受

---

① 包蕾萍：《生命历程理论的时间观探析》，《社会学研究》2005 年第 4 期。

者，也不是情感、认知、动机等元素的集合。历史事件和社会变化对于塑造个体生命历程有重要意义，但个人的主动性对个人生命历程的走向也非常重要。例如同样的国企改革，就导致一部分下岗群体从此失去生计，走向生活的深渊；而另一部分群体则在下岗后成功“下海”，在人生低谷中创造新的高峰。在相同的社会和历史背景下，不同个体的不同选择也会造成迥异的生命历程路径。在老年人精神保障的过程中，需要重视不同老年群体生命轨迹的差异性。

二　社会资本拓展机制

社会资本主要指一种资源，它以某一团体的成员资格为基础，或者说，它同人们之间有多少具有稳定性的相互认可和承认的、持久的关系相联系，将参与其中的个人连成网络，并为其成员带来好处，个人可以借助这个网络获得所需的资源、信息和社会支持等。① 社会资本对于个体的社会地位、生活状况具有重要影响，老年精神健康状况同样受到老年社会资本的影响和制约。由家庭、朋友、社区、社会等构成的老年人生活环境的社会支持网络，能够带给老年人对社会资源的获取和整合能力，对老年人的精神生活产生重要的牵引拓展作用。

社会支持是以个体为核心，由个体和他人通过支持性行为所构成的人际交往系统，在功能上是个体从其所拥有的社会关系中获得的精神上和物质上的支持；在操作上是个体所拥有的社会关系的量化表征②。经济支持、照料赡养支持和精神情感支持构成社会支持网络③，由制度和法律维系的规范性正式养老支持以及由道德或血缘关系维系的非规范性养老支持构成老年社会支持的主体来源④，包括亲情支持、友情支持、

① 风笑天、赵延东：《下岗职工的社会资本、人力资本与其再就业机会获得的关系》，《理论月刊》1998 年第 8 期。

② 陈立新、姚远：《社会支持对老年人心理健康影响的研究》，《人口研究》2005 年第 4 期。

③ 丁华：《老年人社会支持网络——基于 2010 年“中国家庭追踪调查”数据》，《中国老年学杂志》2015 年第 2 期。

④ 姚远：《非正式支持：应对北京市老龄问题的重要方式》，《北京社会科学》2003 年第 4 期。

社会规范驱动性支持等[①]。不同支持主体对老年人精神健康的影响程度、影响方式具有多维性特征。总体而言，社会支持网络的提高，有利于老年人保持较高主观幸福感[②]，有助于维持老年人良好的情绪体验与缓冲其社会心理刺激[③]。社会支持强度呈现“差序格局”，各类支持在来源、性别等方面具有不同的表现。[④] 一方面，养老保险、医疗保险等国家正式制度支持提高老年人精神健康水平[⑤⑥]；另一方面，老年人的非正式社会网络在一定程度上弥补正式社会养老保障制度的不足[⑦]，血缘、姻缘、地缘等非正式支持是给予老年人社会支持最多的关系群体[⑧]，对老年人的生活感受具有直接影响。具体而言，子女支持对空巢老人的心理健康影响最大，配偶次之[⑨]；社交活动通过改善老年人的抑郁症倾向以及使其获得更及时的治疗进而提高生活满意度[⑩]，减少社会孤立能够促进老年人的精神健康[⑪]。社会支持与精神健康的影响路径是一个多因素的结果导向。例如，基于随迁老人的研究表明，每一个老漂

---

① 陈晌：《城市老年人精神养老研究》，《武汉大学学报》（哲学社会科学版）2014 年第 4 期。

② Zάleskά, V., “Migration and Its Impact on Mental and Physical Health: Social Support and Its Main Functions”, *Kontakt*, Vol. 16, No. 4, 2014, pp. 236 – 241.

③ 陈立新、姚远：《社会支持对老年人心理健康影响的研究》，《人口研究》2005 年第 4 期。

④ Santini, Z. I., “Social Relationships, Loneliness, and Mental Health among Older Men and Women in Ireland: A Prospective Community-based Study”, *Journal of Affective Disorders*, Vol. 204, 2016, pp. 59 – 69.

⑤ 陶裕春、申昱：《社会支持对农村老年人身心健康的影响》，《人口与经济》2014 年第 3 期。

⑥ 向运华、姚虹：《城乡老年人社会支持的差异以及对健康状况和生活满意度的影响》，《华中农业大学学报》（社会科学版）2016 年第 6 期。

⑦ 钱锡红、申曙光：《非正式制度安排的老年人养老保障：解析社会网络》，《改革》2011 年第 9 期。

⑧ 陈立新、姚远：《社会支持对老年人心理健康影响的研究》，《人口研究》2005 年第 4 期。

⑨ 王玲凤、施跃健：《城市空巢老人的社会支持及其与心理健康状况的关系》，《中国心理卫生杂志》2008 年第 2 期。

⑩ 刘西国：《社交活动如何影响农村老年人生活满意度?》，《人口与经济》2016 年第 2 期。

⑪ Yasunaga M., “The Effect of Intergenerational Programs on the Mental Health of Elderly Adults”, *Aging & Mental Health*, Vol. 19, No. 4, 2015, pp. 306 – 314.

族的适应及融入过程和程度存在差异，老年人的个人因素、代际关系、社会资本影响着其融入过程与结果。① 社会支持与健康评价的关联受制于社会经济地位、健康行为、健康状态、医疗保健等因素的共同影响。②

老年人的社会资本主要包括个人积累的社会资本、在家庭代际关系中形成的社会资本、在社区中通过社会互动发展的社会资本以及在工作和学习中开拓的社会资本。个人社会资本就是以老年人个体为中心形成的社会网络，从个人社会网络获得的实际支持便构成老年人的个人社会资本。家庭代际结构中的不同位置也会影响老年人拥有不同的社会资本。比如在传统社会中，老年人在家庭代际结构中拥有较高的权威，而现代社会中维持老年人在家庭中的权威地位的因素已经发生改变，老年人的权威下降，引起老年人社会资本的下降。在社区交往、学习与工作中，老年人通过社会互动也可以形成一张由老年人及其关系构成的包括邻里、旁系亲属、同事、朋友等组成的社会交往网络。同时，老年人作为一个特殊群体在社会的舆论引导、政策制定中也会形成其独特的社会网络和社会资本，通过诸如孝亲敬长的社会舆论和老年人福利等社会政策，也起到拓展提高老年人的社会资本的作用。总体来看，老年人的社会资本来源包括家庭支持、社区支持、社会支持三大类，对老年人的支持力度与内容呈现出“差序格局”。家庭是中国人生活的核心场域，基于血缘和亲缘关系结成的稳固的家庭共同体提供的孝老支持是精神保障的基础，主要包括物质、服务和精神方面的代际支持，是一种无法复制替代的亲情与精神支持。社区（村落）是中国人生活的基本场域，主要包括同事、朋友、邻居及社区组织等。社区互助能够扩大老年人的交际和生活范围，扩充其社会资本和情感交流，满足老年人的精神慰藉，因此基于地缘和业缘结成的社区共同体的互助功能，是精神保障的网络纽带。社会支持主要包括政治制度、经济制度和社会政策的构建以及社会福利机构和团体，由一些与老年人没有孝道责任、情感纽带和社会联

① 刘亚娜：《社区视角下老漂族社会融入困境及对策——基于北京社区“北漂老人”的质性研究》，《社会保障研究》2016 年第 4 期。

② Wu B.，“Social Network and Health：A Comparison of Chinese Older Adults in Shanghai and Chinese Elderly Immigrants in Boston”，*International Journal of Social Welfare*，Vol. 20，No. 1，2011，pp. 59 – 71.

系的照顾者组成，通过社会资源整合提升老年人精神健康水平，通过社会政策和舆论导向关注老年人精神保障。

（一）家庭支持的核心作用

中国传统文化历来强调家庭的重要性，在传统的“五伦”中就强调“父子”“夫妻”和“兄弟”三对关系。而儒家“修、齐、治、平”的理想追求也遵循了从个人到家庭到国家再到天下的差序扩展路径。家庭是个人出生并最初接受社会化的场所，也是个人得以生存和发展的保障，是人们真正“生于斯、长于斯、死于斯”的地方。[①] 家庭的支持是老年人精神保障的核心，其作用是无可替代的。尽管在过去几十年中，家庭结构和家庭理念发生很大变化，但家庭和亲属网络仍然是中国老年人的重要支持网络，是大多数老年人的财务、实物和情感支持的重要来源。物质供给、生活照料和精神支持三者呈现出阶梯式的从低到高按层次逐级递升的状态，物质供给是老年人养老生活的基础，而精神寄托则是养老生活中高层次的需求。在老年人的家庭支持中，子女代际的支持显得格外重要。随着社会变革和家庭结构变化，老年人在家庭中的权威地位逐渐下降。老年人自有的社会资源已经失去对子辈的吸引力，家庭结构的核心化使得家庭的养老功能逐渐退化，代际的职业差异也使得代际交流减少，老年人的权威受到挑战，子女对老年人的照顾仿佛不再是一种义务。但是在老年人老年生活中，相比于子女所提供的物质支持，子女给父母所带来的生活照料和精神寄托则显得更为重要。

家庭支持的核心作用体现在以下三个方面：第一，物质资料的提供者。物质资料的供给是家庭支持最基本的内容。家庭是大多数老年人生活的主要场所，通过家庭成员的代际关系提供的物质支持是老年人生活的主要来源。中国的家庭养老是一种“反馈反哺”模式，子女年幼时，父母为其提供衣、食、教育等物质条件，子女成年后则为回报父母的“养育之恩”而为失去劳动能力的父母提供必要的生活物资。由于社会保障制度的建立与完善，老年人大多实现经济上的独立，不需要完全依赖家庭获取物质资源，但是子女对父母物资的供养仍然在很大程度上影

① 韦璞：《贫困地区农村老年人社会支持网初探》，《人口与发展》2010年第2期。

响着老年人的晚年生活水平。第二，生活服务的提供者。家庭为大多数老年人提供了饮食起居上的生活服务。相比于物质资料的提供，家庭对老年人的生活照护更多地体现为子女对老年人生活的关心和互动，通过对老年人衣、食、住、行的关照和帮助。尤其是对高龄和失能老人而言，家庭提供的生活照料对于其晚年生活水平高低起到至关重要的作用。家庭生活照料功能的意义不仅在于为老年人提供生活便利，满足基本的生活需要，更重要的是在为老年人提供照料的过程中实现家庭成员间的互动，提高老年人的生活质量和精神健康水平，这是通过家庭外的其他主体提供生活服务所无法实现的。第三，精神健康的最直接保障者。家庭在老年人精神保障中的作用是无可替代的，子女的关心、配偶的扶持所带来的精神满足感是无法在其他社会网络中获得的。家庭作为老年人生活的核心圈，在为老年人提供物质支持、生活照料的同时，更重要的是在与老年人的互动过程中满足老年人的精神健康需要，包括家庭成员的健康、社会地位、声誉、满足感、成就感、归属感、贡献感、更多的闲暇、自由支配时间、有规律的生活、精心的照顾、融洽的家庭关系等，都为提升老年人生活的满足感和精神健康水平起到重要作用。

（二）社区支持的补充作用

社区是除了家庭以外老年人最重要的生活圈，同事、朋友、邻居及社区组织等是个人非正式支持网络的重要组成部分。社区互助能够扩大老年人的交际和生活范围，扩充其社会资本和情感交流渠道，满足老年人的精神慰藉。[①] 因此，基于地缘和业缘结成的社区共同体的互助功能是精神保障的网络纽带，社区网络的支持补充了家庭在老年人精神保障中的不足。老年人积极参与社区生活，建立社区社交网络，对于提升精神健康水平有着必不可少的作用。

社区支持的补充作用体现在：第一，情感交流的平台。社区网络首先为老年人提供了良好的交流互动平台，有助于改善老年人的生活和情绪情感。通过社区的互动和情感交流，有利于满足老年人的情感需要和

① 俞晓静：《上海市社区老年人社会资本及其对心理健康影响研究》，博士学位论文，复旦大学，2008 年。

精神慰藉。对老年人而言，良好的邻里关系能增加社会交流及社会支持，遇事相互帮助、鼓励；良好的邻里关系还有助于信息的扩散，控制偏差行为，有助于缓解心理压力，促进心理健康。现代社会中，社区邻里之间的交往有所减少，邻里间常常互不相识，降低了社区交流互动的功能。因此，老年人通过社区进行情感交流和信息传递，是十分必要的，需要完善社区社会组织的功能，推动社区公共场所与活动平台建设，满足老年人的互动需要。第二，社交拓展的通道。社区社会组织对于增强老年人与社区其他成员的联系、拓展老年人社会网络有着重要作用。老年人通过参与社区社交活动，从社区组织和团体中得到物质、信息或者精神方面的社会支持。对于日常生活缺乏子女陪伴的老年人来讲，参与社会组织有利于减少“失独”“空巢”“留守”带来的精神空虚，增加接触愉快事物的机会，有效充实老年期的精神生活，对于提高老年人精神健康水平有着独特作用。老年人具有活动范围狭窄、活动能力较弱的特殊性，参与社会活动，拥有朋友和知己以及良好的健康状况，能够提高老年人的生活满意度；在社区范围内通过社区工作服务和同辈群体的交流，能够满足老年人特殊的精神生活需要。

（三）社会支持的拓展作用

老年人是社会中的特殊群体，社会支持对提高老年人生活水平、提升自我认同感、拓展社会网络和生活空间有着重要作用。通过社会舆论的引导和社会制度的倾斜，在全社会形成爱老敬老的社会风尚，不仅有利于全社会正确认识老年人的社会价值，也有利于老年人精神健康水平的提高。一方面，社会舆论引导了敬老爱老的文化环境。中国自古有孝亲敬长的传统，对孝亲敬长传统美德的舆论宣传，有利于提升全社会对于老年人的重视和正视，也有利于老年人重新认识自身的社会价值，提升老年人的自我认同感和精神健康水平。另一方面，社会制度的针对性倾斜，能够为老年人提供福利支持。在社会舆论引导下，通过各类老年人福利和老年人社会政策，在社会生活中为老年人提供便利，形成爱老敬老的社会风尚，有利于提高老年人生活水平和晚年生活质量及幸福指数，从而对促进老年人精神健康有着重要作用。

（四）老年人社会资本损耗与弥补

随着年龄的增高，老年人身上拥有的人力资本逐渐下降，强制退休制度导致老年人的人力资本失去作用。相应地，老年人能够从市场获得的物质资本也趋于下降。在老年健康保障制度不健全的情况下，由于身体健康方面的原因，老年人的消费支出呈扩大趋势。另外，老年人的社会参与减少，活动能力减弱，活动范围狭窄，社会资本呈下降趋势，必然导致老年人更多地依靠来自家庭成员及其社会关系网络的帮助，即依靠社会资本维持原有的生活水平。社会资本的创造、维持和积累需要时间、精力和金钱的持续性投入，是通过人们之间的互动而不断积累的，当互动减少时，社会资本也随之下降。老年人有较多空闲时间，但精力却相对不足，缺少物质资本和金融资本。而在以利益导向为主的市场经济中，人际关系趋于理性计算，物质资本和金融资本在人际关系交往中发挥比较重要的作用。物质资本和金融资本相对不足的老年人，将更可能在人际交往中被边缘化，而老年人精力不足则减少对社会活动的参与。加上家庭代际关系的变化、人口流动等因素，使得老年人的社会资本大大下降。

为了减少和弥补老年人社会资本损耗，要从多种渠道拓展老年人的社会网络，提升老年人的社会资本和精神健康水平。发挥家庭、社区与社会等对老年人的社会支持作用，帮助老年人获取社会资源，拓展老年人的社会生活，促进老年人的社会融入。社会资本的数量、质量及其变化对个体晚年的生活尤其是身心状况具有重要影响，而社会资本对社会信息和资源的获取与整合，会在社会变迁与人口流动中发生数量和质量上的变化，尤其是老年人的社会资本在老年期具有损耗的风险。例如，失独老人、空巢老人和随迁老人等群体由于种种原因在不同程度上缺少家庭所应提供的支持联系，或是因为生活环境的突然变化而难以融入新的社区社会环境，由此造成旧有社会资本的缺失和新型社会资本的尚未建立，削弱其对社会信息与资源的获取能力。因此，需要通过社会的积极介入，弥补老年人损耗的社会资本，开拓新型社会资本，实现对老年人的赋权增能，以维持和提高其生活质量。同时，应从社会、经济各方面着手，提高老年人的社会支持，缓解老年人的生活和心理压力，鼓励老年人的社会参与，建立和完善社会网络，形成良好的邻里关系，增强相互之间的信任水平，对提高老年人精神健康具有积极意义。

三　认知情绪调适机制

情绪调节是个体管理和改变自己或他人情绪的过程，包括内部调节和外部调节，修正调节、维持调节和增强调节，原因调节和反应调节等类型，其基本过程包括生理调节、情绪体验调节、表情动作调节、认知调节和人际调节等方面。[①] 老年人精神保障以降低老年人精神疾病风险、提高老年人精神健康水平为目标，是对老年人情绪体验的一种管理和调适。认知与情绪是个体对环境信息的一种加工系统。老年人的认知情绪是在对周围世界和事物做出反应的基础上进行的信息加工，这种信息加工能够反馈到个体的道德意志进而外显于外在的态度与行为，是老年人精神健康的重要影响因素。具体来说，老年人在认知基础上形成的情绪情感会影响到其长期、稳定的意志的形成，稳定的意志在很大程度上决定了老年人对生活和社会的基本态度，即老年人的“三观”。在形成老年人独特的生活态度和生活观念的基础上，老年人对特定事物产生特定的行为方式。因而，对老年人认知情绪的调适即是通过提升老年人的认知能力，改善老年人情绪，提升老年人意志，调控老年人行为，从而改善老年人精神健康。

在对老年人的精神健康行为进行分析时，能够直观了解到的多是那些外显、浅显的行为表象，而更深层次的、真正影响老年人态度和行为的认知、情绪和意志等因素常常是被人们所忽略的，这一部分内容往往对老年人的精神健康有更深刻的影响。由于情绪调节类型和过程的多样性，因而在保障老年人精神健康的过程中，不仅要研究老年人外显的行为表现，还需要透过这些外在表现分析影响此类行为的潜在影响因素。既关注情绪的直接反应，又关注情绪产生的背后动因；既注重老年人自身的情绪管理，又注重外界的积极干预；既目标于不良情绪体验的消除，又致力于良好情绪体验的维持与提升。同时，认知情绪的调节具有

① 彭聃龄：《基础心理学》，北京师范大学出版社2001年版，第383—386页。

个体差异性。情绪调节可以发展为一种能力，即“情绪智力”。情绪调节的个体差异表现在情绪激活的阈限、情绪的易感性和情绪的生理唤醒等方面。情绪激活的阈限主要集中于神经内分泌的特征；情绪易感性决定于个体后天的情感经历，表现为有些个体更容易陷入某种负性情绪，因而使认知操作受到破坏，而有些个体则不太容易受到情绪的影响；生理唤醒的差异主要表现在个体情绪的强度和反应性上的不同。[①] 因此，老年人精神健康的认知情绪调适机制在实施过程中不能忽略个体在情感经历和反应强度上的“情绪智力”的差异，对不同情绪智力的群体采用不同的调适方式。

总之，老年人的认知情绪是老年人精神健康的重要调节器，良好的情绪调节能够促进身心健康；反之，不良的认知或情绪失调会损害身心健康。老年期的精神健康是内在的认知、情绪、意志与外显的行为、态度的多重效应与表现，老年人受到生理功能退化和社会文化更新的双重影响，其精神保障机制也应关注认知情绪调适对老年人精神健康的影响，致力于生理功能退化的预防和使老年人不与社会主流文化脱节，适应社会转型与文化变迁的冲击。

（一）老年人认知行为

认知也可以称为认识，是指人认识外界事物的过程，或者说是对作用于人的感觉器官的外界事物进行信息加工的过程，包括感觉、知觉、记忆、思维、想象、言语等。在心理学中，认知是指通过形成概念、知觉、判断或想象等心理活动来获取知识的过程，即个体思维进行信息处理的心理功能。对认知进行研究的科学被称为认知科学。[②] 认知心理学将认知过程看成一个由信息的获得、编码、贮存、提取和使用等一系列连续的认知操作阶段组成的按一定程序进行信息加工的系统。信息的获得就是接受直接作用于感官的刺激信息，感觉的作用在于获得信息；信息的编码是将一种形式的信息转换为另一种形式的信息，以利于信息的贮存和提取、使用。

---

① 彭聃龄：《基础心理学》，北京师范大学出版社 2001 年版，第 386 页。

② 李传银：《普通心理学》，科学出版社 2007 年版。

老年人的认知多源于生命历程中的个人经历和受教育情况，同时老年人认知也会受到自身周边的社会网络影响。老年人的认知行为具有稳定性和确定性，一旦形成很难更改。老年人的认知行为直接影响着情绪情感，并通过老年人对待日常生活的行为、态度表现出来。相比于情绪、行为态度等外显特征，老年人的认知能力对精神健康水平的影响更为根本，因而在进行老年人精神健康的干预过程中，应重视老年人深层次的认知能力和水平，通过积极与老年人的沟通，改善老年人的社会网络和生活环境，改进老年人的认知，调整老年人的情绪情感，进而修正老年人的行为态度，提高老年人的精神健康水平。

（二）老年人情绪情感

情绪是个体与环境意义事件之间关系的心理现象[①]，是对一系列主观认知经验的通称，是多种感觉、思想和行为综合产生的心理和生理状态，包括“喜、怒、哀、惊、恐、爱”等通俗的情绪，也包括“嫉妒、惭愧、羞耻、自豪”等细腻微妙的情绪。情绪是对趋向知觉为有益的、离开知觉为有害的东西的一种体验倾向，这种体验倾向为一种相应的接近或退避的生理变化模式所伴随。[②] 情绪和心情、性格、脾气、目的等因素互相作用，受到荷尔蒙和神经递质影响。无论正面还是负面的情绪，都会引发人们行动的动机。尽管一些情绪引发的行为看上去没有经过思考，但实际上意识是产生情绪的重要一环，人的情绪有天生也有后天控制的成分。

老年人的情绪情感同样受到个人主观认识和周边环境的影响，尤其是个人的认知能力对老年人的情绪情感有着较大影响。老年人在经历了不同的教育情况、生命历程后形成的独特的认知行为，对其情绪情感有深远作用。同时，老年人生活的社会环境和社会网络对其情绪情感有较强的修正作用。老年人的情绪情感直接影响着老年人的外显行为和精神状态。如果能够保持积极向上的情绪情感，老年人的心理健康水平和精

① Stenberg C. R., Campos J. J., Emde R. N., “The Facial Expression of Anger in Seven-month-old Infants”, *Child Development*, Vol. 54, No. 1, 1983, pp. 178－184.

② Arnold M. B., “Emotion and Personality”, *American Journal of Psychology*, Vol. 76, No. 3, 1960, pp. 4662－4671.

神健康水平也会随之提升，否则可能会造成老年人的精神障碍。因而，在老年人精神健康的干预过程中，应重视对老年人情绪情感的矫正，通过家庭、社区和社会力量共同作用，改善老年人情绪情感，减少影响老年人情绪的“负因素”，同时重视老年人社区、社会网络的建设，通过老年人“同辈群体”影响老年人的思维方式和生活态度，提升老年人的精神健康水平。

（三）老年人意志形成

意志是个体自觉确定目标并根据目标调节支配自身的行动，是人的思维过程见之于行动的心理过程，是对实现目标有方向、有信念地坚持的一种心理活动（含潜意识中的心理活动），其本质就是人对于自身行为关系的主观反映。意志是人的意识能动性的集中表现，是人类特有的心理现象。它在人主动地变革现实的行动中表现出来，对行为（包括外部动作和内部心理状态）有发动、坚持和制止、改变等方面的控制调节作用。当一个人意识到自己或社会有某种需要时，就会产生满足需要的愿望，从而进一步有意识地确定追求的目标，拟订达到目标的计划，并做出行动。这种行动始终是由意识调节支配的，是自觉的、指向于一定目标并与努力克服达到目标所遇到的障碍相联系。

老年人的意志是在个人认知积累基础上情绪情感的长期表现，其形成会受到生活环境和社会背景的影响。由于意志是人们自觉地确定目标并支配其行动以实现预定目标的心理过程，老年人的意志引导其行为表达，且具有稳定性和长期性的特点。老年人的意志一旦形成，短时间内是难以改变的。因而，在对老年人精神健康进行引导干预时，应重视老年人意识意志对老年人行为的引导作用，分析老年人的生活环境和成长背景，通过调整老年人的认知情绪，改善老年人的意识意志，从而修正老年人的行为选择，进而提升老年人的精神健康水平。

（四）老年人行为表达

行为是有机体在各种内外部刺激影响下产生的活动，行为关系体现了主体的能动性，反映了主体运用自己的本质力量对客体施加反作用力。行为可分为个体行为和群体行为，还可分为意志行为、潜意识行为和娱乐消遣行为三种。人的行动主要是有意识、有目标的行动，在从事各种实践活动时，通常总是根据对客观规律的认识，先在头脑里确定行动的目标，然后根据目标选择方法，组织行动，施加影响于客观现实，最后达到目标。

老年人行为态度是老年人认知、情绪情感、意识意志在行为上的直观表达。老年人行为往往看似是受到周边环境的直接作用而产生，但究其根本，老年人的行为选择多是在长期生活积累下认知、情绪和意志状态的反映。老年人行为一方面源于内心情绪意志，另一方面也深刻地反映了老年人的内心状态，并对老年人的生活产生巨大影响。因而，在老年人精神健康的引导过程中，应重视老年人行为对其内心情绪情感的反映，通过对老年人内心认知情绪和意志的调节，改善塑造健康的行为方式和生活态度，实现老年人精神健康水平的提高。

四　生命历程社会资本累积与精神调适

认知、情绪、意志与行为，根源于社会客观现实与个体生活经历，生命历程与社会资本是个人生活经历的刻画。生命历程对人们生活的影响实质上是通过对人们认知情绪和社会资本的影响而形成的，人们生命中的每一个重大生命事件及其时序的选择，都会改变人们对自身及周边事物的认知，重塑自身的价值观念。无论是教育、工作或是婚姻、生育，都会对自己生活的环境和周边的人物、事物带来改变，从而对社会资本造成影响，而社会资本的改变又会再次作用于人们的生命历程和认知情绪。社会资本通过影响社会信息和资源的获取与整合，影响着个体认知的形成、情绪的体验、意志的目标、态度的评判与行为的展现。

图 4－1 表示社会网络及个体的生命事件随着生命历程呈现出嵌入与外溢、内淀与互动的变化构想。其中，依据职业生涯规划理论，生命历程阶段包括成长、探索、建立、维持、退出等阶段，子女、父母、朋友等代表个人的社会角色，工作、教育、休闲以及其他未完全列出的各类事件代表个体的生命事件。这些社会角色的扮演与生命事件的经历，对于每个人都有着不同程度的正向或负向效应。图 4－1 上半部分深色代表个体生命历程的正效应，下半部分浅色代表生命历程的负效应，二

者之和则代表个体的总体精神健康状况。当正效应大于负效应时，则呈现更多的积极情绪体验，否则便呈现更多的消极情绪体验，表现为较差的精神健康状况。

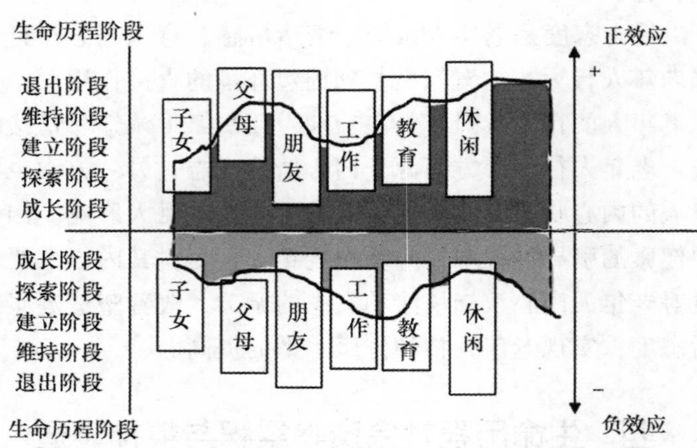

图 4－1　生命历程、社会网络与认知情绪关联

以下用一个具体的案例，模拟生命历程中社会资本累积与精神调适的具体过程。

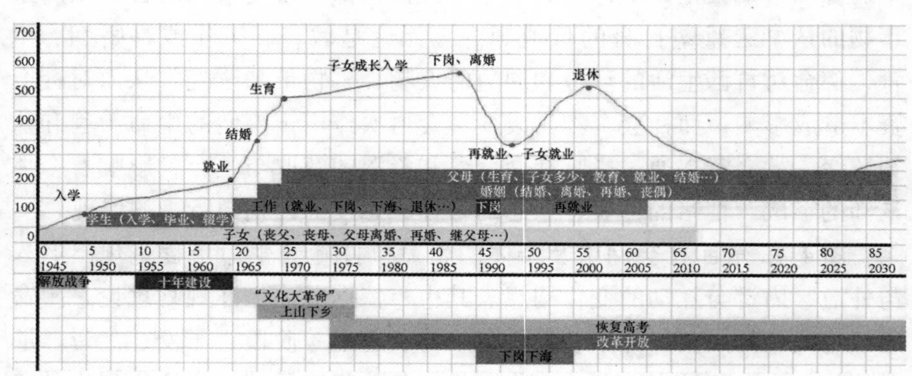

图 4－2　生命历程社会资本累积与精神调适模拟

图 4－2 表示一名出生于 1945 年的男性的生命进程及对应的社会资

本和精神健康状态变化。该男性在中华人民共和国成立后顺利入学学习，在“文化大革命”前顺利完成学业，并走向工作岗位成为一名国企职工，随后组建了自己的家庭，生育了一儿一女。在25—40岁这段时间，他的工作生活平淡，孩子入学健康成长，生活水平不断提高。自出生至该阶段，他的社会角色不断丰富，教育、工作、家庭带来的社会资本也逐渐建立和培育，精神状态总体向好。但是在20世纪90年代随着国企的下岗潮，他失去了自己的工作岗位，生活水平一落千丈。同时，家庭不和，他与妻子离婚，导致家庭资本与工作资本毁坏，精神状态负向发展。随后几年，子女完成学业走向工作岗位，自己也在私营企业找到工作，重新承担起工作角色，工作资本与子女成长带来的家庭资本再度完善，生活质量再次好转，进而精神健康重回积极状态。但在60岁顺利退休后，由于与妻子离婚，国企下岗退休金较少，家庭与制度的支持较弱，社会资本被损耗，他退休后的生活总体来说较为平淡，精神健康水平也处于降低而后平稳的状态。

总体来看，生命历程轨迹是个体生命成长过程中的某一实质上相联系的社会或心理状态，是个体生命历程事件、生命事件发生的时间所组合延续而形成的个体生命历程路径。个人的生命历程是个人选择和社会环境共同作用的结果。生命历程中的轨迹与转折，可能造成个人生命历程无数的可能性，但是个体生命历程具有不可逆性和不可复制性，生命历程的每个选择都会产生一种完全不同的可能性。社会为大多数社会成员的生命历程设计了“恰当时间”，对社会成员“在什么时间做什么事”做出规定，延误变迁可能会产生冲突性的后果，因此而增加未来生活的难度。对“恰当时间”的叛逆有可能对个人的生命历程造成无法逆转的影响，但是有时也可能是生命的转折机遇。生命历程的每一次转折都镶嵌在一定生命轨迹之中，代表着个体角色和社会网络的建立和丧失，意味着部分原有社会网络的丧失或重建，而通过新的社会网络又会对个体的认知、行为选择产生影响。

社会资本和社会网络构成老年人晚年生活的周边环境和条件。老年人的社会网络中呈现出“差序格局”，家庭作为老年人生活的核心圈对老年人的精神健康状况具有决定性作用，更多表现为一种保健性因素；而朋友、邻居与社会参与等对老年人的精神健康具有促进作用，是一种激励因素。老年人社会资本积累的作用在于，通过较高的个体社会资本水平对精神健康水平可以起负性缓冲和正性增强效应，即减少负性压力，例如由于老年人拥有亲朋好友的慰藉和陪伴①，积极进行社会参与，能够提高老年人的社会适应性，促进精神健康，减少老人丧偶的痛苦②等。社会资本对精神健康可能的影响机制包括生活事件、长期生活困难等，以及增强积极事件的正效应，如保持良好心情、增加安全感、提升自我价值、人际关系融洽等。不同社会资本构成对精神健康的影响方式存在着差异，认知性社会资本比如信任、归属感和共同的价值，可以增加安全感，提升自我价值感，进而促进精神健康；结构性社会资本可以提供接触非正式或正式机构的机会，从而通过增加额外的支持来减少生活事件的负面影响。

总之，社会时钟和秩序预期引致的标志性事件，映射在个体的童年期、青年期、成年初期、中年期、晚年期等生命历程阶段。借由生命历程连续谱，个体特征、家庭资本、社会网络、社会变迁、文化习俗等结成的社会资本，影响着个体的精神健康。个体社会资本随着生命历程阶段呈现出嵌入与外溢、内淀与互动等复杂变化，从而带来老年人精神健康的个体差异性、群体趋同性与社会分化性。基于生命历程社会资本的累积与精神调适，需要进行个体生命历程的规划和社会资本的整合，关注生命历程全阶段的事物认知、情绪体验、态度价值、意志目标与行为表现，通过以家庭为基础、社区为依托、社会为补充的社会资本拓展，实现对老年人的认知提升、情绪管理、意志激励、行为调控，最终达成精神健康提升的目标。老年人精神保障本质上是维护精神健康资本在生命历程中的存续，而社会资本在生命历程中作用于精神健康资本的积累与消耗。因此，精神保障机制的运行，最终表现为通过社会资本在生命历程中的保值增值，以及认知情绪的调适反馈，实现老年人精神健康资本全生命历程的存续和维护。

① 社会网络是一种激励因素，由于激励因素的存在能够增加个人情绪的正效应，或减小负效应所带来的影响。

② 丧偶失去了一个巨大的保健因素，其负效应是巨大的。

第五章　实证研究：老年人精神健康的影响因素与社会支持

个体社会资本随着生命历程的推移而动态变化，作用于人们的精神健康状态，尤其是老年期的精神健康。在此逻辑思路下，本章从实证调查中具体分析社会支持与老年人精神健康的作用关系。首先，基于中国健康与养老追踪调查（CHARLS）数据，描述全国范围内老年人精神健康现状，使用线性回归 OLS（最小二乘法）和二元 Logistic 回归模型，分析社会支持与老年人精神健康的关系。其次，运用陕西省西安市与镇安县的实证调研，分析老年人精神健康的需求意愿与影响因素。总之，本章基于实证分析，为老年人精神健康的社会支持对策提供实证基础。

一　老年人精神健康状况与社会支持——基于 CHALRS 数据的实证分析

随着人口老龄化程度的加深，老年问题越发受到社会各界的广泛关注。对于老年人而言，随着年龄的增长，其身体机能不断退化，再加上其退出工作岗位，社会角色发生转变，容易产生孤独、抑郁等负面情绪，如若不能及时开导，可能会产生精神疾病等问题。在此背景下，关注老年人精神健康问题迫在眉睫。以往研究发现，社会支持对于人们的认知功能和健康状态具有一定的影响。基于此，本书力图探讨我国城乡老年人精神健康和社会支持之间的关系，尝试为促进老年人精神健康提供借鉴思路。

（一）数据来源

本书所用数据来源于“中国健康与养老追踪调查”（China Health and Retirement Longitudinal Survey，CHALRS）2013 年全国调查数据。该调查由北京大学社会科学调查中心负责组织实施，旨在收集一套代表中国 45 岁及以上中老年人家庭和个人的高质量微观数据，用以分析我国人口问题，尤其是人口老龄化的相关问题。该调查采用多阶段抽样的方式，在县/区和村居抽样阶段均采取 PPS 抽样方法，并首创电子绘图软件（CHALRS-GIS）技术，用地图法制作村级抽样框。在全国 28 个省市（我国港澳台地区和西藏自治区除外）的 150 个县、450 个社区（村）开展调查访问。根据研究需要，本书在对样本相关变量进行筛选处理后，最终纳入 4472 位观察对象，并根据需要对相关变量进行重组整理。

（二）变量选取

本书选取老年人的精神健康作为因变量，借鉴温兴祥（2013）的研究，使用 CHARLS 问卷中的认知和抑郁来综合评价老年人的精神健康。其中，老年人的认知状况由情景记忆和心理状态构成，老年人的抑郁状况根据 CHARLS 里的 CES-D10 量表得分来反映。（1）情景记忆得分：CHARLS 中设计了短时记忆和延时记忆两个部分来回忆调查员所说的 10 个词，将短时记忆和延时记忆得分相加除以 2 得到老年人的情景记忆得分。（2）心理状态得分。CHARLS 设计了一系列关于日期、季节、计算、绘图等问题，将受访者回答这些问题的正确次数相加，即可得到老年人的心理状态得分。（3）抑郁得分。CHARLS 设计了 10 道关于受访者上周的感觉及行为的题目，每道题目采用 4 点评定：很少或者根本没用、不太多、有时或者说有一半的时间、大多数的时间，分别取值为 1、2、3、4。其中，8 道题为消极描述，2 道题为积极描述。对这 2 道积极描述的题目进行逆向处理，最终将 10 道选项得分相加即为 CES-D 得分，它反映了老年人的精神抑郁程度。按照常规的抑郁症定义，CES-D 得分大于 20 即为患有抑郁症，因此，除了将老年人的抑郁状况看作一个连续变量进行处理，本书同样将其处理为二分类变量：有无抑郁。情景记忆和心理状态得分越高，说明老年人的认知状况越好；CES-D 得分越高，表明老年人的抑郁程度越严重。

本书主要的自变量为社会支持，由正式社会支持和非正式社会支持综合构成。其中，正式社会支持包括有无养老保险/医疗保险；非正式社会支持包括子女的经济支持和精神支持，其中，精神支持分为与子女见面次数、联系频率。（1）正式社会支持。CHARLS 问卷中有关养老保险的题设为“您现在参加或领取以下一种或几种退休金/养老金吗？”分为 13 个选项，每个选项对应的回答为“是的，正在领取”和“不是，没有领取”。由于研究的是 60 岁及以上老年人，能够领取养老金的老人视为参加了养老保险，没有领取的视为没有参加养老保险，因此，将养老保险处理为二分类变量：有无养老保险。医疗保险变量采取同样的处理办法，无论城乡老年人，只要参加任何一种医疗保险，则将其界定为有医疗保险。将医疗保险也处理为二分类变量：有无医疗保险。（2）非正式社会支持。通过子女的经济支持和精神支持来衡量非正式社会支持。CHALRS 中有关子女经济支持的题设为“过去一年，您或您的配偶从您的没住在一起的孩子那里收到过多少经济支持（包括现金支持和实物支持）？”无论具体金额数，只要其中一项不为 0 即视为从子女那收到过经济支持，两项均为 0 即将其界定为没有从子女那收到过经济支持。因此，将经济支持处理为二分类变量：有无从子女那获得经济支持。子女精神支持包括与子女见面次数、与子女联系频率。有关与子女见面次数的题设为“您多长时间见到孩子？”将答案“差不多每天、每周 2—3 次、每周一次、每半个月一次”界定为经常见到孩子，选择其他答案则视为很少见到孩子。与子女见面频率变量则转换为二分类变量：经常见到孩子、很少见到孩子。有关与子女联系频率的题设为“您和孩子不在一起住的时候，您多长时间跟孩子通过电话、短信、信件或者电子邮件联系？”将答案“差不多每天、每周 2—3 次、每周一次、每半个月一次”界定为与子女经常联系，选择其他答案则视为与子女很少联系。与子女联系次数变量同样也转换为二分类变量：与子女经常联系、与子女很少联系。表 5－1 为本书社会支持变量与老年人精神健康变量的描述性统计。

表 5－1　社会支持与精神健康变量的描述性统计

变量	变量取值	均值	标准差	最小值	最大值
正式社会支持					
养老保险	1＝有养老保险 0＝没有养老保险	0.799	0.401	0	1
医疗保险	1＝有医疗保险 0＝没有医疗保险	0.959	0.197	0	1
非正式社会支持					
经济支持	1＝从子女那获得经济支持 0＝未从子女那获得经济支持	0.883	0.321	0	1
与子女见面次数	1＝经常见面，0＝很少见面	0.568	0.495	0	1
与子女联系频数	1＝经常联系，0＝很少联系	0.486	0.500	0	1
精神健康					
情景记忆得分	—	3.612	1.763	0	10
心理状态得分	—	5.257	1.811	0	7
CES-D 得分	—	17.830	5.779	10	40
抑郁状况	1＝患有抑郁症 0＝没有患有抑郁症	0.267	0.443	0	1

除此之外，本书通过收集大量文献，还将性别、年龄、城乡、受教育程度、婚姻状况、老年人及其配偶收入、社会活动参与、失能状况纳入模型作为控制变量进行分析。表 5－2 为控制变量的描述性统计。

表 5－2　控制变量的描述性统计

变量	变量取值	均值	标准差	最小值	最大值
性别	1＝男性，2＝女性	1.524	0.499	1	2
城乡	1＝城镇，2＝农村	1.228	0.420	1	2
年龄	1＝60—64 岁，2＝65—69 岁 3＝70—74 岁，4＝75—79 岁 5＝80 岁及以上	2.311	1.321	1	5
收入	1 ＝较差，2＝一般，3＝较好	1.992	0.816	1	3
婚姻状况	1＝已婚，0＝未婚	0.872	0.334	0	1

续表

变量	变量取值	均值	标准差	最小值	最大值
失能状况	1 = ADL 或 IADL 损伤 0 = ADL 和 IADL 都无损伤	0. 312	0. 463	0	1
社交活动	1 = 有社交活动，0 = 无社交活动	0. 581	0. 493	0	1
受教育程度	1 = 受过教育，0 = 没有受过教育	0. 735	0. 441	0	1

（三）模型构建

本书主要使用 Stata 13. 1 进行分析。自变量老年人抑郁状况的测量既可以看作连续变量进行处理，也可以将其看作二分类变量进行处理。因此，相应地，本书分别使用线性回归 OLS（最小二乘法）和二元 Logistic 回归模型两种估计方法进行对比分析。

当因变量处理为连续变量时的线性回归模型表述如下：

$$Y_1 = \alpha_0 + \alpha_1 X_i + \sum \beta_j^* Z_{ji} + \mu_i \qquad (5-1)$$

其中，因变量 Y_1 为老年人的精神健康状况，包括老年人的情景记忆、心理状态及抑郁状况。X_i 为自变量社会支持，包括非正式社会支持（子女经济支持和精神支持）和正式社会支持（有无养老保险和医疗保险）。Z_{ji} 为一系列的控制变量，包括性别、年龄、婚姻状况、受教育程度等。

当因变量抑郁状况处理为二分类变量时的概率模型表述如下：

$$log\left(\frac{P}{1-P}\right) = b_0 + b_1 x_i + \sum \beta_j^* Z_{ji} \qquad (5-2)$$

其中，P 表示老年人患有抑郁症的概率，$1-P$ 表示老年人没有患抑郁症的概率。因变量为老年人的抑郁状况，其他自变量如（5-1）式所示。

（四）实证分析

1. 我国城乡老年人精神健康与社会支持的总体状况

（1）老年人的精神健康状况

老年人的精神健康状况从其认知状况和抑郁状况两个方面来衡量。图 5-1 反映了老年人的认知状况的情景记忆得分和心理状态得分。结合图5－1和表5－1可知，老年人的情景记忆得分呈现右偏态分布（偏度值=0.202），均值为3.612，位于其36分位点左右，可见，大多数老年人情景记忆能力较差；相反，老年人的心理状态得分则呈现左偏态分布（偏度值=－0.894），均值为5.257，位于其75分位点左右，这说明大部分老年人心理状态较好。图5－2反映了老年人的抑郁状况得分分布情况。结合表5－1可知，老年人的抑郁得分均值为17.83。因此，样本所代表的2013年中国老年人，有将近一半存在一定程度的抑郁。

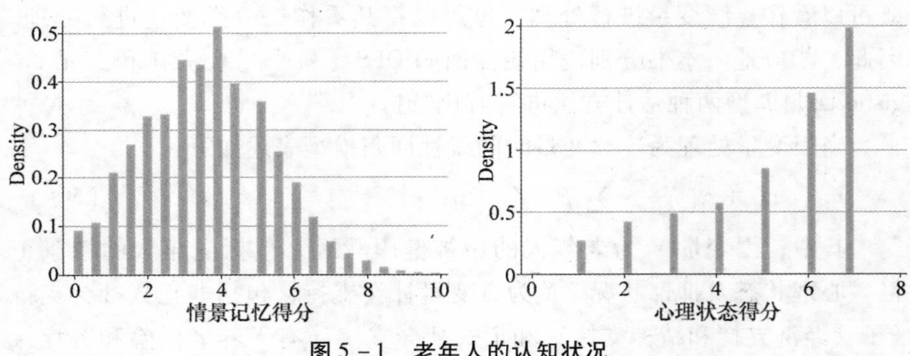

图5－1 老年人的认知状况

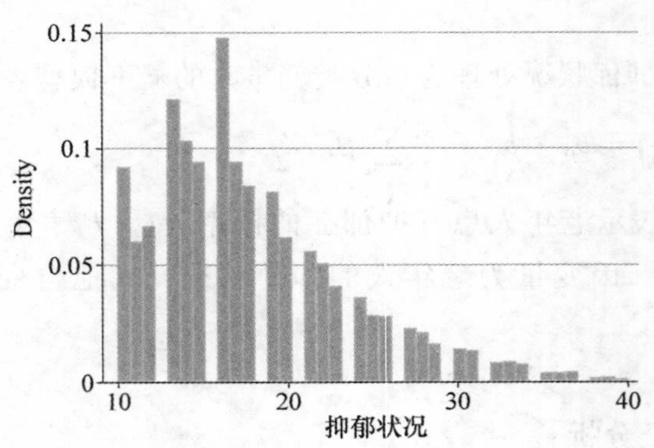

图5－2 老年人的抑郁状况

（2）老年人所获得的社会支持状况

根据表5－1可知，样本所代表的2013年中国老年人中，近乎80%

有养老保险，大约95%的老年人有医疗保险。这说明我国养老保险和医疗保险覆盖率较大。接近90%的老年人或多或少地从子女那获得过经济支持，这说明我国老年人对子女的经济依赖可能较严重。约占56%的老年人和子女经常见面，不足一半的老年人与子女之间经常联系。

2. 社会支持对我国城乡老年人情景记忆和心理状态的影响

表5－3为利用线性回归方法得到的社会支持对老年人情景记忆得分和心理状态得分影响估计结果的汇总。

表5－3　　**社会支持对老年人情景记忆和心理状态的影响**

变量	情景记忆得分		心理状态得分	
	模型1	模型2	模型1	模型2
性别	0.141**	0.014	－0.213***	－0.313***
城乡	0.447***	0.421***	0.550***	0.448***
受教育年限	0.785***	0.679***	1.514***	1.437***
婚姻状况	0.139**	0.077	0.053	0.140
年龄	－0.240***	－0.216***	－0.141***	－0.144***
社交活动	0.331***	0.304***	0.264***	0.168**
失能状况	－0.365***	－0.345***	－0.554***	－0.394***
收入	0.200***	0.137*	0.303***	0.289***
养老保险	—	0.371*	—	0.177
医疗保险	—	0.190	—	0.214
子女经济支持	—	0.081	—	0.131
与子女见面次数	—	0.016	—	0.172**
与子女联系频率	—	0.273***	—	0.128
常数项	1.900***	1.637***	3.434***	3.167***

注：* $p<0.05$，** $p<0.01$，*** $p<0.001$。

对于老年人的情景记忆得分，由模型1可知，所有的控制变量均通过了显著性检验。其中，年龄和失能状况对于老年人的情景记忆得分具有显著负向影响，其余控制变量相反。具体而言，随着年龄的增长，老年人的情景记忆得分呈显著下降趋势；相比于失能老年人，身体机能完好的老年人情景记忆得分较高，这与实际情况相符。与此同时，回归结果表明，与城镇老年人相比，农村老年人情景记忆得分较高；接受过教育、已婚、参加了社交活动的老年人，情景记忆得分越高；收入状况越好的老年人，情景记忆得分越高。在模型1的基础上加入自变量之后，可发现在控制变量中，除了性别和婚姻状况没有通过显著性检验之外，其余控制变量均仍通过了显著性检验。自变量中有无养老保险和与子女联系频率，对老年人的情景记忆得分具有显著影响。从其估计系数来看，自变量中对老年人情景记忆得分影响程度最高的是与子女联系的频率，即与子女经常联系的老年人情景记忆得分较高。

对于老年人的心理状态得分，根据模型1可知，控制变量中除了婚姻状况没有通过显著性检验外，其他控制变量均通过了显著性检验。其中，性别、年龄和失能状况对于老年人的心理状态得分具有显著负向影响，其余控制变量均显著正向影响老年人的心理状态得分。具体而言，年龄越大、身体机能受损的老年人，心理状态得分越低；相较于女性老年人，男性老年人心理状态得分较高；与城镇老年人相比，农村老年人心理状态得分更高；接受过教育的老年人相比于从未上过学的老年人而言，心理状态得分较高；收入状况越好的老年人，心理状态得分越高；身体机能完好、参加了社交活动的老年人，心理状态得分越高，而这与实际情况相符。在模型1的基础上纳入自变量之后，可发现在控制变量中，婚姻状况仍然没有通过显著性检验，其余控制变量依然均通过了显著性检验。在自变量中，仅与子女见面次数显著影响老年人的心理状态得分，从其估计系数来看，与子女经常见面的老年人心理状态得分更高。

3. 社会支持对我国城乡老年人抑郁状况的影响

表5－4为分别利用二元Logistic回归方法和线性回归方法得到的社会支持对老年人抑郁状况影响的估计结果的汇总。

表5－4　**社会支持对老年人抑郁状况的影响**

变量	（1）二元Logistic回归				（2）OLS回归	
	B	Exp（B）	B	Exp（B）	B	B
性别	0.471***	1.602	0.575***	1.776	1.128***	1.642***

续表

变量	(1) 二元 Logistic 回归				(2) OLS 回归	
	B	Exp (B)	B	Exp (B)	B	B
城乡	-0.352***	0.703	-0.543**	0.581	-0.689**	-0.981*
受教育年限	0.025	1.025	0.021	1.021	0.083	0.200
婚姻状况	-0.184*	0.832	-0.281*	0.755	-0.791***	-0.819**
年龄	-0.102***	0.903	-0.149***	0.861	-0.313***	-0.444***
社交活动	-0.239***	0.787	-0.319**	0.727	-0.839***	-0.977***
失能状况	0.988***	2.685	0.874***	2.398	3.133***	2.973***
收入	-0.175**	0.839	-0.081	0.923	-0.620***	-0.484*
养老保险	—	—	-0.194	0.823	—	-0.578
医疗保险	—	—	-0.067	0.935	—	-0.090
子女经济支持	—	—	-0.328*	0.720	—	-1.148**
与子女见面次数	—	—	-0.189	0.828	—	-0.458
与子女联系频率	—	—	-0.181	0.834	—	-0.493
常数项	-0.910***	0.402	0.094	1.098	18.860***	21.020***

注：* $p<0.05$，** $p<0.01$，*** $p<0.001$。表中第2、3列为未加入自变量前利用二元Logistic 回归方法进行估计的结果；第4、5列为纳入自变量后利用二元 Logistic 回归方法进行估计的结果；第6、7列分别为纳入自变量前后利用 OLS 回归进行估计的结果。

根据二元 Logistic 回归结果，由表5-4第2列可知，在控制变量中，除了受教育年限没有通过显著性检验外，其余变量均通过了显著性检验。从其估计系数来看，女性老年人比男性老年人更易患有抑郁症，其概率为1.602；与农村老年人相比，城镇老年人更易患有抑郁症，其概率为1.703（1.703=0.703+1）；未婚、从未参加任何社交活动的老年人更易患有抑郁症；随着年龄的增长，老年人患有抑郁症的概率显著变小；相反，随着收入的提高，老年人患有抑郁症的概率显著变大。除此之外，老年人的身体机能也显著影响老年人的抑郁状况，失能老年人患有抑郁症的概率是身体机能完好老年人的2.685倍。在加入自变量之后，可发现在之前的控制变量中，受教育程度和收入没有通过显著性检验，其余变量仍旧通过了显著性检验，且其对于老年人抑郁状况的影响方向不变。在自变量中，仅有子女的经济支持对老年人的抑郁状况具有显著影响，且其影响方向为负，没有从子女那获得经济支持的老年人更易患有抑郁症，从子女那获得经济支持的老年人患有抑郁症的概率仅为没有从子女那获得过经济支持的老年人的0.72倍。

根据线性回归结果，由表5－4倒数第2列可知，在控制变量中，除了受教育年限对老年人的抑郁状况影响没有通过显著性外，其余控制变量均对老年人的抑郁状况具有显著影响。其中，除了性别和失能状况外，其余控制变量对老年人的抑郁状况均具有显著负向影响。具体而言，相较于男性、身体机能完好的老年人，女性、身体机能受损的老年人抑郁状况更严重；与农村老年人相比，城镇老年人抑郁状况更严重；未婚、从未参加社交活动的老年人比已婚、参加了社交活动的老年人抑郁状况更严重；年龄越小、收入状况越低的老年人，抑郁状况越严重。在加入自变量之后，回归结果表明，在原来的控制变量中，受教育年限依然没有通过显著性检验，其他控制变量均仍旧通过显著性检验，且对老年人抑郁状况的影响方向不变。在自变量中，可发现仅有无从子女那获得经济支持这一核心解释变量显著影响老年人的抑郁状况。相较于从子女处获得经济支持的老年人，没有从子女那获得经济支持的老年人抑郁状况更严重。

（五）结论

根据前文分析结果可得到的结论如下。

一是样本所代表的2013年中国城乡老年人心理状态好于情景记忆，将近一半的老年人存在一定程度的抑郁。在正式支持方面，样本所代表的2013年中国城乡老年人近乎80%有养老保险，大约95%的老年人有医疗保险，这说明我国养老保险和医疗保险覆盖率较大。在非正式支持方面，仅有一半左右的老年人经常与子女见面/联系。

二是正式社会支持中，仅养老保险对老年人的情景记忆具有显著正向影响。而对于老年人的心理状态，正式社会支持无论是养老保险还是医疗保险，均不具有显著改善作用。同样，正式社会支持对于老年人的抑郁状况也不具有显著缓解作用。

三是非正式社会支持中，仅与子女联系频率对老年人的情景记忆具有显著正向影响。对于老年人的心理状态，仅与子女见面次数具有显著的改善作用。与此同时，子女的经济支持对老年人的抑郁状况能够发挥显著的缓解作用。可见，非正式社会支持，无论是子女的经济支持还是精神支持，或多或少地会对老年人的精神健康具有促进作用。

四是社交活动、年龄、城乡同样是影响老年人精神健康不容忽略的因素。数据表明，参加社会活动能够显著促进老年人的精神健康；与此同时，年龄则对于老年人的精神健康发挥着双重作用。一方面，随着年龄的增长，老年人的情景记忆和认知功能呈显著下降趋势；另一方面，随着年龄的增长，老年人的抑郁程度也呈下降趋势，年龄越小的老年人反而更易患有抑郁症。这可能是由于一方面低龄老年人刚刚步入老年期，无法适应退休等角色的转变，再加上身体机能呈现下降趋势，因此可能会产生焦虑等情绪。另一方面，随着年龄的增长，老年人适应了其老年角色，抑郁程度得到有效缓解。但是，其身体机能也在逐渐恶化，因此其情景记忆和心理状况越来越差。从城乡来看，总体而言，农村老年人的精神健康状况显著好于城镇老年人。这可能是因为相较于城镇老年人，大多数农村老年人目前还在从事劳动，而且其主要生活在村落中，社会交往相对较多。

二　老年人精神健康的需求现状与社会支持——基于西安市的实证分析

老年人精神健康的需求现状与影响因素，是老年人精神保障体系建设的实证基础与现实依据。本节以西安市的实证调研为例①，测度评估老年人精神健康需求程度与精神健康水平，探究老年人精神需求与精神健康的个体差异性、群体趋同性与社会分化性，为精神保障机制构建提供实证基础。

（一）调查设计

本调查在西安市及所辖郊县的不同地域位置、不同发展水平的社区、公园、养老院等采用随机抽样法，对60岁以上的老年人展开调研；

① 本节部分内容已在 *Journal of Mental Health* 杂志发表。

并在调研过程中，及时对样本数据进行分析与调整，力图增强调研代表性，最终共收集390份问卷，有效问卷360份，问卷有效率为92%。调研主要内容是老年人精神健康的需求现状，并从社会支持的角度探究影响精神健康的因素，因而此次调研所采用的问卷借鉴了纽芬兰纪念大学幸福度量表（MUNSH）和社会支持评定量表，设计出“西安市老年人精神健康现状调查问卷”。

（二）被调查者精神健康需求现状

老年人需求的满足是其精神保障的出发点与落脚点。基于此，本调查首先统计老年人目前的需求以及满足这些需求所希望得到的帮助来源的频率；其次，将需求与调研中的基础信息进行交叉分析，探究老年需求的群体趋同性与个体差异性；最后将老年人目前最希望得到的需求与最希望得到的帮助来源进行交叉分析，探究支持主体与支持内容的针对性。

1. 老年保障与支持主体的需求描述

表5－5　**老年人的需求与希望的社会支持**　单位:%

目前最大的需求		希望得到的社会支持	
健康需求	58.2	靠自己	46.5
经济需求	30.0	儿女	43.3
亲情需求	19.3	社会	27.2
社交需求	19.0	老伴	20.5
娱乐需求	12.5	国家	20.2
求知需求	4.2	朋友	3.5
		亲戚	2.6

从表5－5中可以看出，老年人目前选择最多的需求是健康需求，经济需求次之，其次是亲情需求与社交需求、娱乐需求，最后是求知需求。根据不同需求的内容，将健康需求与经济需求归类为基础需求，即基础的生活方面；亲情需求与社交需求归类为情感需求，满足各种情感的沟通交流；将娱乐需求与求知需求归类为发展需求，即满足更丰富的

生活发展，由此基础需求、情感需求和发展需求构成老年精神需求的层次性，健康具有首要地位，基础需求托底，情感需求维系，发展需求补充。而未来获得这些需求，自力更生是老年人最大的选择，儿女次之，27.2%的老年人提及需要社会支持，20.2%的老年人提及需要国家支持，这一比例仅稍稍低于配偶支持，亲戚和朋友支持是较少的选择。因此，个人与子女是老年人最期待的支持来源，同时社会化养老也将成为一条必由之路。

2. 老年需求与支持来源的对应性

由于需求的多样性与需求供给方的功能差异，不同需求的提供主体会有差别，因此将老年需求内容与所需求的支持来源进行交叉分析，探究其对应性。

表5－6　**生活需求内容与需求来源交叉分析**　单位：%

	靠自己	老伴	儿女	其他亲属	朋友	社会力量	国家
经济需求	51.6	7.4	17.9	0.0	0.0	12.6	10.5
健康需求	47.0	16.0	18.2	0.6	1.1	12.7	4.4
亲情需求	11.8	25.5	37.3	0.0	0.0	13.7	11.8
社交需求	15.7	7.8	29.4	2.0	7.8	25.5	11.8
娱乐需求	12.1	6.1	18.2	6.1	6.1	42.4	9.1
求知需求	9.1	0.0	27.3	0.0	18.2	36.4	9.1

由表5－6可以看出在经济需求方面，老年人大多希望能够自给自足，在自我无法满足的情况下更多的是希望得到子女的支持。老年人的健康需求主要希望靠自己、子女、配偶满足。就亲情需求而言，子女与配偶在其中发挥着无可替代的满足作用，这也间接说明了老年人精神保障的特殊性。子女与社会是满足老年人社交需求的主体；社会是满足老年人娱乐需求的主体；社会和子女是满足老年人求知需求的主体，朋友在满足其求知需求中也发挥着重要作用。由此可见，老年人对于不同支持主体提供的支持内容具有差异化的需求。根据需求供给主体与需求内容的对应性，老年保障的供给主体及内容的差异性如图5－3所示。

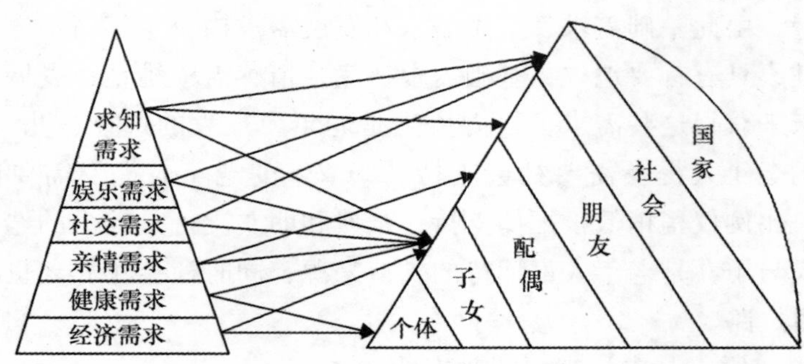

图 5-3　老年保障的支持主体及内容的差异性

从图 5-3 中可进一步看出，每一类需求中，子女都是最重要的支持来源，可见子女是满足老年人各类需求的核心主体。其他各类型需求的满足主体，则随着需求层次的提高，对应的主体以个体为中心向外延伸，即经济与健康需求主要是依靠自己，亲情需求主要依靠配偶，社会成为社交、娱乐与求知需求的主要支持来源。此外，朋友也是提供求知需求的一种重要渠道。若以个体、子女和配偶为核心支持圈层，其余为非核心支持圈层，则可以得出老年基本需求主要靠核心支持圈层来满足，情感需求与发展需求即老年人多样化、多层次的精神需求主要靠非核心支持圈层来满足。

3. 老年需求的个体差异性与群体趋同性

由于老年群体的复杂性与精神需求的主观性，个体身体素质、经济状况与生活状态等内容决定了老年精神需求内容的复杂性，使其具有个体差异性与群体趋同性特征。将老年需求内容与个体的性别、经济满意度、健康满意度和生活幸福感进行交叉分析，进而探究这种差异性与共通性特征。表 5-7 是老年需求与个体特征交叉情况。

表 5-7　**老年需求与个体特征交叉**　单位：%

	性别		健康状况满意度				
	男	女	非常满意	比较满意	一般	比较不满意	非常不满意
经济需求	21.0	20.9	18.3	20.2	23.3	23.6	9.1
健康需求	38.1	43.6	31.7	36.9	43.1	54.2	63.6

续表

	性别		健康状况满意度				
	男	女	非常满意	比较满意	一般	比较不满意	非常不满意
亲情需求	12.5	14.7	13.4	14.6	12.9	12.5	9.1
社交需求	14.4	12.0	19.5	14.1	10.3	8.3	9.1
娱乐需求	10.1	7.1	11.0	10.1	9.5	1.4	9.1
求知需求	3.9	1.8	6.1	4.0	0.9	0	0

	生活幸福感			经济状况满意度				
	充实幸福	一般	孤独无聊	非常满意	比较满意	一般	比较不满意	非常不满意
经济需求	18.0	21.1	33.3	8.5	15.8	27.6	39.3	47.8
健康需求	38.8	45.1	35.1	39.0	42.3	42.5	35.7	39.1
亲情需求	12.4	13.7	17.5	14.6	17.6	8.0	8.9	4.3
社交需求	15.2	12.0	8.8	17.1	12.2	13.8	8.9	8.7
娱乐需求	10.8	7.4	3.5	15.9	8.6	6.9	7.1	0
求知需求	4.8	0.6	1.8	4.9	3.6	1.1	0	0

对于男性和女性的需求差异，在经济需求方面二者比例基本相等，女性对于健康与亲情需求的比例多于男性，而男性对于社交、娱乐和求知方面的需求则多于女性。由此可见女性更关注基础性需求，而男性则更关注一些发展性需求。经济与健康作为老年人的两大需求，与老年人个体对于经济和健康状况的满意度直接相关，即对某方面的满意度越低，对应的需求比例越大。对健康状况满意度最低的老年人群体，健康需求比例是不同类型满意度中最大的；同样对经济状况满意度最低的老年人群体，经济需求比例是不同类型满意度中最大的，由此启发老年需求的满足必须立足于个体的生活状况。最后，对经济与亲情需求的比例最大的是生活中感到孤独无聊的老年人，对社交、娱乐与求知需求的比例最大的是生活充实幸福的老年人，由此印证了需求的层次性，追求更高层次的需求必须建立在基本需求满足的基础上。这说明老年精神保障是一个依赖于经济、服务保障基础的多层次、多样化的保障体系。

（三）被调查者精神健康现状

如调查设计中所述，精神健康现状一方面通过整体的个人感知进行体现，另一方面需要对精神健康进行操作化的具体测量。以下通过对精神生活整体状况、认知与情绪具体指标单独分布、认知与情绪总体分布等进行描述。

1. 精神生活整体状况（见表5－8）

表5－8　**老年人精神生活状况**　单位:%

		频数	百分比
	充实幸福	195	54.2
	一般中等	131	36.4
	孤独无聊	34	9.4
	合计	360	100.0

从总体上看，对于老年人的精神生活状况，54.2%的被调查者表示目前的生活充实幸福，36.4%的被调查者感觉目前的生活一般，还有9.4%的被调查者觉得现在的生活孤独无聊。即，总体精神生活状况较好，但仍有部分老年人精神生活状况欠佳，属于精神保障的弱势群体。

2. 认知状况分析

认知状况由“更喜欢过去还是现在的生活”“是否感到与他人交往过少”“您的健康状况与同龄人相比如何”“您对未来生活的预期是怎样的”四道题构成。从认知中可以看出老年人对个体和社会的感知，具体问题描述如表5－9所示。

表5－9　**认知问题描述**　单位:%

指标	种类	百分比	指标	种类	百分比
喜欢过去还是现在的生活	过去的	11.2	对未来生活的预期	越来越差	5.6
	差不多	14.3		不会有多大变化	22.5
	现在的	74.5		越来越好	71.9

续表

指标	种类	百分比	指标	种类	百分比
健康状况与同龄人比较	比同龄人差	11.5	是否感到交往过少	是	21.0
	差不多	47.2		不清楚	5.4
	比同龄人好	41.3		否	73.7

对于生活认知方面，过去与现在比较，11.2%的被调查者表示更喜欢过去的生活，主要原因是过去有工作，生活比较充实，社会更加平等，人心简单；14.3%的被调查者觉得现在的生活与过去的生活差不多；74.5%的被调查者更喜欢现在的生活，因为现在的物质经济水平得到较大的提升。现在与未来比较，5.6%的被调查者认为未来会越来越差，22.5%的被调查者认为不会有多大变化，71.9%的被调查者认为未来的生活会越来越好，总体而言，绝大多数人对未来生活持乐观态度。

对于健康的认知，11.5%的被调查者认为自己与同龄人相比身体较差，47.2%的被调查者认为自己与同龄人身体健康状况差不多，41.3%的被调查者认为自己与同龄人相比身体较好。对于交往的认知，21.0%的被调查者觉得目前与人交往过少，交往需求不能被充分满足，73.7%的被调查者认为目前的交往需求已经得到满足。

3. 情绪状况分析

情绪状况由“您心情好吗?”“您现在每天做的事情让您开心吗?”“您对周围的人或事满意吗?”“您的心情容易受周围环境影响吗?”四个问题构成（见表5－10）。

表5－10 **情绪问题描述** 单位:%

指标	种类	百分比	指标	种类	百分比
心情	非常不好	5.3	做事是否开心	非常不开心	3.6
	不太好	7.5		不开心	7.5
	一般	17.0		一般	22.9
	好	40.2		开心	43.6
	非常好	29.9		非常开心	22.3

续表

指标	种类	百分比	指标	种类	百分比
对周围人或事是否满意	非常不满意	4.8	心情受周围环境影响程度	非常容易	15.2
	不满意	10.1		比较容易	36.5
	一般	21.3		一般	23.3
	满意	42.0		不容易	16.9
	非常满意	21.8		非常不容易	8.1

从表5-10可以看出，70%的调研对象表示心情很好，65.9%的调研对象对自己现在做的事情感到开心，63.8%的调研对象对周围人或事情满意度较高，可见，总体情绪比较良好。但对于情绪的稳定性（心情受周围环境影响程度），只有25%的人不容易受到影响，超过一半的人（51.7%）容易受到周围环境影响。由此说明，老年人在生活中有着总体良好的情绪状态，但是情绪的稳定性较差，容易受周围环境影响，波动明显。

4. 认知与情绪状况总体分布

为从整体上把握老年人精神健康现状，分别将反映认知和情绪的指标加总，生成情绪、认知和精神健康总的变量。从认知与情绪的描述统计表（见表5-11）中可以看出，样本中认知处于较高水平，情绪处于中等水平，总体精神健康状况较好。同时，以极值、均值和标准差为依据，对情绪认知进行程度划分，主要是人群比较的相对程度。其中，情绪方面，4—10为情绪不好，11—16为情绪一般，17—20为情绪较好；认知方面，4—7为认知不好，8—10为认知一般，11—12为认知较好。程度划分的统计发现，老年人的认知情况总体较好（53.0%），但情绪更多地处于一般状况（71.0%），“不好”和“好”占的比重相差不大。因此，老年人缺乏将积极的认知转化为良好的情绪的机制路径，两者出现较大的差距。表5-12是认知与情绪分布情况。

表 5－11　**情绪与认知描述统计**

	极小值	极大值	均值	标准差
情绪	4	20	13.89	3.040
认知	4	12	10.13	1.797
精神健康	8	32	24.06	4.278

表 5－12　**认知与情绪分布**　单位:%

	认知	情绪
不好	9.2	12.7
一般	37.8	71.0
好	53.0	16.3

（四）精神健康的影响因素分析——基于社会支持的视角

1. 总体经济与生活照料支持来源

从表 5－13 中可以看出，大部分老年人通过政府养老金或企业退休金（85.5%）度过晚年生活，22.6% 的人由儿女供养，在农村的老年人仍然可以通过自己或老伴劳动获得一定收入，其他在本次调研中主要体现为政府开发征地后的失地补助金。大部分老人在没有重大疾病的情况下可以维持自身生活。在遇到紧急情况时，3.6% 的人表示没有任何来源，有来源的老年人中，83.6% 的老年人可以得到子女的支持，这是其最大的支持来源，配偶次之，因为大部分财产是夫妻共同所有。亲戚、官方或半官方组织、朋友也会给予一定的经济支持，同事和非官方组织的经济支持作用较小。在生活居住和照料方面，大部分老年人与老伴、子女或老伴及子女居住在一起，14% 的老年人自己居住，在养老机构居住以及与保姆居住的比例较小。绝大部分老年人依靠自己、老伴及儿女照料，由保姆、社区、养老机构照料的老年人比例较小。这也说明生活照料这项社会支持在我国具有差序格局，家庭居于重要地位。

表5－13　**总体经济与生活照料支持来源**　单位：%

经济支持			生活照料支持		
个人月收入来源	养老金或退休金	85.5	同谁居住	独居	14.0
	儿女供养	22.6		老伴	55.9
	自己的积蓄	14.2		儿女	47.2
	自己或老伴劳动所得	8.1		保姆	2.0
	政府低保金、五保户供养	5.6		养老机构	3.6
	其他	3.9		其他	0.6
遇到紧急情况的经济来源	无	3.6	日常生活照料	老伴	53.0
	子女	83.6		儿女	51.8
	配偶	42.1		靠自己	40.5
	亲戚	11.4		养老机构护理人员	3.4
	同事	2.3		其他亲属	1.4
	朋友	7.3		保姆	1.4
	官方或半官方组织	8.2		社区专业服务人员	0.6
	非官方组织	2.0		其他	0.3
	其他	5.3			

2. 具体支持来源及程度

具体的支持来源包括由子女、配偶构成的家庭支持，社会活动参与和朋友、邻居构成的社会支持，国家社会保险提供构成的国家支持等层面，具体如下。

（1）家庭支持

首先，从子女数量上看，老年人平均拥有2个及以上数量的孩子，这为老年保障提供了数量上的支持，而当前调研的老年人中多是在人口政策调整之前拥有子女的老人。如果随着拥有独生子女的第一代人进入老年时期，子女支持在数量上会呈现下降趋势。在此次调研中，也有10个样本没有孩子，这直接影响到子女支持的来源（见表5－14）。

表 5 - 14 子女数量

	极小值	极大值	均值
儿子数量	0	5	1.30
女儿数量	0	5	1.13
总量	0	7	2.42

表 5 - 15 与孩子见面及联系频次 单位:%

多长时间与子女见面	百分比	多长时间联系子女	百分比
每年一次	3.4	每年一次	0.9
半年一次	2.9	半年一次	0.9
每三个月一次	4.6	每三个月一次	2.3
每月一次	4.3	每月一次	5.5
每半个月一次	2.3	每半个月一次	4.9
每周一次	19.1	每周一次	18.0
每周 2—3 次	9.4	每周 2—3 次	22.6
差不多每天	54.0	差不多每天	44.9

其次，从与孩子见面及联系的频次来看，这也是反映子女支持的一个数量指标。从表 5 - 15 中可以看出，54% 的老年人差不多每天与子女见面，28.5% 的老年人每周可以见到子女，3.4% 的老年人一年之内见一次子女。而无法见面时，老年人与子女联系的频率也较高。总体来看，老人与子女的联系较多，且大多数是一起居住或虽没有一起居住但距离较近。出现这种结果，一方面与选择样本有关，多在城市区域因而联系更为方便；另一方面，也反映出随着交通的便捷性和城市化进程的发展，缩短了父母子女的空间和时间距离。

最后，从子女和配偶中得到的支持程度以及家庭成员的关系来看，这某种程度上反映了家庭支持的数量与质量（见表 5 - 16）。大多数老人处在比较和睦的家庭中（83.6%），35.8% 的老年人总是从子女那里获取支持，37.7% 的老年人经常从子女处获取支持，9.3% 的老年人无法从子女处获得经常性的支持。56.6% 的老年人可以经常从配偶处获取支持，38.9%的老年人无法从配偶处获得经常性支持，一部分是配偶不在无法提供支持，另一部分是配偶患有重病无法提供支持。总体来看，家庭提供的支持和帮助数量和质量均较高，但仍有少数老年人处在矛盾较大、很少从子女或配偶处获得帮助的情况，这些人代表了精神保障亟须关注的人群。

表5－16　**家庭支持程度**　单位:%

子女		配偶		家庭关系	
从不	3.4	从不	35.5	矛盾非常大	1.7
偶尔	5.9	偶尔	3.4	矛盾比较大	3.1
有时	17.3	有时	4.5	一般	11.5
经常	37.7	经常	20.3	比较和睦	47.0
总是	35.8	总是	36.3	非常和睦	36.6

（2）社会与朋友支持

在社会与朋友支持方面，就朋友个数而言，19.7%的老年人一个朋友也没有，28.1%的老年人有1—2个朋友，27.5%的老年人有3—5个朋友，24.7%的老年人有6个及以上朋友。由表5－17可以看出，朋友在老年人遇到急难情况时的经济支持较少。实际上对于老年人来说，朋友更多的是情感支持性功能。遗憾的是，随着老年人年岁增长，部分老年人随迁入城，部分老年人朋友因病离世，其身边的朋友越来越少。邻居作为长期相处的对象，虽然有34.0%的老年人受到邻居的普遍关心，但有25.3%的老年人从未接受过邻居的支持，这离不开现代居住形式对于个体与邻居之间关系的影响，互不相识成为一种常态。此外，团体活动是老年人融入社会获得交流的一个渠道，但64.8%的老年人对于团体活动并不热衷，29.1%的老年人经常参加团体活动，只有6.1%的人是主动参加活动。这表明大部分老年人对于社会参与的认识与行动不足，需要依靠老年人改变自身观念，主动适应社会。

表 5－17　　　　　　　　**社会与朋友支持程度**　　　　　　　　单位：%

可以得到支持和帮助的朋友		与邻居的关系		团体活动参加程度	
一个也没有	19.7	从不关心	25.3	从不参加	30.4
1—2 个	28.1	稍微关心	17.0	偶尔参加	34.4
3—5 个	27.5	有些邻居很关心	23.7	经常参加	29.1
6 个及以上	24.7	大部分邻居很关心	34.0	主动参加组织活动	6.1

（3）国家

国家层面的支持主要通过养老和医疗保险两个方面的提供体现，分别有 4.2% 的人没有享受养老保险，3.6% 的人没有享受医疗保险。而从两者的比较来看，医疗保险的满意度略微高于养老保险（医疗保险满意占 61.1%，养老保险满意占 58.4%）。据调研情况实际来看，对于养老保险满意主要是因为提供了一定的经济保障，不满意的大部分原因是水平过低且具有城乡、职业等人群间的差距。医疗保险为病有所医提供了条件，但由于医疗保险公平性差、报销水平低、受益面窄、报销限制多、药品价格制定不合理、异地就医结算较难等客观原因的存在，也使得一部分人对于医疗保险满意度较低。总之，整体上大部分老年人认为国家提供的医疗保险与养老保险为他们的养老提供了一定生活与健康的物质保障，对这两项制度评价较高（见表 5－18）。

表 5－18　　　　　　　　**养老医疗与保险满意度**　　　　　　　　单位：%

	养老保险	医疗保险
不享受	4.2	3.6
享受/非常不满意	3.9	3.9
享受/比较不满意	8.1	10.4
享受/一般	25.4	21.0
享受/比较满意	38.3	41.5
享受/非常满意	20.1	19.6

3. 社会支持与精神健康交叉分析

为了探究不同层面的社会支持对精神健康的影响方式和效果，将子女和配偶的支持频率、朋友个数、邻居关系和社会活动参与度几个变量作为因变量，与作为自变量的三分的精神健康状况进行交叉分析，如表5－19和图5－4所示。

表5－19　　**支持程度与精神健康状况**　　单位:%

	子女帮助				
	从不	偶尔	有时	经常	总是
不好	66.7	30.0	19.0	11.0	4.0
一般	33.3	60.0	77.6	80.3	77.8
好	0.0	10.0	3.4	8.7	18.3

	配偶帮助				
	从不	偶尔	有时	经常	总是
不好	13.9	25.0	19.0	11.0	4.0
一般	72.1	75.0	77.6	80.3	77.8
好	13.9	0.0	3.4	8.7	19.2

	朋友数量			
	一个也没有	1—2个	3—5个	6或6个以上
不好	25.0	16.8	8.5	3.4
一般	72.1	77.9	83.0	70.1
好	2.9	5.3	8.5	26.4

	邻居帮助			
	从不关心	可能关心	有些关心	大多数关心
不好	18.2	15.3	10.3	9.3
一般	75.0	79.7	84.6	69.5
好	6.8	5.1	5.1	21.2

	社会活动参与			
	从不参加	偶尔参加	经常参加	主动参加
不好	24.0	9.3	6.1	4.8
一般	69.2	81.4	78.8	76.2
好	6.7	9.3	15.2	19.0

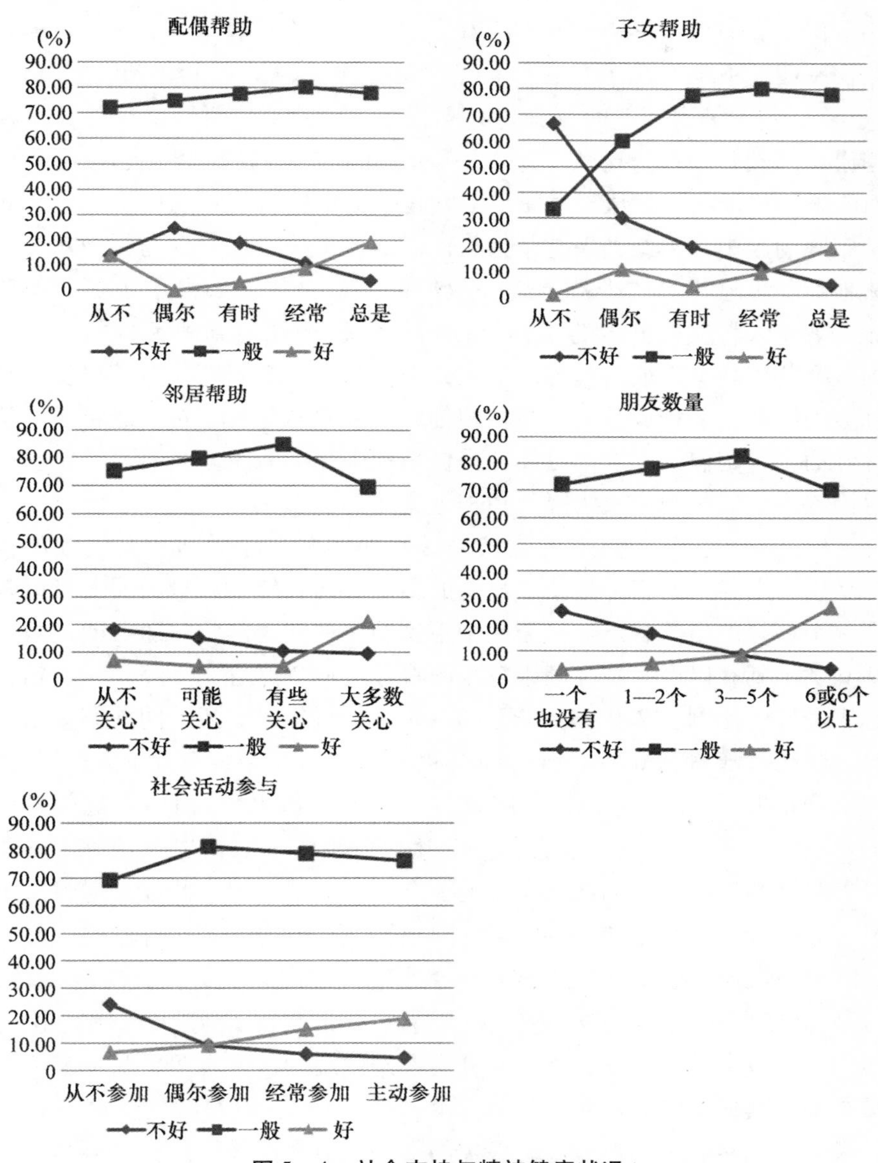

图 5－4 社会支持与精神健康状况

从表 5－19 和图 5－4 中的折线变化可以看出，在家庭的支持层面上，配偶的帮助多少对于精神健康状况的好坏并没有必然的方向性影响，但子女的帮助影响显著。随着子女帮助次数的增加，不良的精神状况比率明显下降（从子女获得帮助的频率从“从未获得”变为“总是获得”，精神健康较差的百分比共降低了62.7%），而乐观状态（精神健康状况较好的百分比从0.0%上升到18.0%），这意味着子女的帮助对于老年人的精神健康至关重要。在传统的中国价值观念中，子女是整个家庭的希望，因此如果老年人从他们的孩子处得到更少的帮助甚至失去他们，也意味着减少甚至失去他们的生活希望。如果给予更多的照顾，老年人将获得更多的幸福，否则他们也可能遭到毁灭性打击。例如，一些失独老人或空巢独居老人，突出面临这个问题。但配偶虽然是社会网络的重要构成部分，与精神健康关系并不显著。对于老年人的特殊性而言，配偶的存在一方面能提供精神寄托，另一方面若因健康状况等因素，配偶甚至会成为降低精神健康的一个来源。

此外，一些其他方面的支持来源，如朋友、邻居和社会活动的参与，也对老年人的精神健康有显著的影响。拥有较多数量的朋友可以建立一个良好的生活状态，显著减少不良的精神健康体验。随着朋友数量从0增加到6以上，精神健康较差的百分比从25%下降到3.4%，精神健康较好的比例从2.9%增加到26.4%。来自邻居的帮助同向调整精神健康状况。随着从邻居获得帮助的频率从“从未帮助”增加到“都很关心和帮助”，精神健康较差的百分比减少了8.9%，而精神健康较好的比例增加了14.4%。最后，对于社会活动的参与情况，老年人越积极参与社会活动，他们将更大可能拥有更好的精神健康状况。对于从来没有参与社会活动的老年人群体，24.0%在精神健康方面较差，只有6.7%精神健康较好；与此相反，老年人积极参与社会活动的群体，4.8%属于精神健康较差的群体，精神健康状况较好的比例可达到19.0%。以上关于朋友、邻居和社会参与的统计数据表明，除了家庭成员之外，其他群体的社会支持可以对一个人的精神健康产生巨大影响。如果一个人能够得到他人丰富多样的支持，他将比其他人更有可能拥有较好的精神健康；否则，将更可能拥有较差的精神体验。正如前面关于流动老年人的报告，一些随迁老人成为精神保障中的弱势群体。

总之，来自子女的帮助可以明显减少不良的认知和情绪，但不能明显增加积极体验的感觉。相反，朋友、邻居和参与社会活动可以促进精神健康，但对减少认知和情绪的不良影响作用没有子女的影响效果强烈。在传统的中国家庭观念中，子女是家庭不可缺少的因素，而其他的支持交往只是一种辅助。依据激励理论，子女支持对于老年人精神健康是一种保健因素，如果有不会有太明显的正向影响，但如果缺少则会有明显的负向作用；而朋友、邻居的支持以及社会活动的参与，对老年人精神健康是一种保健因素，如果没有不会有太大的负向影响，但如果有则具有显著的正向影响。这直接决定了老人自身与社会的接触程度和情感的寄托能力。因此，在老年精神保障中要识别不同社会网络支持的作用发挥，针对性地选择保障的供给主体，实现保障效应的最大化。

4. 老年人精神健康影响因素的回归分析

基于社会支持的角度探究老年人精神健康的影响因素，选取各项测量精神健康水平的指标加总生成的总体精神健康作为因变量，自变量和控制变量的选择如下。

自变量：自变量为社会支持主体，对社会支持进行操作化，在“多长时间见到孩子”“和孩子不在一起住的时候，多长时间跟孩子联系一次”“有无配偶”“从配偶中得到帮助的程度”“从子女中得到帮助的程度”“有多少个关系密切，可以得到支持和帮助的朋友”“与邻居的交往程度”“团体组织活动的参与程度”“享受养老保险及满意度”“享受医疗保险及满意度”等方面测量社会支持的主体和数量。

控制变量：由于需要探究的是社会支持网络与精神健康的关系，因而将个体人口特征作为控制变量，具体包括性别、年龄、文化程度、个人经济状况、个人健康状况五个方面。其中，性别是定类变量，在纳入回归方程时构造虚拟变量；年龄是连续性变量，文化程度、个人经济状况、个人健康状况是定序变量，近似看作连续性变量，均直接纳入回归方程，各个控制变量的定义如表 5－20 所示。

表 5－20　**控制变量**

变量名称	变量赋值
性别	0＝男；1＝女
年龄	

续表

变量名称	变量赋值
文化程度	1=未受过教育/受过一点教育；2=小学；3=初中；4=高中及中专；5=大专及本科
个人经济状况	1=非常满意；2=非常不满意；3=一般；4=满意；5=非常满意
个人健康状况	1=非常满意；2=非常不满意；3=一般；4=满意；5=非常满意

由于精神健康状况可近似看作连续性变量，因而从性别、年龄、经济和健康状况等基础人口特征以及社会支持主体的角度通过多元逐步线性回归分析精神健康的影响因素。首先简化社会支持指标，需要对社会支持的 10 个项目进行因子分析。在进行因子分析之前，需要进行 KMO 测度和 Bartlett 球形检验。结果显示，KMO 值为 0.61，能够做因子分析；Bartlett 球形检验结果也达到了 0.01 显著性水平，表明数据适合因子分析。采用主成分因子分析方法，根据特征值大于 1 的原则，经过最大方差旋转法，共抽取 4 个因子，根据因子负载，这些因子分别命名为子女支持、配偶支持、友邻支持、国家制度支持，见表 5－21。

表 5－21 **社会支持因子分析矩阵**

	成分			
	子女支持	配偶支持	友邻支持	国家支持
见孩子频率	0.808	－0.011	－0.013	0.029
联系孩子频率	0.817	0.054	0.057	0.046
子女帮助的次数	0.766	－0.102	0.248	0.028
有无配偶	－0.061	0.952	0.022	0.025
配偶帮助的次数	0.017	0.942	0.127	0.040
几个朋友	0.078	0.059	0.782	0.095
邻居帮助	0.082	0.077	0.736	0.143
团体活动	0.078	0.019	0.742	0.038
养老保险	0.022	0.028	0.181	0.878
医疗保险	0.067	0.034	0.074	0.901

在回归过程中，首先将控制变量纳入多元线性回归方程，观察控制

变量对精神健康状况的影响，其次对于社会支持因子，以个人家庭为中心，分别将子女、配偶、友邻、国家制度四个支持因子纳入回归方程，结果如表 5－22 所示。

表 5－22　**精神健康状况线性回归方程**

	模型 1		模型 2	
	B	Beta	B	Beta
常数项	11.832***		15.686***	
性别	0.929*	0.113*	0.901*	0.110*
年龄	0.022	0.040	0.006	0.012
文化程度	－0.123	－0.039	－0.185	－0.059
经济状况满意度	1.121***	0.288***	0.638**	0.164**
健康状况满意度	1.580***	0.394***	1.390***	0.347***
子女支持	—	—	0.855***	0.209***
配偶支持	—	—	－0.029	－0.007
友邻支持	—	—	0.825***	0.203***
国家制度支持	—	—	0.791***	0.198***

注：*** 代表 0.001 的显著性水平，** 代表 0.01 的显著性水平，* 代表 0.1 的显著性水平

基于数据结果，构建老年人精神健康的影响因素模型如下：

MH（*Mental Health*）＝1.390*health*＋0.901*gender*＋0.855*offspring support*＋0.825*neighboor&friends support*＋0.791*nation system support*＋0.638*economics*　（5－3）

根据上述线性回归方程的系数表，模型 1 回归结果显示，控制变量中，性别、经济状况满意度和健康状况满意度对精神健康的影响通过显著性检验，并且均对精神健康状况具有显著性的正向影响。具体而言，女性比男性具有更好的精神健康状况。传统上认为女性由于相对较低的生活压力与更好的精神释放从而拥有更好的精神健康，女性的人均预期寿命高于男性也说明这一问题，本书结论与此相符。经济和健康状况的满意度越高，精神健康状况越好，由于较好的精神健康依赖于更好的精神需求满足，而精神需求的满足以经济、健康等基础性生活需求满足为

基础。此外，从标准化回归系数中可以看出，健康对于精神健康的影响程度是最高的，由于与年龄增长相伴随的是身体机能的下降，因此身体健康是影响老年人精神健康的首要因素。

模型 2 的回归结果显示之前的控制变量性别、经济状况满意度和健康状况满意度仍旧通过显著性检验，子女支持、友邻支持和国家支持通过了显著性检验，而年龄、文化程度和配偶的支持对精神健康状况没有显著性影响。具体而言，各个变量均是正向影响，即老年人得到的子女、友邻和国家制度支持度越高，精神健康状况越好。而从标准化回归系数看，各个变量中影响程度最高的是健康状况满意度、子女支持和友邻支持，其次依次是国家制度支持、经济状况满意度和性别。在几个支持因子中，影响程度是子女支持大于友邻支持大于国家制度支持，这与传统的社会关系差序格局的认知基本一致，家本位文化使得家庭尤其是子女是老年人的核心保障来源。但其中配偶是个特殊因素，理论上配偶是家庭支持的重要来源，理应对精神健康状况起到良好的预测作用，但或许由于调研对象的特殊性，老年人群的配偶一方面是精神的寄托和依靠，但另一方面若配偶身体健康或生活态度较差也是老年人生活的另一种“负担”。也可能是长期丧偶独居，使老年人有了生活适应性，有待进一步研究。

因此，通过以上分析可以得出：

（1）老年人的需求尤其是精神需求具有层次性，更高层次的需求依赖基础需求的实现。不同精神保障的供给主体具有功能差异，基础层次的需求主要由家庭等核心圈层提供，更高层次的精神需求更多由朋友等非核心圈层提供。

（2）被调查老年人整体精神健康状况较好，但稳定性差；认知情况较好而情绪较差，缺少将良好的认知转化为积极的情绪体验的路径机制。

（3）性别、经济及健康状况满意度对老年人精神健康状况具有显著性影响，健康的满意度是影响老年人精神健康最主要的因素。

（4）对于支持的主体，子女支持、友邻支持、国家制度支持对老年人精神健康状况有显著性影响。子女支持强于友邻支持强于国家制度支持，呈现出层次性，不同支持主体对于老年人精神健康的影响程度不同。在支持的功能方面，子女的支持作用作为一种保健因素主要在于维系，朋友、邻居等社会参与支持作为一种激励因素主要在于补充提高。

因此，在老年精神保障中，要识别不同社会网络支持的作用发挥，针对性地选择保障的供给主体，实现保障效应的最大化。

三　老年人健康养老、精神认知与社会支持——基于镇安县的实证分析

伴随健康老龄化战略的实施，老年人精神健康问题逐渐成为养老保障问题研究的主要议题。本部分以镇安县实地调研数据为依据，借鉴已有的成熟的心理学量表，通过老年人精神健康测量的多维指标体系，评估老年人的精神健康状态，探究老年人精神健康的影响因素，为老年人健康养老及精神保障机制的构建提供实证基础与现实依据。

（一）调查设计

本调查在镇安县及所辖村镇的不同地域位置、不同发展水平的社区、公园、养老院等地，采用随机抽样法对50岁以上的老年人展开调研；并在调研过程中由经过统一培训的调查员进行入户调查，最终共收集142份问卷，有效问卷138份，问卷有效率97%。调研主要内容是老年人健康养老、精神认知与社会支持现状，并以此探究影响老年人精神健康的因素。因此，此次调研所采用的调查问卷借鉴中国健康与养老追踪调查（CHARLS）的调查问卷，使用简易精神状态评价量表（MMSE）、孤独感自评量表（UCLA）、纽芬兰纪念大学幸福度量表（MUNSH）与老年抑郁量表（GDS）与社会支持评定量表等成熟的心理学量表，设计出“中国老年人健康养老、精神认知与社会支持调查问卷”。

表5－23　**调查对象基本信息**　单位:%

性别	比例	年龄	比例	受教育程度	比例	退休前所在单位	比例	健康状况	比例
男	65.9	低龄	21.0	未受教育	40.5	机关事业单位	10.1	比较差	15.2
		中低	45.6	小学	24.6	企业单位	9.4	差一些	9.4
女	34.1	中龄	26.8	中学	28.9	农业生产	60.1	一般	46.3
		高龄	6.5	大专及以上	5.8	其他	20.2	健康	28.9

（二）被调查者的社会支持与社会参与现状

1. 老年人社会支持现状

老年人的社会支持状况使用社会支持评定量表进行测量。量表中，社会支持分为客观支持、主观支持与对支持的利用度。客观支持也称实际社会支持，包括物质上的直接援助和社会网络、团体关系的直接存在和参与，是客观存在的现实，这是人们赖以满足其社会、生理和心理需求的重要资源；量表中由“近一年来的居住安排”“过去，在您遇到紧急情况时，曾经得到的经济支持和解决实际问题的帮助的来源有哪些”“得到的安慰和关心的来源有哪些”三个问题组成。主观体验到的支持也称领悟社会支持，即个体所体验到的情感上的支持，也就是个体在社会中受尊重、被支持、被理解因而产生的情感体验和满意程度，与个体的主观感受密切相关；量表中由“您有多少关系密切的朋友”“与邻居、同事之间的关系”“从家庭成员得到的支持与照顾”三个问题组成。对支持的利用度是个体对社会支持的利用情况，有些人虽然可以获得支持，却拒绝别人的帮助，某种程度上体现了客观支持的有效性；量表中由“您遇到烦恼时的倾诉方式、求助方式”“对于团体组织活动的参与度”两个问题组成。根据社会支持评定量表的计算方式，社会支持总分由客观支持、主观支持与对支持的利用度相加总分表示，表5－24为老年人社会支持总体状况。

表5－24　　**老年人社会支持总体状况**

性别	最小值	最大值	均值	标准差
男性	12	49	30.68	8.13
女性	21	48	32.10	6.68
total	12	49	34.86	7.91

运用方差分析对被调查者的客观支持、主观支持与对支持的利用度三个维度进行具体比较，见表5－25。不同性别在客观支持、主观支持与对支持的利用度上没有显著差异。不同年龄组在对支持的利用度上存在显著差异。进一步检验发现，80岁以上的老年人对支持的利用

度显著高于50—60岁、61—70岁、71—80岁组（$p<0.1$）；不同年龄组在获得的主观支持与客观支持上无显著差异。受教育程度组在客观支持、主观支持与对支持的利用度上差异显著，具体来说，随着受教育程度越来越高，老年人获得的客观支持呈递增趋势，即老年人在获得的物质方面等的实际支持越来越多；中学、大专及以上学历在获得的主观支持与对支持的利用度上显著高于未受教育组与小学组（$p<0.05$，$p<0.1$），即受教育程度越高，老年人社会支持网络越大，能够得到更多的经济及情感支持来源，而且更愿意向身边的人倾诉烦恼，具体见表5－25。

表5－25　**老年人社会支持情况比较（$\bar{x}\pm s$）**

项目		客观支持	F	主观支持	F	支持利用度	F
性别	男	6.93 (3.16)	0.42	18.09 (4.80)	0.21	5.50 (2.14)	0.74
	女	7.26 (2.23)		18.46 (4.36)		5.85 (2.59)	
年龄	50—60岁	6.64 (3.00)	0.64	17.64 (4.98)	0.51	4.93 (1.84)	2.17*
	61—70岁	6.98 (2.73)		18.09 (4.64)		5.63 (2.28)	
	71—80岁	7.56 (3.01)		18.62 (4.19)		5.86 (2.49)	
	>80岁	6.77 (3.03)		19.55 (5.59)		7.00 (2.73)	
受教育程度	未受教育	6.27 (2.95)	3.17**	17.33 (4.42)	3.82**	5.16 (2.36)	2.51*
	小学	7.11 (2.55)		17.38 (5.33)		5.41 (2.03)	
	中学	7.90 (2.97)		20.21 (4.08)		6.39 (2.40)	
	大专及以上	8.12 (1.45)		18.12 (3.13)		6.00 (1.77)	

续表

项目		客观支持	F	主观支持	F	支持利用度	F
健康状况	无劳动能力	6.34 (3.31)	2.99 **	18.86 (5.31)	2.71 **	5.26 (2.59)	0.36
	病残	7.00 (2.27)		19.76 (3.83)		5.61 (2.10)	
	一般	6.63 (2.85)		17.07 (4.62)		5.81 (2.39)	
	健康	8.15 (2.58)		19.25 (4.19)		5.52 (2.09)	
退休前工作类型	机关事业单位	7.78 (2.22)	4.45 ***	19.57 (3.83)	0.72	6.28 (2.49)	1.07
	企业单位	9.38 (3.99)		18.53 (3.28)		6.30 (2.09)	
	从事农业生产	6.52 (2.90)		17.81 (4.86)		5.39 (2.35)	
	其他	7.21 (1.75)		18.67 (4.64)		5.71 (2.15)	

注：*** $p<0.01$，** $p<0.05$，* $p<0.1$。

不同的健康状况在获得的客观支持与主观支持上存在显著差异（$p<0.05$，$p<0.05$），在对支持的利用度上无显著差异。具体来说，病残但有劳动力与健康的老年人比健康状况一般与丧失劳动力的老年人获得更多的客观支持与主观支持。退休前的工作类型在客观支持上存在显著差异，在主观支持与对支持的利用度上无显著差异。具体来说，从事农业生产的老年人在获得的客观支持、主观支持与对支持的利用度上要低于退休于机关事业单位、企业单位与其他单位的老年人。相比来说，从事农业生产的老年人一般受教育程度较低（$p<0.01$），其社会关系网络较小，所能获得的关心和帮助的来源有限。频数统计发现，从事农业生产的老年人所获得的关心和帮助的来源主要是配偶及其他家人，占比70%。

2. 老年人社会参与现状

老年人的社会参与可以使他们在社会参与的过程中获得尊严，感受到自己生命的价值和意义；从生理与心理层面来讲，社会参与可以使老年人的精神和体力的衰弱速度减缓，保持身体及精神健康。老年人社会参与主要包括老年人社会参与意愿与社会参与行为。社会参与意愿使用老年人社会参与意愿量表得分表示，得分越高表示老年人社会参与意愿越强；社会参与行为主要以是否积极参加团体组织活动代表老年人的社会参与状况（1 = 从不参加，2 = 偶尔参加，3 = 经常参加，4 = 主动参加并积极活动）。表 5 – 26 为老年人社会参与总体状况，包括老年人的社会参与意愿及社会参与行为；表 5 – 27 从老年人的性别、年龄、受教育程度、健康状况和退休前工作类型五个基本特征来进行社会参与意愿及社会参与行为的具体比较。

表 5 – 26　　**老年人社会参与总体状况**

	性别	最小值	最大值	均值	标准差
社会参与意愿					
	男性	12	42	29.24	7.21
	女性	13	39	27.59	5.76
	total	12	42	28.68	6.77
社会参与行为					
	男性	1	4	1.84	0.99
	女性	1	4	1.63	0.94
	total	1	4	1.77	0.98

表 5 – 27　　**老年人社会参与情况比较（$\bar{x} \pm s$）**

项目		社会参与意愿	F	社会参与行为	F
性别	男	29.36（7.27）	2.41	1.82（0.99）	1.57
	女	27.51（5.66）		1.61（0.93）	
年龄	50—60 岁	28.25（7.62）	0.65	1.45（0.88）	3.91 **
	61—70 岁	28.13（5.56）		1.63（0.85）	
	71—80 岁	29.97（8.26）		2.16（1.09）	
	>80 岁	29.44（5.57）		2.00（1.11）	

续表

项目		社会参与意愿	F	社会参与行为	F
受教育程度	未受教育	26.18（6.48）	7.82^{***}	1.40（0.76）	10.47^{***}
	小学	28.26（5.78）		1.52（0.75）	
	中学	32.02（6.19）		2.31（1.14）	
	大专及以上	32.50（8.45）		2.37（0.74）	
健康状况	丧失劳动力	29.00（6.03）	2.60^{*}	1.43（0.84）	1.96
	病残有劳动力	25.69（6.63）		1.76（1.16）	
	一般	27.92（7.29）		1.69（0.92）	
	健康	30.87（5.95）		2.02（1.02）	
退休前工作类型	机关事业单位	35.35（4.93）	8.75^{***}	2.5（0.94）	3.45^{**}
	企业单位	32.92（6.98）		1.76（1.01）	
	从事农业生产	27.28（6.61）		1.62（0.96）	
	其他	27.92（5.48）		1.78（0.87）	

注：$^{***}p<0.01$，$^{**}p<0.05$，$^{*}p<0.1$。

被调查者的社会参与具体情况显示，不同性别的老年人在社会参与意愿与社会参与行为上没有显著差异，相对而言，男性老年人比女性老年人有更强的社会参与意愿、更多的社会参与行为。不同年龄组在社会参与行为上存在显著差异（$p<0.05$），具体来说，71—80 岁、80 岁以上老年人比 50—60 岁、61—70 岁老人有更多的社会参与行为，同时高龄组比中低龄组老年人有更强的社会参与意愿，这可能与本次调研区域有关。被调查者中更多地从事农业生产，中低龄组的老年人仍然需要继续从事农业生产以维持生活水平，所以社会参与意愿较低与社会参与行为较少。不同受教育程度的老年人在社会参与意愿与社会参与行为上存在显著差异（$p<0.01$，$p<0.01$），检验后发现，老年人受教育程度与老年人社会参与意愿、社会参与行为之间呈正相关关系。随着老年人受教育程度的提高，老年人社会参与意愿越来越强，社会参与行为也越来越多。

不同健康状况的老年人在社会参与意愿上有显著差异（$p<0.1$）。整体来说，老年人身体越健康，其社会参与意愿越高，社会参与行为越多。但是丧失劳动能力的老年人社会参与意愿较身体状况一般的老年人

强，由于身体条件的限制，其社会参与行为较少。退休前工作类型在社会参与意愿与社会参与行为上存在显著差异（$p<0.01$，$p<0.05$），进一步检验发现，机关事业单位与企业单位退休的老年人，社会参与意愿较高，社会参与行为也较多；从事农业生产的老年人在社会参与意愿与社会参与行为上相比于其余三组来说较低，他们依然继续从事农业生产以维持生活水平，所以社会参与意愿较低，社会参与行为也相对不多。

（三）被调查者的精神健康现状

如研究设计中所述，老年人的精神健康状况通过认知功能、孤独感、幸福感及抑郁度四个维度来综合表现，即以简易精神状态评价量表（MMSE）、孤独感自评量表（UCLA）、纽芬兰纪念大学幸福度量表（MUNSH）与老年抑郁量表（GDS）的具体测量得分来表示。以下通过对认知功能、孤独感、幸福感及抑郁度四个维度得分的具体状况及精神健康整体状况比较等方面进行描述。

1. 老年人认知功能

简易精神状态评价量表（MMSE）共分为定向力、记忆力、注意力和计算力、回忆能力及语言能力四个维度共30分，每题0—1分，得分越高认知功能越健全，判别标准为：27—30分正常，21—27分认知功能障碍，低于20分严重认知功能障碍。被调查老年人认知功能水平平均得分22.78分，最小值是5，最大值是30；男性老年人认知功能水平均值大于女性老年人，且30.4%的男性老年人认知功能正常，多于23.9%的认知功能障碍者，而女性老年人正好相反，说明男性老年人认知功能水平较女性老年人高。总体来看，36.9%的老年人认知功能正常，44.9%的老年人存在轻微的认知功能障碍，另有18.1%的老年人具有较严重的认知功能障碍，这表明被调查者整体上认知功能正常，但仍存在一些认识功能障碍者。具体如表5－28、表5－29所示。

表5－28　**老年人认知功能总体状况**

性别	最小值	最大值	平均值	标准差
女性	9	30	21.46	5.42

续表

性别	最小值	最大值	平均值	标准差
男性	5	30	23.47	6.11
total	5	30	22.78	5.94

表 5-29　**老年人认知功能具体分布**　单位:%

认知功能	性别		*total*
	女性	男性	
正常	6.5（9）	30.4（42）	36.9（51）
认知功能障碍	21.0（29）	23.9（33）	44.9（62）
严重认知功能障碍	6.5（9）	11.6（16）	18.1（25）
合计	34.1（47）	65.9（91）	100（138）

2. 老年人孤独感

UCLA 孤独感自评量表共有 20 个条目（包括 9 道反序计分条目），每题 1—4 分，总分 80 分，得分越高表示孤独感水平越高。如表 5-30 所示，老年人孤独感水平平均得分 42.56 分，最小值是 22，最大值是 75。整体来说，被调查者男性老年人孤独感要稍高于女性老年人。

表 5-30　**老年人孤独感总体状况**

性别	最小值	最大值	平均值	标准差
女性	22	67	41.61	10.67
男性	23	75	42.72	10.82
total	22	75	42.34	10.75

3. 老年人幸福感

MUNSH 幸福度量表由 24 个条目组成：10 个条目反映正性和负性情感，其中 5 个条目反映正性情感（PA），5 个条目反映负性情感（NA）；14 个条目反映正性和负性体验，其中 7 个条目反映正性体验（PE），另 7 个条目反映负性体验（NE），总的幸福度 = PA - NA + PE -

NE。评分标准：对每项回答“是”计2分，答“不知道”计1分，答“否”计0分。第19项答“现在住地”计2分，“别的住地”计0分。第23项答“满意”计2分，“不满意”计0分。总分＝PA－NA＋PE－NE，得分范围为－24—＋24。为了便于计算，常加上常数24，记分范围为0—48。由表5－31可知，老年人幸福度测量得分平均值为31.92分，最小值是2，最大值是48。男性老人幸福感平均分31.19，小于女性老人的幸福感平均分33.31与总均分31.92，表明男性老年人的幸福感略低于女性老年人，而孤独感方面则刚好相反。这说明了幸福感与孤独感的对应性，老年人更高的孤独体验可能会降低其幸福感。

表5－31　**老年人幸福感**

性别	最小值	最大值	平均值	标准差
女性	2	48	33.31	11.47
男性	3	48	31.19	13.52
total	2	48	31.92	12.86

4. 老年人抑郁水平

GDS老年抑郁量表共有30个条目，每个条目要求被测者回答“是”或“否”，括号中的回答表示抑郁，与其回答一致得1分。量表的评判标准一般为：总分为0—10分，属正常；11—20分，为轻度抑郁；21—30分，则为中重度抑郁。如表5－32可知，老年人的抑郁水平平均值为11.68，最小值是1，最大值是28。由表5－33可知，48.5%的老人处于正常水平，36.2%的老人处于轻度抑郁水平，15.2%的老人处于中重度抑郁水平。样本均值处于轻度抑郁范围之内，表明被调查者整体抑郁水平一半处于正常范围，但另一半有着程度不同的抑郁体验。

表5－32　**老年人抑郁状况总体分布**

性别	最小值	最大值	平均值	标准差
女性	1	27	11.17	6.42
男性	2	28	11.95	7.22
total	1	28	11.68	6.94

表 5 - 33 **老年人抑郁状况具体分布** 单位:%

抑郁水平	性别		total
	女性	男性	
正常	15.9 (22)	32.6 (45)	48.5 (67)
轻度抑郁	14.5 (20)	21.7 (30)	36.2 (50)
中重度抑郁	3.6 (5)	11.5 (16)	15.2 (21)
合计	34.1 (49)	65.9 (91)	100 (138)

5. 老年人精神健康现状

(1) 老年人精神健康状况比较

老年人的精神健康状况通过认知功能、孤独感、幸福感及抑郁水平四个维度来综合表现。对于老年人精神健康现状的评估，仍使用方差分析，首先从人口基本特征即性别、年龄、受教育程度、健康状况与退休前工作类型五个方面来具体分析比较。老年人精神健康状况比较结果见表 5 - 34 和图 5 - 5。

表 5 - 34 **老年人精神健康状况比较（$\bar{x}$ ± s）**

项目		认知功能	F	孤独感	F	幸福感	F	抑郁	F
性别	男	23.49 (6.08)	4.60**	42.76 (10.72)	0.09	31.34 (13.43)	0.21	11.88 (7.17)	0.01
	女	21.26 (5.48)		42.18 (10.81)		32.38 (12.17)		11.75 (6.92)	
年龄	50—60 岁	23.45 (5.96)	2.91**	46.35 (9.93)	2.88**	28.45 (13.44)	3.12**	13.54 (7.44)	2.94**
	61—70 岁	22.70 (5.59)		43.01 (11.18)		30.06 (12.87)		12.75 (6.57)	
	71—80 岁	23.45 (5.84)		39.00 (10.63)		36.81 (11.80)		9.29 (6.98)	
	>80 岁	17.33 (7.19)		40.88 (4.98)		33.77 (12.18)		9.77 (7.31)	

续表

项目		认知功能	F	孤独感	F	幸福感	F	抑郁	F
受教育程度	未受教育	19.50 (6.18)	14.55***	44.20 (10.73)	4.66***	29.18 (13.40)	4.83***	13.76 (7.92)	4.90***
	小学	23.35 (5.88)		45.52 (11.85)		28.50 (13.5)		12.76 (6.98)	
	中学	26.19 (2.84)		37.56 (8.36)		37.80 (8.95)		8.85 (4.70)	
	大专及以上	26.00 (4.14)		43.50 (9.10)		32.62 (15.88)		9.00 (5.63)	
健康状况	比较差	20.17 (6.73)	3.40**	41.73 (10.05)	1.28	27.52 (12.31)	9.09***	13.69 (6.41)	8.8***
	差一些	22.23 (4.93)		45.92 (12.27)		25.07 (16.01)		15.61 (7.75)	
	一般	22.40 (6.19)		43.57 (11.71)		29.54 (12.85)		13.09 (7.30)	
	健康	24.87 (4.74)		40.27 (8.48)		39.82 (8.28)		7.47 (4.57)	
退休前工作类型	机关事业单位	26.78 (3.49)	4.67***	35.71 (7.30)	4.23***	42.42 (6.90)	4.46***	5.78 (3.40)	7.62***
	企业	25.69 (6.44)		36.69 (8.30)		32.84 (12.32)		8.76 (5.96)	
	农业生产	21.57 (22.9)		43.97 (11.47)		29.45 (13.83)		13.72 (7.49)	
	其他	22.72 (5.95)		44.32 (10.71)		32.78 (10.08)		10.42 (4.84)	

注：*** $p<0.01$，** $p<0.05$，* $p<0.1$。

从表5－34和图5－5中的折线变化可以看出，不同年龄组在认知功能、孤独感、幸福感及抑郁水平上都有显著差异（$p<0.05$）。进一步检验发现，50—60岁组、61—70岁组、71—80岁组的认知功能显著高于80岁以上组（$p<0.05$）；50—60岁组、61—70岁组在孤独感与抑郁水平上显著高于71—80岁组与80岁以上组；71—80岁组、80岁以上组在幸福感上显著高于50—60岁组与61—70岁组（$p<0.05$）。

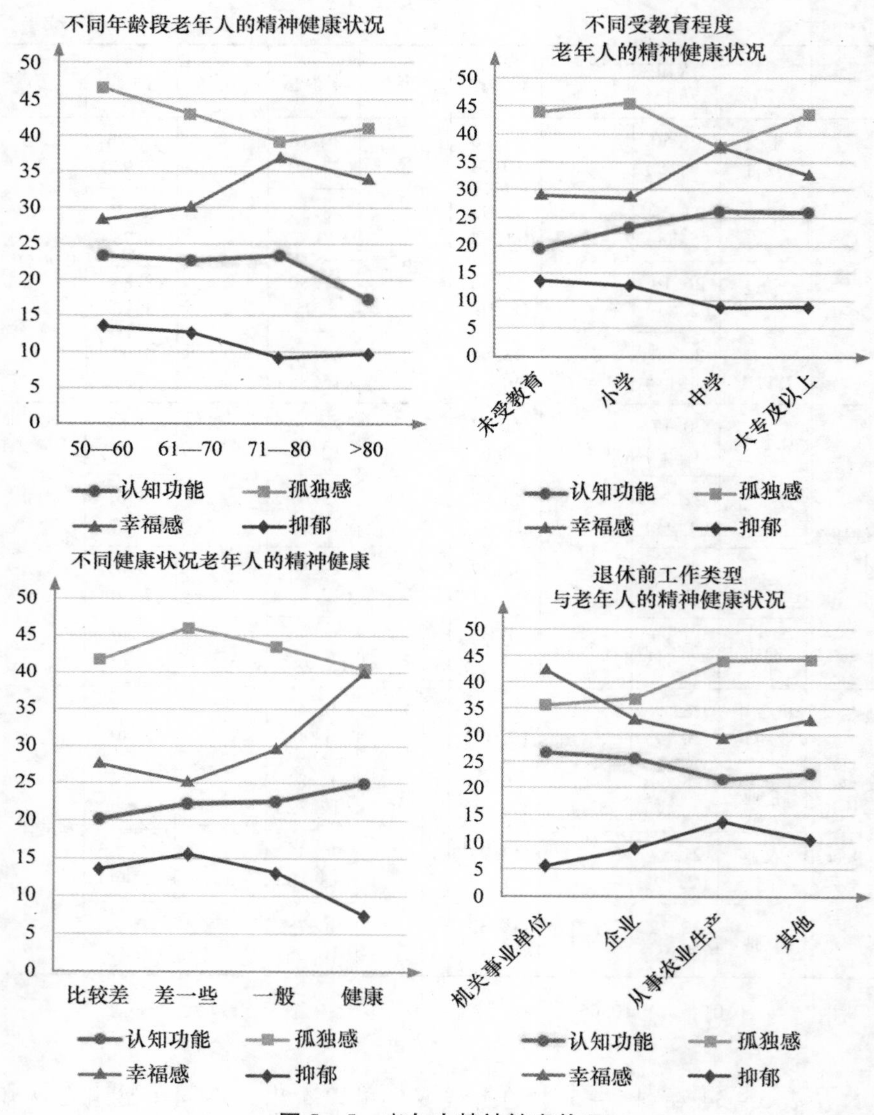

图 5－5　老年人精神健康状况

不同受教育程度组在认知功能、孤独感、幸福感及抑郁水平上都有显著差异（$p<0.01$）。进一步检验发现，中学、大专及以上学历在认知功能上显著高于小学及未受教育，未受教育的认知功能水平最低；中

学学历在孤独感及抑郁水平上显著低于未受教育、小学与大专及以上学历（$p<0.01$）；但是中学学历在幸福感上显著高于未受教育、小学与大专及以上学历（$p<0.01$）。

健康状况组在认知功能、幸福感及抑郁水平上都有显著差异（$p<0.05$、$p<0.01$、$p<0.01$），在孤独感上无显著差异。健康、一般和差一些的健康状况在认知水平上显著高于健康比较差的情况（$p<0.05$）；健康、一般的健康状况在幸福感上显著高于健康状况较差的人群（$p<0.01$）；健康状况较好的人群在抑郁水平上显著低于健康状况一般、差一些和比较差的人群（$p<0.01$）。

退休前工作类型在认知功能、孤独感、幸福感及抑郁水平上均有显著差异（$p<0.01$）。从事农业生产和其他职业的人群在认知功能上显著低于机关事业单位和企业单位的人群（$p<0.01$）；从事农业生产和其他职业的人群在孤独感上显著高于机关事业单位和企业单位的人群（$p<0.01$）；从事农业生产的老人在幸福感上显著低于机关事业单位、企业单位及其他职业的老人，在抑郁水平上显著高于其余三组（$p<0.01$）；机关事业单位的老人在幸福感上显著高于企业单位、农业生产及其他职业的老人；机关事业单位及企业单位的老人在抑郁水平上显著低于从事农业生产及其他职业的老年人（$p<0.01$）。

（2）老年人社会参与、社会支持与精神健康交叉分析

为探究老年人的精神健康状态与其社会参与和社会支持的相关关系，把老年人的社会参与、社会支持情况与精神健康状况的四个维度进行交叉分析。以极值、均值和标准差为依据，对社会支持与社会参与进行程度划分，主要是客观支持、主观支持与对支持的利用度，社会参与意愿与社会参与行为的相对程度。其中，客观支持方面，1—7 为支持程度较低，8—11 为支持程度一般，12—15 为支持程度较高；主观支持方面，8—16 为支持程度较低，17—23 为支持程度一般，24—31 为支持程度较高；对支持的利用度方面，1—4 为支持程度较低，5—9 为支持程度一般，10—12 为支持程度较高；社会参与意愿方面，12—22 为支持程度较低，23—32 为支持程度一般，33—43 为支持程度较高。老年人社会支持、社会参与和精神健康维度交叉分析结果见表 5 - 35 和图 5 - 6。

表 5-35　**老年人社会参与、社会支持与精神健康交叉分析（$\bar{x}\pm s$）**

项目		认知功能	F	孤独感	F	幸福感	F	抑郁	F
客观支持	较低	20.35 (7.38)	4.65*	46.53 (10.93)	4.12*	27.43 (13.84)	3.42*	15.17 (7.96)	6.56**
	一般	23.50 (5.04)		41.31 (10.47)		32.92 (12.25)		10.66 (6.9)	
	较高	24.63 (5.51)		38.9 (8.74)		36.63 (12.97)		9.81 (5.47)	
主观支持	较低	20.98 (6.31)	3.86*	49.41 (9.85)	22.63**	25.66 (13.90)	12.37**	15.41 (7.63)	13.03**
	一般	23.62 (5.74)		38.65 (8.74)		34.02 (11.15)		10.01 (5.84)	
	较高	24.25 (4.73)		37.9 (10.18)		39.70 (9.29)		8.65 (5.47)	
对支持的利用度	较低	21.16 (6.00)	3.32*	47.16 (9.85)	12.51**	27.6 (13.52)	5.31**	13.92 (8.04)	4.44*
	一般	23.60 (5.91)		40.52 (10.36)		33.82 (12.42)		10.71 (6.11)	
	较高	24.66 (4.21)		32.11 (5.18)		38.44 (6.06)		8.77 (5.47)	
社会参与意愿	较低	19.04 (6.31)	16.73**	48.83 (12.25)	13.46**	21.54 (13.55)	14.0**	17.45 (7.13)	17.56**
	一般	21.85 (5.75)		43.88 (9.68)		31.64 (12.21)		12.20 (6.56)	
	较高	26.51 (3.88)		36.41 (8.62)		37.75 (10.23)		7.85 (5.42)	
社会参与行为	从不	21.93 (6.10)	2.68*	45.43 (11.12)	6.83**	27.07 (13.44)	9.17**	14.21 (7.50)	7.67**
	偶尔	22.09 (6.07)		42.18 (9.53)		35.43 (11.71)		9.56 (6.15)	
	经常	25.57 (3.74)		36.76 (8.13)		39.61 (7.02)		8.23 (4.22)	
	主动	24.72 (6.61)		34.36 (6.57)		38.54 (8.00)		8.45 (4.10)	

注：** $p<0.01$，* $p<0.05$。

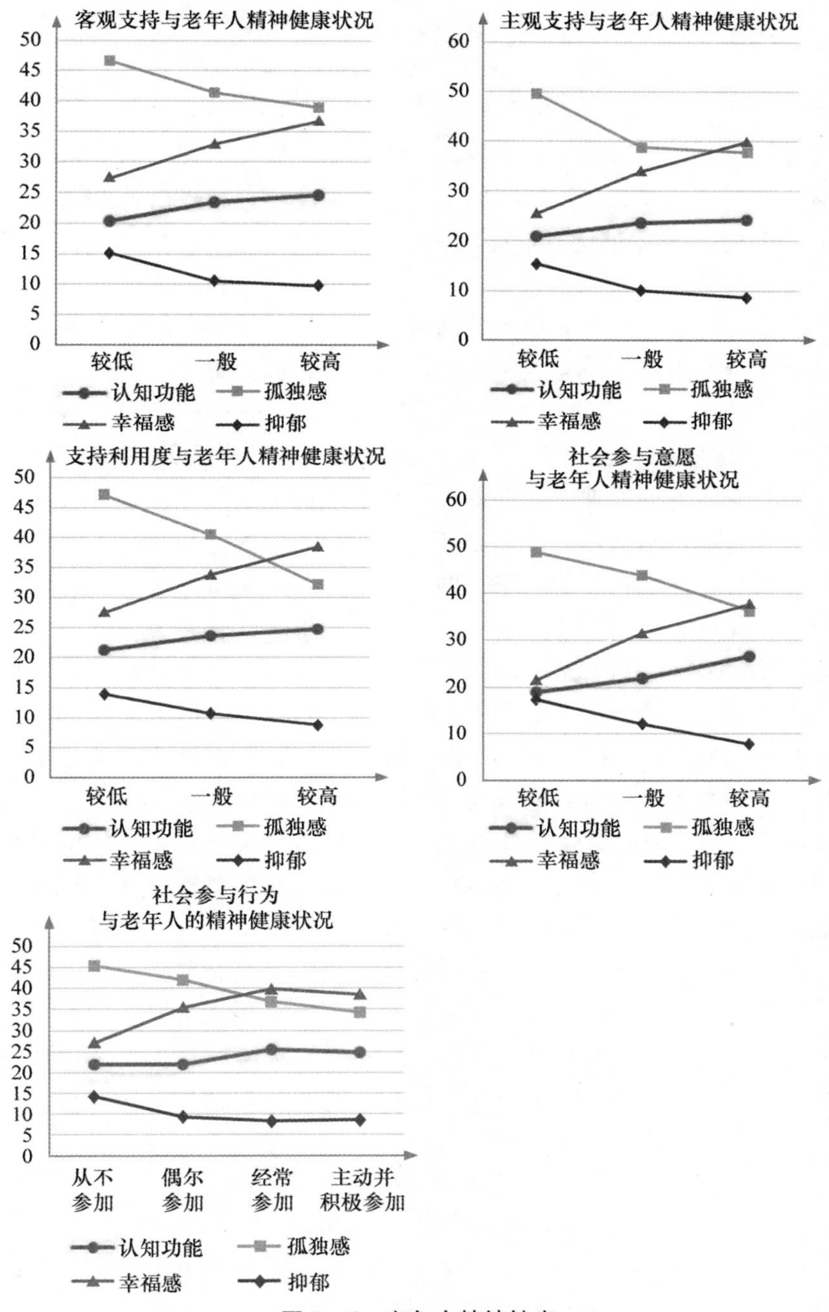
客观支持与老年人精神健康状况
50
45
40
35
30
25
20
15
10
5
0
较低
一般
较高
认知功能
孤独感
幸福感
抑郁
主观支持与老年人精神健康状况
60
50
40
30
20
10
0
较低
一般
较高
认知功能
孤独感
幸福感
抑郁
支持利用度与老年人精神健康状况
较低
一般
较高
认知功能
孤独感
幸福感
抑郁
社会参与意愿
与老年人精神健康状况
较低
一般
较高
认知功能
孤独感
幸福感
抑郁
社会参与行为
与老年人的精神健康状况
从不
参加
偶尔
参加
经常
参加
主动并
积极参加
认知功能
孤独感
幸福感
抑郁

图 5－6　老年人精神健康

从表5－35和图5－6中的折线变化可以看出，不同的客观支持程度在老年人的认知功能、孤独感、幸福感与抑郁上均存在显著差异（$p<0.05$、$p<0.05$、$p<0.05$、$p<0.01$）。具体来说，老年人获得的客观支持越多，其认知功能水平越高，幸福感越强，与此同时，其孤独感与抑郁水平呈递减趋势。不同的主观支持程度与老年人的认知功能、孤独感、幸福感与抑郁均存在显著差异（$p<0.05$、$p<0.01$、$p<0.01$、$p<0.01$）。进一步检验发现，老年人获得的主观支持越多，其认知功能水平与幸福感水平也显著增高，同时老年人的孤独感与抑郁水平显著降低。对支持利用的程度与老年人的认知功能、孤独感、幸福感与抑郁均存在显著差异（$p<0.05$、$p<0.01$、$p<0.01$、$p<0.05$）。检验发现，老年人对支持的利用度越高，其认知功能水平与幸福感水平也显著增高，同时老年人的孤独感与抑郁水平显著降低。总体来说，社会支持程度与老年人的认知功能和幸福感之间呈正相关关系，与老年人的孤独感和抑郁水平之间呈负相关关系，即老年人的社会支持程度越高，其精神健康状态越好。

从社会参与的角度来看，社会参与意愿在老年人的认知功能、孤独感、幸福感与抑郁上存在显著差异（$p<0.01$、$p<0.01$、$p<0.01$、$p<0.01$）。具体来说，老年人的认知功能水平、幸福感与社会参与意愿之间为正相关关系，随着社会参与意愿的增强而增高；老年人的孤独感、抑郁水平与社会参与之间为负相关关系，随着社会参与意愿的增强而显著降低。是否参与社会活动在老年人的认知功能、孤独感、幸福感与抑郁上存在显著差异（$p<0.05$、$p<0.01$、$p<0.01$、$p<0.01$）。经常与主动参加社会活动的老年人，其认知功能与幸福感显著高于从不与偶尔参加社会活动的老年人，且其孤独感与抑郁水平要显著低于从不与偶尔参加社会活动的老年人。总体来说，社会参与程度与老年人的精神健康水平呈现为正相关关系，即老年人的社会参与程度越高，其精神健康状态越好。

（四）老年人精神健康影响因素的实证分析

选取各项测量精神健康水平的指标作为因变量，即老年人认知功能状况、孤独感水平、幸福感水平及抑郁水平为因变量，控制变量和自变量的选择如下。

控制变量：由于需要探究的是老年人精神健康的影响因素，因而将个体人口特征作为控制变量，具体包括性别、年龄、文化程度、个人健康状况、个人经济状况、退休前工作类型、医疗保险满意度、养老保障满意度八个方面，其中性别是定类变量，在纳入回归方程时构造虚拟变量；家庭经济状况为连续变量，为了降低收入变量的峰度，本书在回归中对其取对数；退休前工作类型为定类变量，年龄、文化程度、个人健康状况、医疗保险满意度、养老保障满意度是定序变量，近似看作连续性变量，均直接纳入回归方程，各个控制变量的定义如表 5 – 36 所示。

表 5 – 36　**控制变量**

变量名称	变量赋值	均值
性别	1 = 男；0 = 女	0.65
年龄	1 = 50—60 岁；2 = 61—70 岁；3 = 71—80 岁；4 = 80 岁以上	2.18
文化程度	1 = 未受教育；2 = 小学；3 = 中学；4 = 大专及以上	1.94
家庭经济状况		19775.42
个人健康状况	1 = 比较差；2 = 差一些；3 = 一般；4 = 健康	2.89
退休前工作类型	1 = 机关事业单位；2 = 企业单位；3 = 农业生产；4 = 其他	2.90
医疗保险满意度	1 = 非常不满意；2 = 不满意；3 = 一般；4 = 满意；5 = 非常满意	4.02
养老保障满意度	1 = 非常不满意；2 = 不满意；3 = 一般；4 = 满意；5 = 非常满意	3.73

自变量：自变量为社会支持与社会参与。社会参与包括社会参与意愿与社会参与状况。社会参与意愿变量操作化为原问卷中老年人社会参与意愿量表得分，量表共 9 个条目，得分越高表示老年人社会参与意愿越强，重编码为定序变量（1 = 社会参与意愿较弱，2 = 一般，3 = 社会参与意愿较强），可近似看作连续变量。社会参与状况主要选取是否积极参加团体组织活动代表老年人的社会参与状况，编码为：1 = 从不参加；2 = 偶尔参加；3 = 经常参加；4 = 主动参加并积极活动。社会支持程度主要操作化为原问卷中社会支持评定量表测量得分，包括客观支持、主观支持和对支持的利用度三个维度，重编码为定序变量（1 = 支

持程度较低，2 = 支持程度一般，3 = 支持程度较高)，可近似看作连续性变量。具体见表5－37。

表5－37 **自变量**

变量名称	变量赋值	均值
社会参与		
社会参与意愿	1 = 社会参与意愿较弱，2 = 一般，3 = 社会参与意愿较强	2.11
社会参与行为	1 = 从不参加，2 = 偶尔参加，3 = 经常参加，4 = 主动参加并积极活动	1.77
社会支持		
客观支持	1 = 支持程度较低，2 = 支持程度一般，3 = 支持程度较高	1.82
主观支持	1 = 支持程度较低，2 = 支持程度一般，3 = 支持程度较高	1.78
对支持的利用度	1 = 支持程度较低，2 = 支持程度一般，3 = 支持程度较高	1.68

由于精神健康状况的四个维度（认知功能、孤独感、幸福感与抑郁）其量表得分可看作连续性变量，因而可从性别、年龄、经济和健康状况等基础人口特征以及社会支持、社会参与的角度通过多元逐步线性回归分析精神健康的影响因素。在回归过程中，对于精神健康状况的四个维度分别构建两个模型，首先将控制变量纳入回归方程，其次将自变量纳入回归方程，观察社会参与、社会支持对精神健康状况的影响，最后观察影响老年人精神健康的因素。结果如表5－38、表5－39所示。

表5－38 **老年人精神健康的多元回归分析结果（1）**

变量	认知功能（1）	认知功能（2）	孤独感（1）	孤独感（2）
性别	0.114	0.137*	0.115	0.054
年龄	-0.181**	-0.199***	-0.187**	-0.103
受教育程度	0.362***	0.284***	-0.086	0.080
健康状况	0.170**	0.165**	0.065	0.032
退休前工作类型	-0.004	0.039	0.156*	0.148*
家庭收入	0.146*	0.079	-0.165*	-0.089
医疗保险满意度	0.227***	0.180**	-0.192**	-0.164**

续表

变量	认知功能（1）	认知功能（2）	孤独感（1）	孤独感（2）
养老保障满意度	0.111	0.096	-0.068	-0.045
客观支持	—	0.132	—	-0.016
主观支持	—	0.040	—	-0.316***
支持利用度	—	0.048	—	-0.194**
社会参与意愿	—	0.223***	—	-0.122
社会参与行为	—	-0.030	—	-0.094

注：*** $p<0.01$，** $p<0.05$，* $p<0.1$。

根据上述线性回归方程的标准化回归系数表，认知功能模型1回归结果显示，控制变量中，年龄、受教育程度、健康状况、家庭收入与医疗保险满意度四个变量通过显著性检验。其中，年龄对认知功能有显著的负向影响，受教育程度、健康状况、家庭收入与医疗保险满意度均对认知功能具有显著性的正向影响。具体来说，老年人的认知功能水平随着年龄的增长逐渐降低，受教育程度越高且健康状况越好的老年人认知功能水平越高，这与实际情况相符；对于享受的医疗保险满意度越高，老年人的认知水平越高。而从回归系数可以看出，受教育程度及医疗保险满意度对老年人的认知功能影响是最大的。模型2在模型1的基础上加入自变量，回归结果显示之前的控制变量中年龄、受教育程度、健康状况与医疗保险满意度仍旧通过显著性检验，且性别也通过显著性检验，退休前工作类型、家庭收入与养老保障满意度没有通过显著性检验。自变量中，社会参与意愿对认知功能的影响通过显著性检验。具体而言，社会参与意愿对老年人认知功能是正向影响，即老年人的社会参与意愿越高，认知功能状况越好。

孤独感的模型1回归结果显示，控制变量中，年龄、退休前工作类型、家庭收入与对医疗保险的满意度四个变量通过显著性检验。其中，年龄、家庭收入与对医疗保险的满意度均对老年人的孤独感具有显著的负向影响。具体来说，随着老年人的年龄越来越大，身体机能的下降限制了其活动范围且周围的老朋友也可能渐渐离世，其孤独感逐渐增强。模型2回归结果显示，退休前工作类型与对医疗保险的满意度仍然通过显著性检验。自变量中，老年人获得的主观支持与对支持的利用度对老年人孤独感的影响通过显著性检验。具体而言，各变量均是负面影响，即老年人获得的主观支持越多，对支持的利用度越高，其孤独感越低。从标准化回归系数来看，各个变量中影响程度最高的是老人获得的主观支持程度，即老年人获得的来自朋友、家人情感方面的支持越多，老人的孤独感越低。具体见表 5－39。

表 5－39　　　　**老年人精神健康的多元回归分析结果（2）**

变量	幸福感（1）	幸福感（2）	抑郁（1）	抑郁（2）
性别	−0.123	−0.110	0.080	0.059
年龄	0.162**	0.093	−0.137*	−0.081
受教育程度	0.140	−0.024	−0.174**	−0.035
健康状况	0.222***	0.239***	−0.178**	−0.193**
退休前工作类型	−0.060	−0.047	0.040	0.017
家庭收入	0.174**	0.114	−0.232***	−0.170**
医疗保险满意度	0.128	0.074	−0.129	−0.079
养老保障满意度	0.080	0.053	−0.171**	−0.150*
客观支持	—	−0.044	—	0.010
主观支持	—	0.286***	—	−0.222**
对支持的利用度	—	−0.022	—	−0.029
社会参与意愿	—	0.190**	—	−0.204**
社会参与行为	—	0.198**	—	−0.115

注：*** $p<0.01$，** $p<0.05$，* $p<0.1$。

幸福感模型 1 的回归结果显示，控制变量中，年龄、健康及家庭收入对于幸福感的影响通过显著性检验，且具有显著的正向影响。具体来说，老年人的身体越是健康，其幸福感越强，但是随着老年人年龄的增长，其身体机能逐渐下降，所以能够得到来自家人、朋友及社会更多的关怀，幸福感随之增加。相对来说，家庭收入较高，老年人生活无忧，幸福感较高。模型 2 回归结果显示，控制变量中只有健康状况通过显著性检验；自变量中，主观支持、社会参与意愿与社会参与行为对幸福感的影响通过显著性检验。具体而言，各个变量均是正向影响，即老年人得到的主观支持越多，社会参与意愿越高和社会参与行为越积极，幸福感水平越高。从标准化回归系数来看，健康状况、获得的主观支持对幸福感的影响程度最高，其次是社会参与行为与社会参与意愿，可见健康的身体是老年人幸福生活的首要来源。

抑郁水平模型1的回归结果显示，控制变量中，年龄、受教育程度、健康状况、家庭收入与养老保障满意度通过显著性检验，且对老年人抑郁均呈负向影响。具体来说，年龄越大，受教育程度越高，健康状况越好，家庭收入越高，养老保障满意度越高，老年人的抑郁水平越低。模型2回归结果显示，控制变量中健康状况、家庭收入与养老保障满意度仍旧通过显著性检验，自变量中主观支持、社会参与意愿对老年人抑郁的影响通过显著性检验。具体而言，各个变量均是负向影响，即老年人得到的主观支持越多，社会参与意愿越高，抑郁水平越低。从标准化回归系数来看，各个变量中影响程度最高的是老年人获得的主观支持程度与社会参与意愿，其次是身体健康状况与家庭收入。

因此，通过以上分析得出：

（1）身体健康对于老年人精神健康状况具有显著性影响，健康状况成为影响老年人精神健康最主要的因素。

（2）社会参与程度对老年人的精神健康具有显著性影响。老年人的社会参与意愿越强，社会参与行为越积极，更有可能拥有较高的精神健康水平。从角色理论的角度来看，老年人参与社会的一个重要功能就是帮助自己调节情绪和情感，他们可能会越来越多地选择那些最有可能产生积极情绪体验的角色体验和社会接触，而越来越避免消极情绪的社会接触。

（3）社会支持程度对老年人的精神健康具有显著性影响。社会支持程度越高尤其是主观支持程度越高，即老年人获得更多的来自包括家庭成员、朋友、邻居、同事的情感体验，其更有可能拥有较高的精神健康水平。从中国的传统文化来理解，“和睦”的状态、以和为贵的思想在老年群体眼中可能更为重要。他们不希望生活再出现大的波动，希望能够安度晚年，因此与家庭、邻里、朋友的和睦关系能够为老年人的晚年生活提供稳定和睦的微观人际环境，即较高的社会支持程度。这在很大程度上维持了老年人健康的精神状态。

（五）老年人的社会支持与主观幸福感——认知能力与抑郁的多重中介效应

老年人在逐步退出社会生产活动后，会感到紧张、焦灼和孤独等。加强对老年人的精神赡养，提高老年人的主观幸福感即精神生活满意度，是值得研究的问题。幸福感（happiness）是衡量老年人生活质量的核心指标之一，是以老年人生活的现实条件为基础，受老年人的思想、观念制约的一种感受，反映老年人的整体精神生活状况。在老年人精神文化生活质量评估体系中，老年人的幸福感是老年人精神需求和满足精神需求的各种资源综合作用的结果。主观幸福感虽然不是老年人精神生活质量的最终结果，但它是反映老年人精神生活最终结果的主观领域，是老年人对精神生活比较全面的评价。[①] 本部分着重探究老年人精神健康的影响因素，目标在于改善老年人的精神健康状况，最终落脚于如何提高老年人的主观幸福感与生活满意度。

1. 研究假设

（1）社会支持与老年人主观幸福感的关系

目前，学术界关于老年人的主观幸福感的很多研究主要集中于人口统计学变量对其影响的描述阶段。王福兴等研究发现，性别、健康状况、受教育程度、养老方式、婚姻状况以及经济来源是影响老年人主观幸福感的重要因素。[②] 同时，经济条件、社会保障、与过往生活条件的比较和对未来生活的预期、有无儿子等因素，也会对农村老年人的主观幸福感产生重要影响。[③] 其次是关于社会支持与老年人主观幸福感关系的研究。庞宝华研究发现陕北地区老年人的主观幸福感与城乡地区、患

① 孙鹃娟：《北京市老年人精神生活满意度和幸福感及其影响因素》，《中国老年学杂志》2008 年第 3 期。

② 王福兴、徐菲菲、李卉：《老年人主观幸福感和孤独感现状》，《中国老年学杂志》2011 年第 13 期。

③ 崔红志：《农村老年人主观幸福感影响因素分析——基于全国 8 省（区）农户问卷调查数据》，《中国农村经济》2015 年第 4 期。

慢性病状况、家庭关系、婚姻状况、劳动或工作状况、月收入有关，社会支持与主观幸福感呈正相关。[①] 该结果与其他的研究结果类似。[②] 方黎明研究发现，无论是正式社会支持还是非正式社会支持，均能够改善农村老年人的主观幸福感，对于75岁及以上的空巢老年人而言，其主观幸福感更多地依赖于正式的社会支持。[③] 基于以上分析，本书提出以下假设，拟加以验证。

H1：社会支持与老年人的主观幸福感存在正向相关关系，且对其具有直接的预测作用。

（2）认知能力的中介作用

认知是人脑接受外界信息，经过加工处理，转换成内在的心理活动，从而获取知识或应用知识的过程，包括记忆、语言、视空间、执行、计算和理解判断等方面。认知功能是老年人精神健康非常重要的一个方面。根据社会支持与认知功能的内涵，本书推测认知功能在社会支持对老年人主观幸福感的影响中起中介作用。这与社会支持的缓冲器模型的假设一致，其认为社会支持在应激条件下与个体的身心健康发生联系，作为缓冲器的社会支持，主要是通过个体的内部认知系统来发挥作用的。[④] 当个体的认知能力水平较高时，对其获得的社会支持的需要表达、感知能力、理解和加工能力更强，进而会体验到更多的积极情绪，获得的主观幸福感也越高。当个体的认知能力异常时，根据受损的情况，对于信息的感知也会受到一定的影响。在日常生活中，认知能力正常的老年人对各种需要（包括客观的需求和主观的需求）可以清晰明了地表达，使他人知道自己的愿望，所以其愿望得到满足的可能性更高。其本身在此过程中，也会体验到更多积极的情感。认知能力异常的老年人对自己的需要缺乏清楚的认识，对自己的情绪知觉也缺乏一定的

① 庞宝华：《老年人个体因素、社会支持与主观幸福感的关系》，《中国老年学杂志》2016年第16期。

② 宋佳萌、范会勇：《社会支持与主观幸福感关系的元分析》，《心理科学进展》2013年第8期。

③ 方黎明：《社会支持与农村老年人的主观幸福感》，《华中师范大学学报》（人文社会科学版）2016年第1期。

④ Frydman, M. I., "Social Support, Life Events and Psychiatric Symptoms: A Study of Direct, Conditional and Interaction Effects", *Social Psychiatry*, Vol. 16, No. 2, 1981, pp. 69-78.

敏锐力和觉察程度，即使有一些积极的事情发生，其也难以从中获得积极的体验。所以相对来说，其获得的主观幸福感较低。基于以上分析，本书提出以下假设，拟加以验证。

H2：认知能力在社会支持对老年人主观幸福感的影响中起中介作用。

H3：认知能力对抑郁有显著的负向影响。

（3）抑郁的中介作用

老年人的精神健康不仅包括生理层面的认知能力方面，还包括主观层面的健康，即情绪状态。其中，孤独和抑郁是老年群体中最为常见的情绪问题。这些情绪问题会使老年人的日常行为能力降低，损害老年人的心理健康，降低其生活质量和主观幸福感，增加其死亡的风险，这些问题随着中国老年化比率逐年上升而日益突出。[①] 国内外研究均表明，孤独感给老年人的生活质量带来负性影响，是老年人生活质量的重要危险因素[②]；孤独感与老年人的主观幸福感及生活质量存在显著负相关[③]。胡慧秀等研究表明，抑郁是困扰老年人生活满意度的心理障碍，它会导致情绪痛苦，有抑郁情绪的老年人，其各方面活动的积极性和主动性都会降低[④]，从而致使他们人际交往减少，较难得到日常所需的社会、情感支持，其正性情绪体验就会大大降低[⑤]。齐芳等研究表明，焦虑抑郁情绪对老年人的主观幸福感及生活质量具有严重的影响。[⑥] 因此，关注老年人的抑郁情绪，对于提高他们晚年生活质量具有重要的意义。

有关孤独与抑郁二者间的关系，国内外的研究结果基本上类似。艾

---

① 刘颂：《近10年我国老年心理研究综述》，《人口与社会》2014年第1期。

② Jakobsson U., Hallberg I. R., "Loneliness, Fear, and Quality of Life among Elderly in Sweden: A Gender Perspective", *Aging Clin Exp Res*, Vol. 17, No. 6, 2005, pp. 494 – 500.

③ 王希华、周华发：《老年人生活质量、孤独感与主观幸福感现状及相互关系》，《中国老年学杂志》2010年第5期。

④ 胡慧秀、王志稳、李小卫、李颖堃：《养老院老年人孤独、抑郁状况及其关系的研究》，《中国护理管理》2014年第10期。

⑤ Dr E. Greenglass, L. Fiksenbaum, J. Eaton, "The Relationship between Coping, Social Support, Functional Disability and Depression in the Elderly", *Anxiety, Stress, & Coping*, Vol. 19, No. 1, 2006, pp. 15 – 31.

⑥ 齐芳：《住院空巢老人焦虑抑郁和主观幸福感现状及影响因素研究》，《护理管理杂志》2016年第6期。

拉兹的研究表明，孤独和抑郁之间存在明显的正相关。[①] 该结论在杨静等人对社区 249 名老年住院患者的调查结果中得到印证。[②] 魏军对农村老年人的孤独和抑郁进行研究，结果发现二者在社会人口学变量上的分布特征类似，且在年龄、受教育水平和婚姻状况的差异方向上均一致，二者还存在着中高度相关水平，这表明二者关系密切，相互影响。[③] 为避免内生性问题，本书只选取抑郁作为中介变量。基于以上分析，本书提出以下假设，拟加以验证。

H4：抑郁在社会支持对老年人主观幸福感的影响中起中介作用。

老年人社会支持、认知能力、抑郁与主观幸福感的关系假设模型如图 5－7 所示。

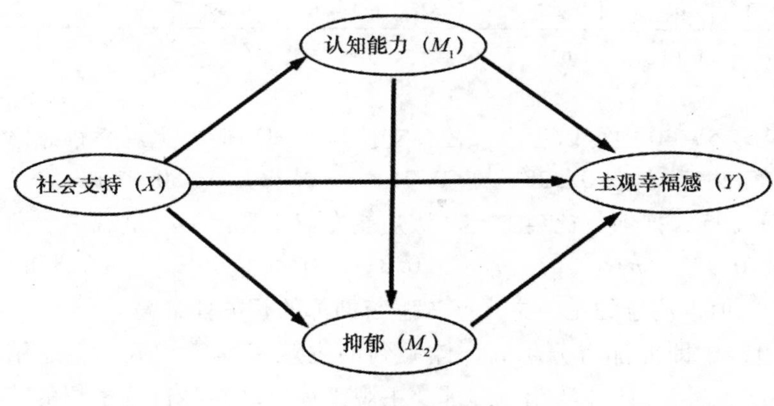

图 5－7　假设模型

2. 研究结果

（1）各变量间的相关性分析

为探究老年人社会支持、认知能力、抑郁和主观幸福感间的关系，

---

① Aylaz R.，Aktürk ü，Erci B.，et al.，"Relationship between Depression and Loneliness in Elderly and Examination of Influential Factors"，*Arch Gerontol Geriat*，Vol. 55，No. 3，2012，pp. 548－554.

② 杨静、严祥、秦湘鑫：《老年住院患者孤独及其与抑郁、焦虑情绪的相关研究》，《心理与行为研究》2012 年第 3 期。

③ 魏军：《农村老年人的孤独感与抑郁》，《医学理论与实践》2015 年第 15 期。

本书首先进行了相关分析，分析结果见表5-40。

表5-40　**各变量相关分析结果**

变量	性别	年龄	健康状况	社会支持	认知能力	抑郁	主观幸福感
性别	1						
年龄	-0.089	1					
健康状况	-0.008	-0.165*	1				
社会支持	0.065	-0.074	-0.074	1			
认知能力	-0.178*	-0.248**	-0.248**	0.328**	1		
抑郁	-0.009	-0.248**	0.309**	-0.437**	-0.318**	1	
主观幸福感	0.041	0.252**	-0.325**	0.426**	0.290**	-0.828**	1

注：** $p<0.01$，* $p<0.05$。

从表5-40中可以看出，社会支持与认知功能、主观幸福感之间存在显著正相关（$r=0.328$，$p<0.01$；$r=0.426$，$p<0.01$），假设1得到部分支持；抑郁与社会支持、认知能力与主观幸福感呈现显著负相关（$r=-0.437$，$p<0.01$；$r=-0.318$，$p<0.01$；$r=-0.828$，$p<0.01$）。值得注意的是，主观幸福感与抑郁的相关性最高（$r=-0.828$，$p<0.01$），即抑郁得分越高，体验到的主观幸福感越低。上述结果说明，社会支持、认知功能、抑郁及主观幸福感之间存在着密切的相关关系。相关分析为本书进一步对其相互关系的探索奠定良好基础。

（2）社会支持影响老年人主观幸福感的多重中介效应检验

目前，学者多采用巴伦和肯尼①提出的依次回归检验程序来对中介效应进行分析，但Preacher和Hayes却认为在多重中介模型中，采用路径系数乘积项对中介效应进行检验更合适②。由于本书采用的三个中介

① Baron R. M., Kenny D. A., "The Moderator-mediator Variable Distinction in Social Psychological Research: Conceptual, Strategic, and Statistical Considerations", *Journal of Personality and Social Psychology*, Vol. 51, No. 6, 1986, pp. 1173-1182.

② Preacher K. J., Hayes A. F., "Asymptotic and Resampling Strategies for Assessing and Comparing Indirect Effects in Multiple Mediator Models", *Behavior Research Methods*, Vol. 40, No. 3, 2008, pp. 879-891.

变量间可能存在相关关系，所以首先采用依次回归检验程序对中介效应进行分析，接着采用结构方程模型（SEM）来检验社会支持对老年人主观幸福感影响的中介效应，以验证依次回归检验程序的结果。

①依次回归多重中介效应检验

依次回归多重中介效应检验结果见表5－41。本书中的总体中介效应可借助多元德尔塔法进行计算与检验[①]，可知总体中介效应为0.584。经过显著性检验发现，总体中介效应在0.001水平上显著。由此可见，将老年人的认知能力与抑郁同时作为中介变量是合理的。

表5－41　**依次回归多重中介效应检验结果**

	回归方程	标准误差	Z
回归一	$Y=0.710X$	0.127	5.59***
回归二	$M_1=0.252X$	0.610	4.13***
	$M_2=-0.398X$	0.069	−5.78***
回归三	$Y=0.125X$	0.090	1.40
	$+0.037M_1$	0.111	0.33
	$-1.445M_2$	0.098	−14.72***

注：*** $p<0.001$，** $p<0.01$。

个别中介效应的检验结果显示，只有抑郁M_2的中介效应显著（$p<0.001$），运用多元德尔塔法计算可知，经由抑郁M_3的中介效应为：0.575，假设4得到验证；而经由认知能力M_1的中介效应不显著（$p>0.05$），假设2未得到验证，这说明在老年人获得的社会支持程度不变的条件下，要提高其主观幸福感，重点应关注老年人的孤独感与抑郁情绪，其认知能力处于相对次要的地位。社会支持对主观幸福感的直接效应为0.009（$p>0.05$），未达到显著水平，表明社会支持对老年人主观幸福感没有直接的影响作用，假设1未得到全部验证。

②结构方程分析

为验证依次回归检验程序对多重中介效应检验的结果，本书再次使

① 柳士顺、凌文辁：《多重中介模型及其应用》，《心理科学》2009年第2期。

用SEM对假设模型（见图5－7）进行分析，并采用联合显著性进行检验：如果中介效应的每个路径系数都显著，则该中介效应显著。[①] 本书将涉及的4个变量（社会支持、认知能力、抑郁、主观幸福感）全部代入结构方程模型，构建完整路径模型。根据建模原则，模型力求简约，同时其不显著路径系数也会影响模型总体拟合指数。因此在此基础上，依据模型修正指数对完整路径模型进行修正，逐一删除不显著的路径系数，即删去该模型中社会支持对老年人主观幸福感影响的路径（$p = 0.163 > 0.05$）与认知功能在社会支持对老年人主观幸福感影响的中介路径（$p = 0.741 > 0.05$），由此可知假设1没有获得统计结果的完全支持，假设2没有获得统计结果的支持。因此，本书对假设模型进行修正，删去了社会支持对主观幸福感的直接路径与认知功能的中介路径，得到修正模型，如图5－8所示。同样，对修正模型进行SEM分析，结果发现该模型的整体拟合度较好（$\chi/df = 1.18$，$RMSEA = 0.036$，$RMR = 0.019$，$CFI = 0.998$，$TLI = 0.995$）。修正模型的标准化回归系数（即变量间的路径系数）见图5－8。

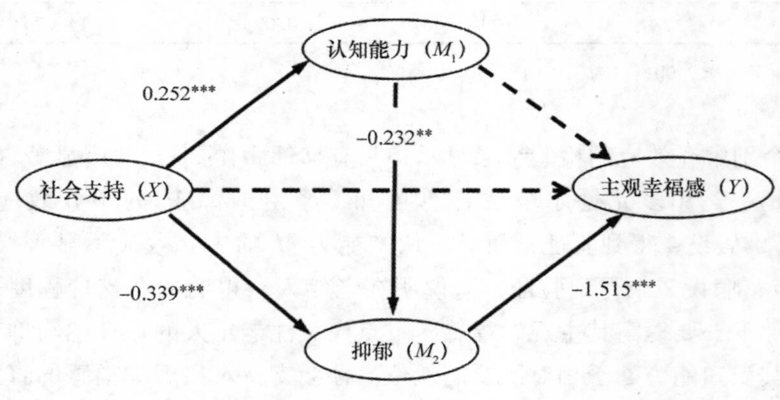

图5－8　修正模型

注：*** $p < 0.001$，** $p < 0.01$。

① 温忠麟、叶宝娟：《中介效应分析：方法和模型发展》，《心理科学进展》2014年第5期。

SEM 的分析结果表明，社会支持→抑郁的路径系数为 -0.339，且 $p<0.01$，表明社会支持能显著负向预测老年人的抑郁水平，即社会支持水平越高，老年人的抑郁水平越低；抑郁→主观幸福感的路径系数为 -1.515，且 $p<0.001$，表明老年人的抑郁水平越高，其感受到的幸福感就越低，假设 4 得到完全验证。认知能力→抑郁的路径系数为 -0.232，且 $p<0.001$，表明认知能力对抑郁有显著的负向影响，即认知水平越高，抑郁水平越低，结合前面假设的验证结果可知，认知能力和抑郁在社会支持与老年人主观幸福感之间起链式中介作用，假设 3 得到验证。

路径分析结果表明，虽然社会支持对老年人主观幸福感的直接影响效应不显著，但其可以通过两条间接的路径对主观幸福感产生影响："社会支持→抑郁→主观幸福感""社会支持→认知能力→抑郁→主观幸福感"。各路径效应大小如表 5-42 所示。

表 5-42　**社会支持对主观幸福感效应分解**

影响路径	效应值	比例
社会支持→抑郁→主观幸福感	0.514	72.4%
社会支持→认知能力→抑郁→主观幸福感	0.089	12.5%
总中介效应	0.603	84.9%
总效应（total）	0.710	—

本书采用 BOOTSTRAP 分析法进一步验证认知能力与抑郁的中介效应（见表 5-43）。由表 5-43 可知，认知能力在社会支持与老年人抑郁之间部分中介效应显著（$\beta=-0.095$，$p<0.01$），95% 置信区间为 [-0.168，-0.022]；抑郁在认知能力与老年人主观幸福感之间部分中介效应显著（$\beta=0.571$，$p<0.001$），95% 置信区间为 [0.252，0.890]，均不包括 0。由此，以上检验结果进一步验证认知能力和抑郁在社会支持与老年人主观幸福感之间的中介作用。

表 5－43　BOOTSTRAP 方法估计的中介效应及 95% 置信区间

路径	间接效应估计	95% 的置信区间	
		下限	上限
社会支持→认知能力→抑郁	－0.095**	－0.168	－0.022
认知能力→抑郁→主观幸福感	0.571***	0.252	0.890

注：*** $p<0.001$，** $p<0.01$。

综合上述分析结果可知，依次回归多重中介效应检验结果与结构方程模型多重中介效应检验结果基本一致，除了假设 2 未得到支持、假设 1 得到部分支持外，本书的其他研究假设全部得到支持。

③结论与讨论

本书通过对老年人社会支持和主观幸福感现状的调查分析，最后得到以下结论：社会支持对主观幸福感的影响完全通过抑郁和认知能力→抑郁的复合多重中介效应发挥作用。其中，抑郁的特定中介作用占总效应的 72.4%，认知能力→抑郁的特定中介作用占总效应的 12.5%，中介效应均显著。从数据可以看出，抑郁的特定中介作用最大，认知能力→抑郁的链式中介作用次之。

a. 社会支持、抑郁与老年人主观幸福感的关系。社会支持、抑郁与老年人主观幸福感的依次回归分析结果表明，抑郁在社会支持与老年人主观幸福感之间起着完全中介作用。也就是说，社会支持不能直接对老年人的主观幸福感产生影响，但可以通过抑郁的作用间接影响老年人的主观幸福感。抑郁作为老年人的一种负性情绪体验，这种不良的心理情绪会对老年人的身体健康与生存质量产生极大的威胁。以往的研究发现，社会支持程度高的老年人抑郁情绪明显较少。例如，王兴华、王大华等[①]及白涛、武丽等[②]指出，获得社会支持尤其是家庭、朋友等经济、精神上支持较多的老年人，抑郁情绪较少。此外，抑郁等心理问题可以显著影响老年人的生活质量。对以往研究的综述中发现，抑郁症状严重

① 王兴华、王大华、申继亮：《社会支持对老年人抑郁情绪的影响研究》，《中国临床心理学杂志》2006 年第 1 期。

② 白涛、武丽、姜雪锦等：《农村地区老年人社会支持与抑郁关系》，《中国公共卫生》2012 年第 8 期。

的老人有着较差的生活质量。[①] 而抑郁程度的降低，可以提高老年人对生活中积极情绪的体验，因此，社会支持可以通过降低老年人的抑郁程度来提升其主观幸福感。

b. 社会支持、认知能力、抑郁与老年人主观幸福感的关系。结构方程模型整体检验结果表明，当同时考虑认知能力和抑郁时，社会支持并没有对老年人的主观幸福感产生直接的影响效应，而是通过认知能力与抑郁的中介作用来影响老年人主观幸福感。当个体的认知能力水平较高时，对其获得的社会支持的需要表达、感知能力、理解和加工能力强，进而会体验到更多的积极情绪。当个体的认知能力异常时，根据受损的情况，对于信息的感知也会受到一定的影响。在日常生活中，认知能力正常的老年人对各种需要（包括客观的需求和主观的需求）可以清晰明了地表达，使他人知道自己的愿望，所以其愿望得到满足的可能性更高，其本身在此过程中也会体验到更多积极的情感。认知能力异常的老年人对自己的需要缺乏清楚的认识，对自己的情绪知觉也缺乏一定的敏锐力和觉察程度，即使有一些积极的事情发生，其也难以从中获得积极的体验，即对社会支持的感知程度影响老年人的情绪体验。抑郁、孤独等负性情绪是威胁老年人精神和心理健康的重要问题。老年抑郁症、孤独感是以持久的情绪低落和内心孤寂为特征的一种情感性心理障碍，可能会导致躯体功能下降、自杀倾向等，从而严重影响老年人的心理健康及生命质量。基于以上分析可以看出，良好的社会支持能在老年人面对生活中的不满意状况时提供保护，降低负面情绪即孤独与抑郁等负面情绪的产生，从而提高其主观幸福感。结合上文的分析结论，提高老年人的主观支持程度可以明显降低老年人的抑郁水平，即老年人获得更多的情感体验的同时，较多地使用倾诉和求助类应对方式，并且积极地参与团体组织活动，可以明显改善老年人的抑郁状态，从而提升老年人的主观幸福感。

本章通过2013年中国健康与养老调查数据（CHARLS）、陕西省西安市与镇安县的调查数据分析，发现我国老年人的精神健康现状普遍不

① Singleton S. S.，"Depression and Quality of Life：A Patient's Perspective"，*Journal of Clinical Psychiatry*，Vol. 15，No. 2，June 2000，p. 32.

乐观。影响老年人精神健康的因素主要表现在：一方面，老年人的精神健康状况受其自身的身体健康状况影响较大，健康状况较差者更易体验到孤独、抑郁等负性情绪，精神状况普遍较差；另一方面，社会支持对老年人的精神健康具有显著的影响。来自家庭核心圈的支持可以满足老年人基础层次的精神需求，体验到来自子女、友邻的情感关怀，则可以显著提升老年人的精神健康状况。进一步研究发现，社会支持主要是通过降低老年人的孤独感、抑郁等负面情绪体验来提升老年人的主观幸福感，并且老年人的认知能力在社会支持与负性情绪之间起到一定的中介作用。所以，关注老年人精神健康状况的同时，要注意老年人认知能力的保持，避免孤独、抑郁等负性情绪的侵扰。

第六章　质性访谈：特殊老年人群的精神健康

失独老人、空巢老人、随迁老人与失能老人等特殊老年人群的精神健康问题尤其值得关注。失独老人早年丧子与老无可托，空巢老人空间阻隔与心灵相望，随迁老人候鸟迁徙与权益难寻，失能老人能力缺失与参与匮乏。本章通过典型案例[①]分析当前特殊老年人群的精神健康现状与现实困境。

一　失独老人：早年丧子与老无可托

改革开放初期，我国开始实行计划生育。1982 年《中华人民共和国宪法》规定："国家推行计划生育，使人口的增长同经济和社会发展计划相适应"，"夫妻双方有实行计划生育的义务"，严格的社会政策产生了数量庞大的独生子女家庭。独生子女作为父母血脉的唯一继承者，不仅是父母养老的经济与照料依托，更是其最大的精神支柱与情感寄托。父母失去唯一的子女后，家庭由扩展期或稳定期直接进入空巢期甚至解体期，原有的三角形稳固结构也变成不稳定的线段。[②] 失独老人——失去唯一子女的老人——成为政策风险与社会风险叠加而生的高风险群体，失独老人扶助制度与社会保障制度的不完善使其进一步成为社会的弱势群体，面临着"老无所依、老无所养、老无所医、老无所

① 本章所有案例的姓名均为化名。

② 李欢欢、韩彦超：《"失独"问题的社会学解读》，《贵州民族大学学报》（哲学社会科学版）2014 年第 3 期。

乐、老无所为、死无人送”相互交织、相互影响的困境。我国目前失独老人数量庞大，且越来越多。全国老龄办发布的《中国老龄事业发展报告（2013）》显示，2012 年我国“失独”家庭接近 100 万个，且以每年 7.6 万个数目增加。[①] 失独老人的精神健康状况不容乐观，对失独老人的保障更不容忽视。

（一）失独老人的类型

失独有广义与狭义、政策性失独与选择性失独之分，失独家庭有事实失独家庭与潜在失独家庭之分。

1. 广义失独与狭义失独

从广义来讲，穆光宗将失独概括为以下五种状态[②]：因为疾病、意外事故、自然灾害、自杀等造成子女死亡而产生的绝对失独现象；因为子女失踪而失独，即独生子女下落不明，这种情况类似于绝对失独，但二者在影响程度与影响时长上略有不同；因为子女不孝而失独，即孩子既无孝心也无孝能更无孝举，不仅不能依靠其养老，更有可能影响老人的身心健康；因为子女病残而失独，即独生子女失去自养与养老的能力，而无法实现父母对其经济支持与生活照料的期待，甚至有可能会给父母带来经济与精神上的负担；因为空巢而失独，即孩子无法近身照顾父母。这五种状态下，子女都无法实现对老年人全面的经济照顾、生活照料与精神慰藉，进而形成家庭在结构或功能上的不完整性。从狭义上来说，失独是指由于疾病、意外事故、自然灾害或自杀等，致使独生子女家庭失去唯一子女，且其父母不再生育、不能再生育、不能领养的家庭。[③] 这是目前一般意义上所使用的失独概念。

2. 政策性失独与选择性失独

政策性失独是指因遵守国家法律与计划生育制度规定，只生育一个子

---

① 党俊武、吴玉韶主编：《中国老龄事业发展报告（2013）》，社会科学文献出版社 2013 年版，第 3 页。

② 穆光宗：《失独父母的自我拯救和社会拯救》，《中国农业大学学报》（社会科学版）2015 年第 3 期。

③ 谢勇才、黄万丁、王茂福：《失独群体的社会救助制度探析——基于可持续生计角度》，《社会保障研究》2013 年第 1 期。

女且其子女死亡而形成的失独，补偿政策性失独者是国家的义务与责任。

选择性失独是指国家人口生育新政允许生二胎后，父母仍然选择只生育一个子女。随着收入与教育水平的提升，“少生优生”的观念深入人心，同时生存压力与育儿成本不断增加，育龄期的年轻人生育意愿逐步走低。即使国家全面放开二胎，也并未出现人口的激增。因此，失独老人将成为长期的不可回避的问题，国家也应当致力于为选择性失独者建立长久有效的风险化解机制。

3. 事实失独家庭与潜在失独家庭

事实失独家庭是指失独已经发生的家庭。[①] 2.18 亿独生子女在1975—2010 年诞生，这就意味着将有 1009 万独生子女在此期间死亡，产生至少 1000 万的失独家庭。[②] 当父母到六七十岁的时候，大约有7.6% 和 10% 的子女先其父母死亡。[③]

潜在失独家庭是指将要在未来某个时刻发生失独的家庭。中国社科院学者王广州测算指出，2010 年中国失独家庭达 100 万，如现行生育政策不变，全国独生子女总量将达到 3 亿人，到 2050 年中国累计死亡独生子女超过 1100 万人。[④]

社会的高风险性进一步将潜在失独家庭催生为事实失独家庭。有关人口学资料显示，我国每 100 个出生婴儿大约有 12. 1% 的人在 55 岁之前死亡，由于死亡概率的变化是缓慢的，所以 5. 4% 和 12. 1% 的家庭会经历孩子夭折的风险，几乎难以规避。[⑤] 独生子女家庭面临着更大的风险，生育一个孩子的家庭要比生育两个孩子的家庭所面临的风险大 20 倍。[⑥] 全国至少有 8%—9% 的独生子女会在 55 岁以前因患疾病或非

---

① 穆光宗：《失独父母的自我拯救和社会拯救》，《中国农业大学学报》（社会科学版）2015 年第 3 期。

② 易富贤：《大国空巢》，中国发展出版社 2012 年版。

③ 黄润龙：《中国独生子女：数量、结构及风险》，《南京人口管理干部学院学报》2009 年第 1 期。

④ 王广州、郭志刚、郭震威：《对伤残死亡独生子女母亲人数的初步测算》，《中国人口科学》2008 年第 1 期。

⑤ 李欢欢、韩彦超：《“失独”问题的社会学解读》，《贵州民族大学学报》（哲学社会科学版）2014 年第 3 期。

⑥ 左学金：《由地震和独生子女存活风险引发的几点思考》，《人口与发展》2008 年第 6 期。

正常原因而死亡。大约每年有45万个独生子女家庭面临着子女不能存活到成年的风险。[①]

（二）失独老人精神健康及其影响因素

失独老人精神健康具有差异性，性别、文化程度、收入水平、婚姻状况、失独时间、失独成因等，会对失独老人精神健康产生不同的影响。

性别。不同的研究得出性别对于老年人的不同影响。刘颂对镇江市失独老年人所做的调查发现，在总体上，女性失独老年人的心理状况好于男性失独老年人。[②] 但方曙光通过对安徽省淮南市失独老人调研后指出，失独老年女性比失独老年男性更难以重新开始新的生活。[③]

文化程度。文化程度高的失独老年人心理健康状况好于文化程度低的失独老年人群。[④] 小学及以下教育水平失独老人的抑郁与焦虑水平明显高于高学历老年人。一般而言，受教育程度低的失独老人大多属于收入较低或收入一般的群体，这加大了失独老人的养老风险，进一步强化了其“无人养老送终”的心理印象，负面影响其精神健康状况。同时，文化程度对目前的社会政策认同、社会交往、社会支持、社区融入呈较强正相关。[⑤] 受教育程度较低的老年人往往因为生活圈子较小、心理素质水平低、自我认同感不强等，更难消除自身的精神痛苦。

收入水平。收入水平高的失独老人心理健康状况也好于收入水平较低的失独老人。[⑥] 尽管失去唯一的子女对于所有父母来说都是一种十分巨大的打击，但相对而言，收入水平高的老年人本就不必完全依靠子女

---

① 翟振武：《全面建设小康社会与全面解决人口问题》，《人口研究》2003年第1期。

② 刘颂：《失独老年人生存及心理健康状况调查》，第七届全国心理卫生学术大会论文，北京，2014年8月。

③ 方曙光：《社会支持理论视域下失独老人的社会生活重建》，《国家行政学院学报》2013年第4期。

④ 刘颂：《失独老年人生存及心理健康状况调查》，第七届全国心理卫生学术大会论文，北京，2014年8月。

⑤ 方曙光：《断裂、社会支持与社区融合：失独老人社会生活的重建》，《云南师范大学学报》（哲学社会科学版）2013年第5期。

⑥ 刘颂：《失独老年人生存及心理健康状况调查》，第七届全国心理卫生学术大会论文，北京，2014年8月。

养老，其也有足够的资金购买社会服务。但收入水平低的失独老人面临着经济与心理相互交织的困境，其对于未来具有更强烈的不确定性。

婚姻状况。配偶健在的失独老年人心理健康状况好于丧偶和离异的失独老年人。[①] 子女与配偶是老年人社会支持网的核心圈层。子女离开后，失独老人会呈现出“内卷式”行为模式。这种状态下，配偶就是最主要的生活照料与精神慰藉支撑，是彼此最后的依靠。而丧偶与离异的老年人没有合适的对象可以倾诉痛苦，需要一个人承担所有的负面情绪，更难从失独的困境中走出。

失独时间。失独时间对老年人焦虑水平有显著影响。失去独生子女的时间与社会生活的重建呈现较强的相关性，时间越长，越容易从失去孩子状态中恢复过来。失独老人的心理变化过程可以使用库布勒—罗斯模型进行分析。第一阶段为否认期，失独老人在听说子女死亡后，会感到震惊与麻木，否认子女死亡这一信息。第二阶段为愤怒期，此时失独老人从浅层意识上认知到了子女死亡信息的真实性，会变得非常愤怒，并将原因归咎到自己或他人身上。第三阶段为讨价还价期，这一时期失独老人会以一系列事物和上天讨价还价以期换取或延长已逝子女的生命，完成自己还未完成的心愿。第四阶段为抑郁期，这一阶段失独老人有两种抑郁倾向：反应性抑郁和准备性抑郁，前者是一种不可消除的情绪反应，后者是放弃一切事情的内部情感准备。第五阶段为接受期。在这一时期，失独老人开始接受事实，但这并不一定是从内心深处真实的接受，因此这一阶段实际上是失独老人最忧伤时期。[②] 实际上，失独老人也给自己总结出来了时间规律：3 年、5 年、10 年。3 年之内是一个坎儿，最难，徘徊在生死边缘；从伤痛中走出来，面对现实，需要 5 年；而到了 10 年，随着自己开始步入老年，对独生子女的思念加剧，并更加担心自己的身体和养老问题。[③]

---

① 刘颂：《失独老年人生存及心理健康状况调查》，第七届全国心理卫生学术大会论文，北京，2014 年 8 月。

② 陈莹：《情境危机：失独老人的自我标签过程解读》，《重庆工商大学学报》（社会科学版）2016 年第 3 期。

③ 许巍：《失独母亲为避家里孩子遗照“出逃”几乎走遍全国》（http：//news. youth. cn/sh/201512/t20151228_7467645. htm）。

失独成因。不同失独原因的抑郁和焦虑水平存在显著差异，子女意外事故比子女病故或自杀的老年人具有更高的抑郁和焦虑水平。一方面，失独老人会对发生意外事故或病故的子女有很强的内疚感与自责感；另一方面，子女意外事故或病故更有可能为老年人带来经济负担，很多失独老人为给孩子治病用尽积蓄也无力回天，这进一步使老年人陷入交织困境。

失独老人是传统文化和现代理性剧烈冲击与对抗的悲剧产物。[①] 他们遵守了国家法律规定，按照政策要求组建独生子女家庭，承担了高于非独生子女家庭的多重风险，理应得到补偿却生活在社会的边缘。广义失独、潜在失独、选择性失独更加证实了失独是国家不可回避的重要现实问题。关注失独者精神健康，构建失独者系统全面的社会支持体系，是国家公信力的体现，是应对失独父母养老风险、保障失独老人基本生活权利的理性选择。

（三）失独老人面临的风险

失去唯一的孩子使得失独老人在经济上遭遇巨大的投资损失与效用损失，而不完善的失独老人扶助制度并未有效帮助失独老人化解其所面临的经济风险。同时，失独老人也失去了极为重要的生活照料倚靠，其自身的身体状况亦无法实现自我养老，社会养老服务体系的不完善加剧了老年人“老无所养”的风险。更重要的是，失独老人精神健康被极大程度地破坏，社会支持被削弱，陷入社会断裂、社会排斥、社会隔离的危机。

1. 经济风险

目前，我国养老仍以家庭养老为主，养儿防老是社会的主流观念。在这一背景下，作为养老经济责任主体的子女死亡后，独生子女家庭必将面临养老链条的断裂。失独老人在失去唯一的子女后往往会陷入老年贫困。[②] 全国人大代表赵超调查发现，独生子女伤残家庭因医疗返贫的

---

① 魏银：《坍塌与抗争：“失独者”真实生活图景透视——基于三个报道案例的内容分析》，《南京航空航天大学学报》（社会科学版）2013 年第 1 期。

② 朱艳敏：《失独者养老态势与困境摆脱》，《重庆社会科学》2013 年第 8 期。

比例高达50%。[①] 为子女治病花光全部积蓄也没能留住子女，自己的养老也失去双向保障。

我国失独老人经济来源主要为退休金、劳动所得、国家扶助金、商业养老保险。但大部分失独老人无法依靠这些经济收入抵御风险，其收入水平低，生活困难，急需社会救助。[②] 我国的社会养老保险与商业养老保险发展不完备。据北京市昌平区计生协对本区内409位失独老人的调查指出，16.0%的失独老人依靠领取社会养老保障金生活，0.4%的失独老人依靠商业养老保险生活。[③] 杨勇刚、胡琳娜、马刚对河北省保定市的调研发现，参加社会养老保险的失独老人占总人数的68.75%，而参加商业保险（人身保险）的仅为3.13%。[④] 当前我国社会养老保险保障水平总体来说比较低，分散其养老经济风险的作用非常有限。就北京市昌平区计生协的调查而言，失独者文化程度普遍偏低，初中及以下文化水平的占调查总数的72.2%；大专以上文化水平的仅占4.9%。受文化程度限制，大部分失独者从事农业生产或简单脑力劳动。至今仍在固定工作岗位的占10.7%；打零工（含务农）的占28.2%；无业者占21%；退休人员占40%，但这部分人员退休前大多就职于小企业，退休金及配套保障薄弱。商业养老保险保障水平较高，但发展不够充分。[⑤]

我国的失独老人补偿制度也不完善，现有的制度并不能完全化解失独老人的经济风险。2001年12月《中华人民共和国人口与计划生育法》规定，独生子女发生意外伤残、死亡，其父母不再生育和收养子女的，地方人民政府应当给予必要的帮助。规定中只提及“必要的帮助”，而没有明确给出救助水平、实施与问责办法。因此，地方政府缺

---

① 宋强玲：《失独家庭养老问题及对策研究》，《人民论坛》2013年第2期。

② 刘颂：《失独老年人生存及心理健康状况调查》，第七届全国心理卫生学术大会论文，北京，2014年8月。

③ 石彩红：《北京市昌平区计生特殊家庭现状分析及对策建议》，《人口与计划生育》2013年第11期。

④ 杨勇刚、胡琳娜、马刚：《快速老龄化背景下失独老人养老风险化解机制——基于对河北省保定市的调研》，《河北大学学报》（哲学社会科学版）2014年第2期。

⑤ 石彩红：《北京市昌平区计生特殊家庭现状分析及对策建议》，《人口与计划生育》2013年第11期。

乏对失独老人在政策层面上的重视，实际上失独老人也陷入“求助无门”的困境。2007 年起，政府在全国开展了独生子女伤残死亡家庭扶助制度的试点工作。49 岁后女性基本无法再进行补偿性生育，同时可以进入退休期，因此制度规定 49 周岁以上的母亲方可接受扶助。但实际上，按照生命历程的观点，老年人养老的财富在于积累，虽然 50 周岁之前的失独父母不被看作失独老人，但他们总有一天会成为失独老人。如果当其真正成为失独老人后再开始扶助，便无法实现财富积累以化解老年风险的作用。

> 田伟是四川省绵竹市的一位农民。2008 年汶川大地震夺去了他 19 岁的儿子，由于妻子身体状况不佳不宜再生育，因此只能两口子相依为命。如今，田伟年近 52 岁，只有他一人能领到计划生育抚恤金，妻子年龄未到，不能领取。谈到将来的生活，田伟一脸愁容，眼泪顺着苍黄的脸颊流至下巴，“以后养老怎么办？生活怎么过？”①
>
> ——失独老人田伟

2010 年我国人口计生委、财政部关于印发《全国计划生育家庭特别扶助专项资金管理暂行办法》的通知，要求对独生子女伤残家庭发放每人每年不低于 720 元的扶助金。而这一扶助标准甚至赶不上“低保金”。2013 年 12 月 26 日，我国人口计生委、民政部、财政部、人力资源和社会保障部、住房和城乡建设部五部门联合下发通知，要求从经济救助、养老保障、医疗保障、社会关怀等多方面对计划生育特殊困难家庭给予帮扶。但是这些对于“失独”者来说是杯水车薪。很多“失独”者在孩子去世后，为逃避现实而放弃了原有的工作，身心健康状态每况愈下，其需要更多的经济支撑去面对未知的老年生活。总体而言，虽然中国各省市都在不断提高失独群体的救助标准，但如此小额的经济补给对于大部分失独家庭来说并不能解决实际问题，经济窘迫依然是他们面

---

① 周岩：《中国网事：谁来填满失独老人的孤独晚年?》（http：//news. xinhuanet. com/2013 - 10/12/m_ 117692374. htm）。

临的最主要的养老困难。

> 女儿离开后，生活仍然要继续。可微薄的收入对陈冉夫妇来说是一种巨大的压力。陈冉夫妇都是下岗工人，两人每月的生活补贴加起来不到1500元，由于家有三兄弟，陈冉省去了照顾年迈父母的开支，可除去每月1000元的基本开支，每月老两口只有500多元的结余。这让他们对自己的老年生活失去信心。①
>
> ——失独老人陈冉

2. 照护风险

养儿防老是我国传统的主流思想，子女是父母晚年生活的基础性保障。对于非独生子女家庭而言，子女之间具有一定的替代性与互补性。但对于独生子女家庭而言，子女的数量呈现从无到有的门槛效应。当前的失独老人大多出生于20世纪五六十年代，他们对于家庭养老的功能与子女的照料深信不疑。但当他们失去唯一的子女所能提供的养老支持时，他们便承担着极大的照护风险。边春娜、刘慧慧、刘瑞芳、朱丽丽采用日常生活能力量表（ADL）及护理需求问卷对河南省郑州市、新乡市社区99位失独老人进行调查，结果表明69.7%的失独老人可以实现生活基本自理，低于中国城市老年人完全自理85.4%的比例，有43.4%的失独老人需要基础护理技术帮助。② 可见，失独老人群体具有较大的照护需求。但刘颂在对江苏省镇江市失独老人进行调查后指出，相较于非失独老人，失独老人的生活照料来源相对单一，缺乏衔接性与缓冲性，不同的照料来源互补程度相对较低。③

> 当记者问到未来的养老问题时，冯安平说："没想过，也不敢

① 周岩：《中国网事：谁来填满失独老人的孤独晚年?》（http://news.xinhuanet.com/2013-10/12/m_117692374.htm）。

② 边春娜、刘慧慧、刘瑞芳、朱丽丽：《社区失独老人健康状况及自理需求调查研究》，《护理研究》2016年第33期。

③ 刘颂：《失独老年人生存及心理健康状况调查》，第七届全国心理卫生学术大会论文，北京，2014年8月。

想。家在 8 楼，年龄再大点爬不动怎么办？生病了没人陪护怎么办？买了米提不上楼怎么办？如果每天想这些问题，估计死得快。我们现在唯一能做的就是天黑想天亮的事，天亮想天黑的事。我给老伴说过好多次了，今后谁走在后面，谁就给殡仪馆打电话。谁走得早，谁就有福。”①

——失独老人冯安平

我国社会养老不完善加剧了失独老人的照护风险与养老困境。首先，我国社区养老服务发展不足。社区养老服务是指以社区为平台，为老年群体提供的生活照料、健康服务、精神慰藉等服务。失独老人面临着经济与精神的双重困境，而社区可以充分利用政治资源与老年人原有的物质资源，就近为失独老人提供服务，降低失独老人的照护费用。同时，社区是失独老人生活和活动的主要场所。在社区这一熟悉的社会环境下，由社区居委会为老年人组织、供给照护服务，在同等条件下更易被老年群体信任与接受，也更易精准化满足老年人的照护需求，提升老年人的生活质量。但当前我国社区养老服务体系不够完善，社区养老服务发展也不够充分。社区居家养老服务、社区日间照料中心与短期入住机构、集中性养老社区尚不能完全满足失独老人的照护需求。其次，我国机构养老缺口大。部分失独老年人在子女过世后想离开原来生活的地方，由养老院来照顾自己的日常生活。但当前我国公立养老院“一床难求”，床位十分有限，而私立养老院相对收费较高，不符合大部分失独老人的消费习惯。此外，我国养老机构在老人入住时都需要监护人（一般要求为子女）签名，这一门槛剥夺了失独老人享受养老机构照护服务的机会。

我们利用空闲时间咨询了多家养老院，但所有的养老院都将我们拒之门外。唯一的理由就是，养老院接收老年人，需要子女签字。但现在我们没有子女了。潘教授的老伴儿想用出家的方式度过

① 贾莉丽、薛巍敏：《不堪承受的失独之痛》，《甘肃经济日报》2012 年 9 月 24 日第 1 版。

自己的余生，然而，却没有任何一座寺院接收她。一位住持告诉她："我们只接受60岁以下的人，你已超龄……阿弥陀佛。"连出家都不行，哪里才是我的去处啊！[①]

——失独老人潘教授

3. 生理健康风险

身体是社会结构最形象的比喻，疾病是社会性危机的隐喻。[②] 因此，失独老人比非失独老人患上各种疾病特别是慢性疾病的比例更大，出现重度失眠、视力减退、认知退化、幻觉、头痛头晕、四肢无力、血压偏高、食欲不振等问题的可能性更高。对杭州市155位失独老人调查的发现，39位（41.1%）失独老人身体状况一般；26位（27.3%）失独老人身体状况较差或患有具体疾病；大多数失独老人普遍患有如高血压、高血糖等慢性老年疾病，需要长期服药和定期身体检查；16位（10.32%）失独老人患有癌症或老年痴呆、肢体残疾，需要生活照顾。[③] 刘颂对镇江市失独老年人所做的调查也表明，失独老人自评"身体健康"的比例比非失独老人此项的比例低6.9%，而失独老人自评"疾病缠身"的比非失独老人比例高6.7%。[④] 总之，失独者的生理健康状况不容忽视。

失独之后忽然变得血压有点高，心脏不太好，睡眠靠药物帮助，容易疲劳。

——失独老人王阿姨

我一直在服用抗抑郁药。每年春节，单位放假8天。从年三十晚上一直到初七，我都在没日没夜地喝酒，用酒精来麻醉自己。

---

① 网易新闻：《中国"失独"家庭老人生活现状调查》（http：//help.3g.163.com/16/0202/11/BEQKQ62B00964J4O.html）。

② 魏银：《坍塌与抗争："失独者"真实生活图景透视——基于三个报道案例的内容分析》，《南京航空航天大学学报》（社会科学版）2013年第1期。

③ 潘韩霞、翁婷婷、徐杭情、邱仁波、金碧华：《失独老人的社会生活重建——以杭州市X区"关爱失独老人家庭项目"为例》，《经营与管理》2016年第6期。

④ 刘颂：《失独老年人生存及心理健康状况调查》，第七届全国心理卫生学术大会论文，北京，2014年8月。

因为不上班，闲着就会想女儿，实在太痛苦了，甚至好多次想过要自杀。①

——失独老人李荣梅

两周前，他们接到儿子同事的电话，说儿子在公司晕倒，被送往了医院。当他们赶到医院时，医生已经宣布儿子由于心梗塞意外去世。何阿姨几乎把自己封闭起来，整天躺在床上流泪，说要和儿子一起走，晚上也经常失眠，整天自言自语地跟儿子说话，也不准动儿子房间里的东西，两周几乎都没怎么吃饭。整个人看起来消瘦了很多，经常说头痛头晕，老伴非常担心她的健康，但带她去医院检查却发现没什么问题。

——失独老人何阿姨

健康贫困是很多失独老人所面临的现实问题。他们经济储蓄较少，支付能力不足，往往出于对未来的忧虑而需要在养老与医疗之间做出选择，导致其医疗支付意愿不足，不能享受到较好的医疗保障、卫生保健和基本公共卫生服务，健康水平下降，而健康水平的下降又会加剧其贫困，形成一个恶性循环。调查表明，身体状况为基本还行、远不如从前、疾病缠身的失独老人收入主要集中在低保、521—1480 元以及 1481—1805 元，其中身体远不如从前的失独老人收入第一高比例为低保；疾病缠身的失独老人收入第一高比例为 521—1480 元。② 贫困与疾病相互交织，将会影响老年人的生理健康与精神健康。对河北省保定市失独老人的调研也发现，一些失独老人表示自己根本无力承担医疗费用，对于长年积累下来的病痛只能进行保守治疗。③ 长期以来，最终将会高度损害失独老人的身体健康状况，造成其身体更加恶化的状况。

---

① 贾莉丽、薛巍敏：《不堪承受的失独之痛》，《甘肃经济日报》2012 年 9 月 24 日第 1 版。

② 刘颂：《失独老年人生存及心理健康状况调查》，第七届全国心理卫生学术大会论文，北京，2014 年 8 月。

③ 杨勇刚、胡琳娜、马刚：《快速老龄化背景下失独老人养老风险化解机制——基于对河北省保定市的调研》，《河北大学学报》（哲学社会科学版）2014 年第 2 期。

此外，生病时没有依靠也是失独老人极为担忧的事情。失独老人的医疗保障政策不够完备，经济来源不足；在医院看病无人陪护，在医院接受救助时会因为缺少直系亲属的签字而耽误治疗，需要住院时也无人照料看护。这些对于失独老人而言，就是切切实实存在的大难题。

> 青岛市市南区“失独”父亲邹云91岁高龄的老母亲突然生病了，他手忙脚乱地将母亲送进医院。刚入院时，要签各种各样的字，办各种各样的手续，医生还不能马上给老人输液。邹云急了，问怎么回事。医生说：“没有亲属在场，不能给药。”直到医生确认了邹云的身份，才同意给老人输液。这时，邹云才突然意识到——不但要钱，还需要签字办手续，必须有家人陪在床前才能给药。“等我们老了该怎么办？谁给我们签字？谁陪我们输液？”[①]
>
> ——失独老人邹云

4. 精神健康风险

危机是指一个人的正常生活受到意外危险事件的破坏而产生的身心混乱的状态。情境危机是危机的一种类型，指因自然灾害或社会生活突发事件造成生活情境的突然改变而引发的危机。[②] 失去唯一子女会使老年人平衡因子缺失而进入危机状态，为老年人带来精神健康风险。2011年，中国计生协对14个省的1500余户失独家庭展开调查，结果显示近一半失独父母患有抑郁症，70%—80%的失独老人存在不同程度的精神创伤或心理障碍。[③] 红枫中心于2014年11月至2015年2月对北京100位失独父母进行的《90项症状自评量表》调查显示，60%以上的失独父母存在较严重的心理健康问题：其中，处于抑郁状态、饮食及睡眠不好的均超过60%；有强迫症状的超过50%；有精神分裂症状、人际关系紧张、偏执、敌对的均超过40%；有自杀倾向的达到38%；感到自

① 网易新闻：《中国“失独”家庭老人生活现状调查》（http：//help.3g.163.com/16/0202/11/BEQKQ62B00964J4O.html）。

② 陈莹：《情境危机：失独老人的自我标签过程解读》，《重庆工商大学学报》（社会科学版）2016年第3期。

③ 李晓宏：《对失独家庭的制度化帮扶》，《人民日报》2013年3月13日第12版。

卑的高达70%。[①] 安民兵对安徽省 A 市某区失独老人进行调研后也发现，88.6%的失独老人“孤独寂寞”，48.6%的失独老人“情绪波动大”，42.9%的失独老人“意志消沉”，37.1%的失独老人“精神压抑”，22.9%的失独老人“无助绝望”。[②] 失独老人长期沉溺于孤独、绝望等负面情绪中无法自拔，面临着情绪危机、认知危机、社会排斥危机和社会断裂危机。

（1）情绪危机

失独老人的情绪危机主要表现为失去挚爱的孩子后，失独老人在经历震惊、麻木等否认期之后，主观认知事实后开始出现的悲伤、痛苦、愤怒、绝望等一系列集思想、感觉和行为综合产生的生理和心理状态。[③] 他们可能会将孩子的死亡与自身的失职相联系，产生极强的内疚感与自责感，非理性情绪更加明显，进而会产生自我伤害、以命易命、自我忽视等想法与行为，抑郁的可能性也会因此增大。他们可能会因为过分悲伤或过分思念孩子导致精神恍惚，所有有关子女死亡的想象都会占据他们的心理挥之不去。他们渴望与孩子的遗物待在一起，建立与孩子的最后一丝联系。他们可能会变得经常性的暴躁与愤怒。这些持久而强烈的负面情绪，会对失独老人的精神健康造成不可回逆的消极影响。

> 武汉的余伟算是一个不大不小的政府官员。白天的时候，他总是西装革履，精神百倍地工作，可是晚上回到家里，他又成了另外一个人。他整夜坐在地板上，抱着孩子的骨灰盒哭泣，口中呢喃：“孩子，让爸爸抱抱你……”他就这样每晚睡在地板上，将近8年。[④]
>
> ——失独老人余伟

① 庄庆鸿、黄秋霞：《失独父母的救赎之路》（http://zqb.cyol.com/html/2015-10/14/nw.D110000zgqnb_20151014_1-08.htm）。

② 安民兵：《马斯洛需要理论视阈下的失独中老年人个案调查分析》，《中国老年学杂志》2014 年第 2 期。

③ 陈莹：《情境危机：失独老人的自我标签过程解读》，《重庆工商大学学报》（社会科学版）2016 年第 3 期。

④ 网易新闻：《中国“失独”家庭老人生活现状调查》（http://help.3g.163.com/16/0202/11/BEQKQ62B00964J4O.html）。

（2）认知危机

失独老人所产生的认知危机是周围环境与个体相互作用的结果。老年人在失去唯一子女后本来就会产生大量的负面情绪，怀有巨大的心理压力，容易失去自我同一性，陷入认知危机。社会带给他们的标签化歧视加剧了这一风险。个体被贴上标签后，会由于各方面的心理原因使自己的行为符合被贴标签内容以达到内部心理与外部环境的一致性。负面的社会标签会对被贴标签的个体产生负面的自我暗示作用，影响其认知与行为。在现实生活中，老年个体接受甚至渴望减少与社会的交往并逐渐退出社会，不认为对社会是有价值的，这便将老年人打上“疏离”“隔离”的标签，形成脱离社会的“断裂性”和“排他性”。而当老年人失去唯一子女时，传统社会将强化他们的思维定式并为失独老人贴上“孤独”“失败”“不健康”甚至“不吉利”的标签。老年人在接收到标签信息后，便会向着“孤独”“失败”发展。他们倾向于否定自我的人生，认为自己是失败者，磨灭自我价值感与自我认同感，认为自己的生命随着孩子的离去便失去了意义，死亡便是解脱，而不会积极主动地走出失独困境，最终陷入认知危机。

> 我们遇到的很多失独父母和她一样，失去孩子后几乎一切都被否定了，甚至失去了快乐的权利和基本的尊严。①
>
> ——红枫中心项目官员孙一江
>
> 20世纪80年代，李荣梅也收到过《独生子女父母光荣证》，相比当时的“光荣”，她现在满心的自卑。“中国有句话叫：不孝有三，无后为大。你没有子女自己都抬不起头来，甚至觉得不配跟人家正常家庭站到一块儿了，好像一下子就变成了弱势群体。”她并不愿意将这群失独者称为“弱势群体”，她想有尊严被承认地活着。②
>
> ——失独老人李荣梅

① 庄庆鸿、黄秋霞：《失独父母的救赎之路》（http：//zqb. cyol. com/html/2015－10/14/nw. D110000zgqnb_ 20151014_ 1－08. htm）。

② 贾莉丽、薛巍敏：《不堪承受的失独之痛》，《甘肃经济日报》2012年9月24日第1版。

(3) 社会排斥危机

伯查特（Burchardt）认为社会排斥是社会成员在政治、社会、消费、生产及社会互动等方面的不参与或参与不足。[①] 社会隔离作为一种社会现象，是社会强势群体或阶层对弱势群体社会排斥的结果，被排斥者往往是基于对社会价值目标及对个体处境的不满进而形成的一种被社会强制性隔离或者“逃避”性的“自我”主动隔离。[②]

失独老人在现实生活当中遭受到了政策排斥、经济排斥、文化排斥与社会排斥。他们应当享有国家重点关注与足量补偿的权利没有被充分保障，缺乏对应的渠道表达与实现自身的需求，因此相关政府部门往往将失独老人当作一个问题群体处理。目前，国家已经出台的失独老人扶助制度、失独老人养老保障与医疗保障制度并不能完全为其化解经济风险，客观上造成经济排斥。“养儿防老”“不孝有三，无后为大”等文化诱因和文化氛围，为失独老人贴上了负面标签，他们只有选择离开原生环境才能躲避这种文化排斥。社区与社区居民对失独老人有社会交往上的排斥，社区负责计生工作的基层干部没时间、没心思、没能力为失独老人提供支持。基层社区计生干部往往身兼数职，每天面临着繁重的行政任务，无暇顾及失独群体专项工作，自然也就无法真正了解失独老人的需求，对失独老人的关怀停留在“送油送米送温暖”的面子工程上。[③] 此外，社区基层干部没有系统的专业知识为失独老人服务，有时甚至可能形成二次伤害。失独老人感受不到社区的温暖，加大了失独老人与社区以及社区民众之间的社会距离。

社会排斥带来的是社会隔离。受到政策排斥、经济排斥、文化排斥、社会排斥的失独老人感觉自己“被这个社会抛弃了”，因此其更倾向于“内卷式”思维与行为。[④] 他们生活在自己的圈子里，生活在自己

---

① 乌德亚·瓦尔格：《贫困再思考：定义和衡量》，《国际社会科学》2003 年第 1 期。

② 方曙光：《社会排斥理论视域下我国失独老人的社会隔离研究》，《江苏大学学报》（社会科学版）2015 年第 3 期。

③ 庄庆鸿、黄秋霞：《失独父母的救赎之路》（http：//zqb. cyol. com/html/2015 - 10/14/nw. D110000zgqnb_ 20151014_ 1 - 08. htm）。

④ 方曙光：《社会排斥理论视域下我国失独老人的社会隔离研究》，《江苏大学学报》（社会科学版）2015 年第 3 期。

的想象里，生活在自己无尽的痛苦里。这种不断强化的负面心理进一步加剧了他们与社会的“主动隔离”与“被动撤离”，影响失独老人的精神健康。

（4）社会断裂危机

社会断裂理论认为，当前社会结构由传统金字塔形变为一场马拉松式，一个社会的不同部分几乎处在不同的时代中，社会中最先进的部分已经与整个社会失去联系，而还有一些群体被甩到社会结构之外，出现断裂现象。[①] 失独老人因为家庭关系的两代断裂而陷入情绪危机与认知危机后，面临着与配偶、友邻、组织、社区等原生环境以及与社会等社会关系的全面中断，进入自我孤立的状态，这使得失独老人与整个社会形成断裂。而我国失独老人扶助制度尚不健全，社会保障制度与老年服务体系不够完善，极少有失独老人能够充分得到相关社会组织与社会工作人员的专业心理治疗帮助，进一步加剧失独老人的断裂危机。

配偶是失独老人最为重要的精神支柱，但也有一部分失独老人因失去子女而产生相互埋怨的心态，还有部分女性失独老人因不能为丈夫补偿性生育一个孩子而感到内疚与自责，希望离婚让双方都能从痛苦中解脱出来，最终导致老人婚姻关系破裂解体。北京市昌平区计生协对409位失独老人开展的调查指出，8.3%的失独老人因失独导致夫妻关系脆弱直至解体。[②]

孩子走后大约一年，晓禾的老公提出离婚。夫妻俩在一起过了20多年，感情不好也不坏，因为孩子，本想就这么凑合下去，到老了也算有个伴儿，可是忽然间，就走不下去了。“孩子是维系夫妻关系的纽带，如今这个纽带忽然没有了。挺大的房子就剩下我们两个人，互相对着唉声叹气，话越来越少，而且避免提到任何与孩子有关的话题，有时候甚至一天也说不了一句话。”晓禾的丈夫开始是整天不出门，后来是整天出去不回来。“有一天，他对我说，

① 方曙光：《社会断裂与社会支持：失独老人社会关系的重建》，《人口与发展》2013年第5期。

② 石彩红：《北京市昌平区计生特殊家庭现状分析及对策建议》，《人口与计划生育》2013年第11期。

实在受不了在这个房子里住下去了，到处都是孩子的东西、孩子的影子，他快崩溃了……”丈夫就这样离开了家，两个月后，向她提出了离婚。离婚之后，这个一起生活了20多年的男人就像人间蒸发一样，在晓禾的生活中消失了。后来，从亲戚朋友口中，晓禾得知前夫很快就再婚了，找了一个不到40岁的女人。“其实他这么做我也能理解，毕竟他才50岁，还有希望再要一个孩子。”晓禾平静地说，“两个人绑一起也是死，抓住一点儿希望就能活下去。他想忘掉过去的一切重新开始，也是人之常情”①。

——失独老人晓禾

离开原有的工作单位，离开原有的生活环境，解除原有的社会关系，是很多失独老人逃避现实的选择。梁明辉等人的研究发现，有近50%失独者经历过自杀或搬迁，极少数人选择流浪或居住在寺庙。② 还有调查显示，失独家庭中有63.3%的人表示“不想出门”，有50.2%的人表示“不想与以前认识的人说话，害怕与他人交流时涉及子女的话题”③。

女儿走后，徐世清老两口就很少出门，也很少与院子里的其他老人打牌、聊天、下棋，甚至亲朋好友孩子的婚礼、孙子的满月等都不参加，总觉得与其他老人相比自己显得格格不入，有严重的自闭感。“老人们聊天，说得最多的就是儿孙，而我们一听到这个，心里就堵得慌。他们一提到孩子，我立马就转头走了，或者背过身偷偷地抹眼泪。”④

——失独老人李秀芬

① 网易新闻：《中国“失独”家庭老人生活现状调查》（http://help.3g.163.com/16/0202/11/BEQKQ62B00964J4O.html）。

② 梁明辉、张黎、巩新鹏等：《失独者心理健康状况初探——以50例失独父母SSRS与K10的网络调查为例》，《中国农村卫生事业管理》2013年第12期。

③ 陈雯：《从“制度”到“能动性”对亡故独生子女家庭扶助机制的思考》，《中共福建省委党校学报》2012年第2期。

④ 贾莉丽、薛巍敏：《不堪承受的失独之痛》，《甘肃经济日报》2012年9月24日第1版。

总之，失独老人面临着经济风险、照护风险、生理健康风险、精神健康风险等全面多样的风险，在早年丧子的客观事实下面临着老无可托的生活与精神困境。经济风险、照护风险、生理健康风险都会进一步加剧精神健康风险，而陷入精神危机的老年人可能会陷入更深的经济风险、照护风险与生理健康风险，最终对老年人精神健康产生巨大的威胁。失独老人是需要得到国家与社会关爱的群体。国家应当为过去的政策制度负责，承担对失独老人的补偿义务，这是提升政府公信力、建设和谐社会的需求，更是促进老年人精神健康、建设健康老龄化社会的要求；应当以满足失独老人的生理需求、安全需求、社交需求、尊重需求、自我实现需求为核心目标，以为失独老人建立全面广泛的社会支持系统为主要路径，帮助失独老人化解经济风险、照护风险、生理健康风险、精神健康风险，全面提升失独老人的精神健康水平。

二　空巢老人：空间阻隔与心灵相望

到2016年年底，我国已有2.3亿60周岁及其以上年龄的老年人，占我国总人口比例的16.2%。据2017年国务院印发的《“十三五”国家老龄事业发展和养老体系建设规划》，预计到2020年，全国60岁以上老年人口将增加到2.55亿人左右，占总人口比重提升到17.8%左右；高龄老年人将增加到2900万人左右，独居和空巢老年人将增加到1.18亿人左右。空巢老人是指无子女或子女不在身旁的老年人。当前，多数空巢老人产生的原因主要是很多年轻人因学习、工作无法时常陪伴在父母身边。调研中遇到了相当一部分的空巢和独居老人，他们由于自身生活态度、子女是否孝顺、本身生活水平等的不同而有着不同的精神健康状况。

空巢老人是社会上的弱势群体，其因子女不在身边而无法享受大家庭的温暖，与子女之间的沟通交流减少，同时因为自身年龄变大、身体机能衰退等，与邻居和朋友的社交能力也有所减弱，容易产生孤独感、无助感，生活和心理压力较大。此外，老年人的生活质量与老年人的健康有很大的关系，包括病痛等生理伤痛与缺乏精神关怀等。调研显示，空巢老人情感缺失比较严重，自我价值感降低，极大程度上影响着自身的精神健康。空巢老人所面临的精神健康问题需要引起“离巢”子女甚至整个社会的关注与思考。

空巢老人与子女之间的长期分离，意味着老人更需要来自子女的精神关怀。自2013年7月1日起正式实施的《老年人权益保障法》规定，家庭成员应当关心老年人的精神需求，不得忽视、冷落老年人。与老年人分开居住的家庭成员，应当经常看望或者问候老年人，满足老年人的精神需求；并将每年的重阳节定为老年节。但改善空巢老人的精神健康问题不能只依靠强制性的法律规定，更需要的是来自子女主动、真切地对老人的关怀，让老人感受到大家庭的温暖。本节对空巢老人群体的特征现状做出简要分析，并归纳出目前空巢老人群体所面临的主要问题，以期为改善空巢老人的精神健康问题提供一些思考。

（一）空巢老人基本特征与现状

调研中发现目前空巢老人主要有两种基本情况：夫妇偶居空巢老人和孤寡独居空巢老人。无论哪一种的空巢老人，要么因为子女在外地工作没有在身边，空间距离较远；要么是长期分居，虽然离得很近，但却很少照顾，心理距离较远。所以，如果子女孝顺老人，定期回家看望老人并且能够陪老人谈心等，相对而言老人可以生活得更加幸福和自如；反之，对于老人自身来说也是一种打击。与失独老人类似，空巢老人没有子女，无论是死亡或是距离太远或者子女不孝，对老人精神层面的影响是很难估量的。此外，从调研案例中我们还可以发现，老年人自身对现代生活的适应性也非常重要。如果老人能很好地适应新技术新工具，则能够建立新的社会网络圈，实现更好的心灵寄托。

夫妇偶居空巢老人：

老人A为男性，对于现在的生活感到满意，但是还是有一点不太舒服，那就是外出打工，不能常常在家的儿子。老人说：“儿子已经很久没有回来了，虽然常常会往家里打电话，但是我和他妈还是担心。他在外面不容易呀，我们总是想他回来，但是他忙，一年也就回来三四次，回来也待不了几天。我们在家要是没有这些老伙计，估计难过呀！”老人的眼里充满了担忧与寂寞，他渴望着儿子回家。老人希望儿子能够在家陪他，但是儿子的忙碌使他无法开口。老人说起儿子刚打电话，说最近过得很好，过几天有可能会回来，老人的眼中充满了幸福。

——空巢老人 A

孤寡独居空巢老人：

老人 C 为男性，身体看上去很健康，在公园里走路也很稳健。丧偶，但并无沉重的心情，其子女在外省工作，一月见一次面。当问及他是否参加集体活动时，他的回答是否定的。但他利用网络，经常在网络上进行直播、微博互动，并且玩网络游戏，精神生活很丰富。当问及他子女的情况时，了解到他的子女工作稳定且待遇较好，所以无经济压力，与其子女虽不常见面但经常在网络上进行沟通，亲情需求得以满足。无身体疾病，对现状较为满足。

——空巢老人 C

（二）空巢老人面临的主要问题

1. 经济供给方面

空巢老人面临的经济供给问题主要是收入来源单一，我国空巢老人中有相当一部分数量的老人是经济困难者。调研中发现，城市的空巢老人中经济来源主要是退休工资或养老金；同时空巢老人经济供养还受到子女供养能力以及供养意愿的影响，这是农村没有退休金供养的空巢老人的主要经济来源；身体状况好一点的有劳动能力的老年人，可能还会参加劳动以获得工资收入补贴家用；还有部分空巢老人接受政府救助和社会救济。可见，城市空巢老人的经济状况较农村好一点。但是总体来说，与那些和子女合住的老年人相比较而言，空巢老人的经济供给是相对匮乏的。

老人 F，男，1944 年出生，现年 73 岁，安徽人，20 岁时认识并与现在的老伴结婚，婚后育有四个儿子。因为家在农村，没有退休金，而且年纪太大了没办法劳作，现在的经济来源主要是几个孩子的资助。几个孩子都孝顺，在外面经常打电话回来，与他联系得多。他们十六七岁就出去了，那时候就只有过年才会回来。以前也没电话，都是要过年了一家人才看得到。分家是老三家大孩两岁的时候，刚盖起新房就分了，他形容"大家不搅在一起也好"。现在孩子们都在外面修了新房，山里的房子也倒了，他与老伴在老二家居住。平时在家看看黄梅戏，夏天就两个人经常傍晚出去走走，也经常跟附近的几个老人一起聊天。他觉得几个儿子生活担子都重，现在钱不值钱，房价也贵，所以不得不长期在外务工，不可能在家里待太长时间。而自己和老伴两个老人在家也好，日子过得轻巧。现在，生活的最大困难是自己和老伴的身体状况都不太好，一年胃药都要六七千，觉得两人活不长了，认为活太长了也是累赘。以前都是老伴身体不好，这几年他的身体状况也有下降，胃不好，饭量小，他形容"都是药当饭吃"。

——空巢老人 F

2. 生活照顾方面

生活孤独，缺乏照顾，这几乎是所有空巢老人的真实生活写照。缺乏生活照顾对于随着年龄的增长生理功能逐渐弱化、对他人的依赖越来越强的空巢老人来说，是一个非常大的弊端。空巢老人的子女不是在外地上学就是工作或者定居在了外地，要么就长期分居，只有在放假或空闲时间才能和老人聚一聚，更别提对老人细致的生活照料了。调研中发现，夫妇偶居的老人或许还有老伴能够互相依偎，但因为年龄都较大，互相照顾也是力不从心，只能够勉强满足生活照顾的基本需求；更不用提孤寡独居的空巢老人，单身生活只能依靠自己，长期生活无人照料，无人过问，本人的衣食住行都将产生很多问题，特别是在需要外出就医时更是困难无比，感到特别无助，有时更是一直在家拖着，身体健康受到威胁，严重的会是导致老人精神状况恶化。

老人 H，男，71 岁，陕西省人，农民。在与他交谈的过程中可以感受到，他的整体精神状态不佳，情绪十分不稳定，自己也难以控制，经常与周围的人发火，"要不是大家习惯了，早就嫌弃我了"，性格孤僻又独立要强。

20岁那年，他通过村里人介绍认识了妻子，一年之后就订婚了，这是他人生当中的“一件大事”，之后跟妻子在一起生活的9年是他觉得自己一生中最幸福的时候。“老婆也在，身体也好，都能达到140斤”，上了30岁，“她患肾脏炎没了，有了几个孩子负担也重了，日子就不好过了”。妻子过世后，他在村里又找了一个“媳妇”，但是这个“媳妇”有家室，他也与这个“媳妇”一家人住在一起，这在我们看来是不可思议的，但在他们村里也是被默认允许的。后来，他的饮食起居也由“媳妇”照顾，也算是有点依靠，但“对原来那个那是不能比的”。就这样过了一年又一年，三个孩子也长大成人，自己出去闯荡了，他就一个人在家里待着，一直到50岁，他的生活都是这样平平淡淡地过着。但他也不曾想到，他的大儿子那么不争气，与他聊到他的大儿子时，他摆摆手表示不想提。他的大儿子刚开始还务正业，有个正经手艺，在镇子上有个店铺，也攒钱买了房子，但是后来就开始喝酒打架，到处闹事，欠钱不还，也不顾家，这对老人的打击很大。他一方面痛心大儿子不成材，另一方面也觉得“自己的脸都被丢尽了”。尽管如此，他还是很疼爱大儿子，经常给他接济。大儿子的折腾与长年累月的劳作使他体力不支，患上了胃癌，好在发现得不算太晚，去西安做了手术以后就逐渐好转了。但这次得病却给他在心理上造成很大的影响。他的儿女都不在身边，只能靠“媳妇”和她一家人的照顾，但他们年纪也大了，慢慢地力不从心，不能一天为他做饭这样照顾了，让他去儿女家，他又不愿意去，觉得“跟子女住在一起麻烦”，还觉得“谁都嫌弃我，我现在这个脾气不好，说得哪里不对了还嫌你们觉得麻烦”。但是，他也没办法控制自己的情绪，所以现在处于一个尴尬的状态。

——空巢老人H

3. 精神供给方面

刘美萍研究发现，老年人随着年龄的增长，其亲和动机不断增加。[①] 这就表明，精神生活的质量对他们非常重要。精神需求已经随着经济的发展慢慢取代经济需求成为空巢老人的第一需求。正是因为空巢老人生活孤独，没有什么娱乐活动，所以常年自己在家，就更会造成精神空虚。两个老人在一起可能还好一些，可以说说话。但是老伴去世的“空巢老人”，因为年纪大了社交圈变窄，常年一个人独处，孤单、落寞的情绪不断增多，这也是老年人最怕的。如果长期生活在寂寞、沮丧的情绪里，不仅容易引发情绪障碍、抑郁症等，还会对老年人的身体健康产生很不利的影响。这些不同程度的焦虑、不安、孤独、失落、抑郁等情绪，与病痛等肉体上的伤害相比，对许多“空巢老人”来说，则是一种更大的伤害。经常独处、很少与人交流的老人，往往更容易产生悲观情绪，甚至会产生厌世的念头。调研中发现，许多空巢老人由于极度缺少与子女的沟通或者因为丧偶等长期处于自闭状态，也缺乏兴趣爱好及参与户外活动，社会交往较少，使自身长期处于孤独寂寞的情绪状态。对这部分空巢老年群体而言，其精神供给问题必须得到重视与改善。

> 老人K，女，75岁，生活在农村。“儿女不在身边，整天一个人，挺无聊”，这是K老人经常挂在嘴边的一句话。她生了6个儿女。20世纪90年代，3个儿子考上大学进城里工作，3个女儿嫁到了邻近村庄。16年前，丈夫因为半身不遂而去世，她一个人已经孤零零地生活了16年。老人最开心的时候就是逢年过节的日子，她天天盼着。只有过年的几天，子女才会回来，一家老少团聚在一起，老人才会开心。但是，一年的年头到年尾就那么几天。自老伴儿去世后，16年来她的日子就是一个人过了。6年前，她的身体还好，自己可以下地干些农活、喂喂鸡，这样的日子也好打发些。现在身体一年不如一年，整天一个人待在家里，每天晚上看两集电视剧，这是她唯一的娱乐活动。她告诉记者，电视里面演的大多适合年轻人看，适合她们老年人的节目很少。村里每年4月有庙会，会请来外地的秦腔戏团表演。老人说那个时候一群老人围在一起看

① 刘美萍：《社区养老：农村空巢老人养老的主导模式》，《行政与法》2010年第1期。

戏，闲聊，很开心。她的身体状况不好，病重的时候也是忍着，扛不住的时候才会给子女说。她怕给子女带来负担。老人的2个儿子远在兰州上班，只有二儿子离得近些，每月定期回来给老人买些生活用品。3个女儿也远在千里之外的北京务工，没时间来照料她。

平常的日子院子里都是静悄悄的，喜欢安静但又长时间讨厌安静的她，有时候希望有人能陪她聊聊天，晚上看两集电视剧是K老人的精神食粮。身体好的时候，自己下地干农活，喂几只鸡，一天很快就混到天黑。如今身体不行，她的腰椎间盘突出行走不便。她的炕头上放着一本佛教《般若波罗蜜多心经》，她每天无聊的时候会读读佛经。K老人没上过学，儿子过年来教她念，一本经书她读了几个月背得很熟练了。其实，佛经里的内容她什么也不懂，只是单纯地去念。“我不懂讲的什么内容，但我念的佛祖应该知道我的虔诚”，她说。①

——空巢老人K

总之，空巢老人面临“空巢”状态的原因多种多样，他们面临着一些各不相同的问题。但是，无论是经济供养还是生活照料等方面的问题，他们都同时面临着精神供给方面的困境，即空巢老人普遍都有一种“空巢感”。“空巢感”也就是孤独感，但这种孤独感里又增添了思念、自怜和无助等复杂的情感体验。有“空巢感”的老人，大多心情抑郁，惆怅孤寂，行为退缩。他们中许多人深居简出，很少与社会交往。在我国存在一亿户空巢老人的严峻现实面前，更可怕的是老年人内心世界的孤独。空间阻隔下同子女心灵相望，因为子女常年在外，他们独自生活，失去子女的关爱，心理产生孤独、抑郁。在老年人身体机能不断衰退的同时，由于久居独处没有子女的陪伴，空巢老人倍感失落，甚至丧失了个人价值感，对生活失去信心。上海老龄办和宁波老龄办的入户调查显示，90%以上的空巢老人希望与人交流，希望子女多打打电话，常回家看看成为众多空巢老人的首要感情寄托。《老年人权益保障法》规

① 以上案例选自新华网养老频道（http：//news. xinhuanet. com/gongyi/yanglao/2015 -08/11/c_ 128113067. htm）。

定，与老年人分开居住的家庭成员，应当经常看望或者问候老年人。用法律的形式规范常回家看看，这是社会最低的道德底线。空巢老人不应当是社会的累赘，更不应该觉得悲伤，比悲伤更为悲伤的是空巢老人生活在一个被迫离群索居的独岛上得不到子女、社会的温暖。树欲静而风不止，子欲养而亲不待。子女们常回家家看看，这是治疗空巢老人孤独最好的良药。

三　随迁老人：候鸟迁徙与权益难寻

在老龄化社会中，有一类特殊老人逐渐受到学者以及社会的关注，即随迁老人。根据《中国流动人口发展报告2016》，2015年我国有2.47亿流动人口（按照《国家新型城镇化规划》的进程，2020年我国仍有2亿以上的流动人口），其中有7.2%是流动老人，这1778万老人就是所谓的“老漂族”。在流动老人中，年龄中位数为64岁，70岁以下占80%（60—64岁约占56%，65—69岁约占24%），70—79岁占18%，80岁及以上约5%。可见，随着我国城镇化的持续推进，随迁老人的数量在短时期内将继续保持在2000万左右，而他们的老年生活以及因随迁带来的一些问题与困境应该受到重视。

（一）随迁老人的生活现状

导读案例

随迁老人“朋友圈”太冷清

“有人花钱吃喝，有人花钱点歌，有人花钱美容，有人花钱按摩，今天我找了好活，有人花钱雇我陪人唠嗑！”相信不少人还会记得这是在2000年春晚上由赵本山和宋丹丹表演的小品《钟点工》开头中的桥段，讲的是儿子为表达孝心将生活在农村的父亲接到城里，但老人因为生活习惯的改变，导致其闷闷不乐，这种情况在当今的珠三角普遍存在着。

子女工作忙，接到身边又无暇照顾到这些老家来的老人，虽然老人在物质生活方面已经能得到满足，但如何摆脱空虚的精神生活，如何融入城市，建立起自己的“生活圈”，这是摆在不少年轻人面前的一个困惑，也是值得引起相关部门重视的一个问题。

案例 1：

朋友圈只有几名老乡

42 岁的许向阳是来自河南驻马店的出租车司机，在东莞开了5 年多的出租车，和父亲、妻子、儿子一起住在南城城中村的出租屋内。许向阳的父亲，今年75 岁，两年前摔了一跤，昏迷数天，虽然成功醒了过来，但被诊断出了脑梗塞。为让许伯早日康复，许向阳把父亲接到了南方。“他年龄这么大了，接过来想让他好好度过晚年。”许向阳说。

平日里，许向阳和妻儿都是早出晚归，每天留在家里的只剩许伯一人。许伯每天的生活单调，早上起来吃点早饭，就出门遛弯儿，因为完全听不懂东莞方言，遛弯时他一般不跟人说话。下午，许伯会出去串门，因为同住在一个城中村的老乡赶早市卖菜，下午不用出摊，在家休息。

许向阳说，父亲每天的生活都是如此，来东莞一年多，基本上没看见他跟本地人有过交流，只和几个老乡交往。“本来是想让他来安度晚年，结果现在都不怎么跟人说话。”许伯的这种状态令许向阳有些担心。

案例 2：

老家才是落叶归根处

2010 年 9 月，来自湖南的李伯成为中山首批积分入户随迁外地老人中的一员。“中山的气候非常好，夏季不太热，冬天也非常舒服，空气和环境一流，非常适合居住。”谈起中山，李伯如数家珍。李伯表示，来到中山已经有4 年了，但觉得自己还是一个外地人，主要是在中山没有朋友，楼上楼下的邻居，见个面也只是笑一下，与当地的老人又无法用语言沟通，只能找找同是外地过来的老乡说说话，但是各自都比较拘谨和谨慎。

“我是一个农村人，农村的生活条件是差一些，但是与街坊聊天舒畅，每天在地里走一遍下来，心里感觉格外踏实，来到中山生活主要是因为孙子上幼儿园了，每天要负责接送，”李伯表示，“等孙子上小学，可以自行上下学了，还是会选择回到湖南老家去居住，家乡毕竟是自己的根，也是自己终老的地方。”①

从上述新闻案例中，我们不难发现，随迁老人进入新环境后的生活并不乐观，集中体现在以下几个方面。

1. 从“熟人社会”转向“生人社会”，新环境难适应

随迁老人的社会关系都在迁出地，他们在老家有自己的生活圈子，有自己的语言，但进入城市后，由于“外来人”身份认知的限制，他们往往很难和当地老年人一起互动。加上城市住房格局的限制、语言交流的不便，更加局限其新建朋友圈。这种生活环境的变化，常常导致随迁老人生活得“闷闷不乐”。我们在调研中也发现，随迁老人一般出门活动都是独自一人，或者和老乡一起，在整个环境中显得不自在。

老人的生活状况有点不好，一个人坐在花坛边，当问他为什么一个人，他说道：“我是外乡的，虽然已经来了三年，但还是无法融入，没有什么朋友，别的老人玩牌，我也不会，也不想和当地的一起。老伴要看孙子，我就一个人，外地的过来难呀！我是农民，和城里人有距离。”

——随迁老人 B

当问到老人在周围是否有朋友以及和邻居关系怎样时，老人答道：“我从农村来，认识的人都在老家。在西安谁也不认识，只认识我儿子儿媳还有孙子，和其他人也不打交道，来公园都是自己活动活动。”

——随迁老人 C

2. 社会支持网络较小

随着我国城市社区的建设与发展，社区服务供给能力逐渐增强，特别是对老年人的服务供给，得到政府以及社会广泛的支持。但在实地调研中，我们发现并未有针对随迁老人的专门服务。随迁老人出于自身与

① 上述案例选自《大洋网—广州日报》2014 年 10 月 7 日。

城市环境、城市老人的差异，往往较难主动迈出互动的脚步。而子女忙于自身事业，无暇顾及或者忽略了他们的社交以及其他方面的需求，加上社区在这方面的工作缺失，随迁老人的需求无处表达。

> 该工作人员反映，社区为老人提供的服务一般是针对本社区内的所有老人，只为他们提供一些基本的服务，比如棋牌室、阅览室，一般不会专门为某一类老人提供专门服务。而且目前各方面的条件也还未达到，对本社区内有多少外来老人也不是很清楚。
>
> ——某社区工作人员

随迁老人的城市生活困境主要在日常生活、人际交往、心理适应方面，其中心理适应最难完成。加上其地域认同程度较低，文化认同滞后，呈现出较强的“农村人”意识倾向。他们在进入城市新环境后，通常具有无能感、无助感。总体看来，他们在城市的生活处于一种比较不适应和一般适应之间。①

（二）随迁老人的特征

【导读案例】

随迁老人曾在汉抑郁自缢，“老年漂”融入难题求关注

当越来越多的“汉漂”在开放的大武汉落脚成为“新武汉人”时，他们的父母或为老有所依，或为照顾孙辈，追随儿女离开熟悉的故乡，成为江城“老年漂”。然而，他们对陌生环境的融入已成为一个难题。

今年4月，武昌区积玉桥街一社区里一位外地老人因住不惯，泪别子女，返回四川老家。而就在去年，社区里另一位外来老人患上抑郁症后自缢身亡。这两件事让社区书记熊艺智心痛惋惜之余，也引发他关注“老年漂”的异乡养老问题。他介绍，这个2012年交付的新小区里，100余位老人中就有42个外地人。

① 陈盛淦：《随迁老人城市适应影响因素的实证研究》，《福建农林大学学报》（哲学社会科学版）2016年第6期。

南湖街的水域天际社区有近800名老人，“老年漂”超过半数。南湖一社区工作人员付英杰称，一个跟随儿子来汉的公务员向他诉说苦恼：本地老人能享受的医疗、公交爱心卡等福利，都让他们这样的老人很难找到归属感。“还有部分‘老年漂’来自农村，语言、生活习惯、城市感觉、交流方式，很多意想不到的事，对他们而言处处都是困难。”

在武昌区首届公益创投大赛进入现场评审阶段，60个项目中有2个项目为“老年漂”设计。设计者分别就是熊艺智和付英杰。

对此，本次大赛评委之一，湖北省社会学会理事、江汉大学法学院李金红副教授深有感触。在他看来，对外融入困难，在儿女那里“老年漂”父母也有交流障碍。“有些成功的儿女本意是接老人来享福，老人却越住越孤独。儿女白天工作，老人看孩子累了一天不忍心打扰，憋了一整天的话只能继续憋着。”

针对熊艺智和付英杰设计的一些融入措施，多年研究社区工作的李金红认为武汉应更多体现包容性，他建议社会应多关注特殊人群的需求。汉漂能留下打拼很不容易，他们是对城市有贡献的人。不能让他们父母在故乡孤独，在这里也孤独。[①]

随迁老人作为一类比较特殊的老年群体，呈现出以下特征。

1. 多重属性

随迁老人既属于流动人口，又属于老年群体，甚至某些随迁老人还带有残障，因而我们在面对这一群体时更需要多方面考虑其特点，采取针对性措施解决其需求。流动人口的最大特点就是流动性。一些老人进入城市只是短暂地生活，或者周期性地生活，他们或为带孙辈，或为旅游等，一到上学或者农忙时便要回去，这也是将之称为“候鸟老人”的原因。这类老人由于在城市生活时间短，能较好地适应城市生活，心理压力也相对较小。他们对城市融入的意愿不大，对享受城市老年福利的需求不高。但对于将在城市长期生活的随迁老人来说，子女、家庭、社区、政府等都应关注其物质需求、服务需求、精神需求，以帮助其更好融入城市生活，安度晚年。

① 以上案例选自《长江日报》2014年9月17日。

2. 面临“再社会化”挑战

随迁老人已步入老年阶段，他们已经完成自己的社会化过程，不管是生活习惯、语言、交流方式、为人处世的态度都已经基本固化，并带着之前生活地域的烙印。但当他们离开家乡进入一个新环境之后，就将面临“再社会化”的挑战，城市生活习惯、语言、交流方式等都与农村存在着差异。要想融入新环境，他们就得放弃之前所具备的一些特质，重新习得新的交流方式、生活习惯等。而这对于已近花甲之年的老人来说，无疑是一个巨大的挑战。

> 老人独自在公园里带着孙子，老家在山西，当被问到在城市里感觉怎么样时，老人显得有些落寞。她表示到城市里来就是帮着带一下孩子，过段时间还是要回老家的，在这边讲话别人也听不懂，很难交流，不像农村大家见了就打招呼。年轻人喜欢到外面吃饭，不喜欢自己做饭吃，而她还是喜欢自己做饭吃，自己做饭便宜还合胃口。
>
> ——随迁老人 E

（三）随迁老人的成因

近年来，我国人口流动趋势逐渐呈现家庭化，流动家庭化是伴随生活变迁和社会结构转型必然出现的社会现象。而流动随迁老人养老问题，则是在这一过程中由于社会建设、文化建设等要素较长时期滞后所带来的特定社会问题。[①] 王伟进从城镇化与人口流动、传统老人帮助子女照看孙辈的家庭责任伦理去解释。[②] 翁敏则认为“老漂族”的出现源于制度的开放、“家本位”价值观及家庭结构变化的影响、劳动力流动以及社会经济的快速发展。[③] 而我们在实地调研中也发现，随迁老人进城主要是基于照顾孙辈、安度晚年。

① 聂建斌、杨茹：《应切实关注流动随迁老人养老问题》，《光华时报》2016 年 11 月 25 日第 3 版。

② 王伟进：《“老漂族”问题及其社会应对》，《中国民政》2015 年第 11 期。

③ 翁敏：《“老漂族”的城市适应及社会融入文献综述》，《新西部》2016 年第 14 期。

（四）随迁老人存在的问题

【导读案例】

老人随迁尚需福利随身

《中国老龄事业发展“十二五”规划》曾提出，“十二五”时期，全国60岁以上老年人将由1.78亿增加到2.21亿。为解决老年人的养老问题，今后我国将进一步完善老年人口户籍迁移管理政策，老年人将有望随着子女迁移户口，以便子女赡养老人。

实行老年人随着子女迁移户口政策，既是看得见的善政，也是充满人性、人情味的利民之举。老人随迁，子女可更好地表达孝意，父母也能尽享天伦之乐。权威报告指出，我国城市老年空巢家庭已达到49.7%。子女不在身边，老人一旦发生意外，后果不堪设想。老年人增多，意味着空巢家庭增多，老龄化社会越来越明显，老人随迁显然是一大应对之策。

但是更应该看到，老人随迁了，并不意味着养老问题就迎刃而解。一方面，老人随迁了，福利能否跟得上？一般来说，老人随迁，是将户口迁到子女工作地，当地老人能享受到的户籍福利，随迁老人同样应该分毫不差地享受到。但是在不少地方，许多职能部门依然有狭隘的排外思维，不愿意给予这些老人同等的户籍福利，或者吞吞吐吐地给予、打折扣地给予。

另一方面，随迁了也不意味着就舒适了。众所周知，不少年轻人尚没有住房，即便有房子也大多面积不大，把父母接来岂不是让父母遭罪？也许，遏制房价和房租过快上涨，实现住有所居的理想，能更好地改善随迁老人的居住条件。公租房面向随迁家庭，也值得一试。

此外，随迁政策还有一大缺憾，它只打算在中小城市实行，对于北京、上海等大城市，可能不会像中小城市一样放开户籍，“毕竟大城市要控制人口”，全国老龄工作委员会办公室副主任阎青春如是透露。

当然，切莫放大随迁政策的意义。随迁政策，有利于推动家庭养老，但家庭养老显然无法满足老龄化社会的要求。解决养老问题，家庭养老只是一种模式，如果社会保障不健全，养老体制不完善，仅仅寄希望于家庭，是远远不够的。

所以，养老问题最主要的还是养老体制的不断完善。“老有所养、老有所医、老有所教、老有所学、老有所为、老有所乐”，应是每一个老人的归宿和依托。因此，更大范围地推行随迁政策的同时，相关部门还应该在完善社会保障上下功夫，让国人老有所安。①

我国随迁老人城市生活目前主要存在以下问题。

1. 社会保障服务的缺失

我国社会保障服务的开展一般依据户籍制度，随迁老人大多是从农村迁移到城市，这就导致他们人在城市，而社会保障关系还留在户籍所在地。在城市，他们无法享受为城市老人提供的基本公共服务，如城市老人公交优惠服务、公园优惠服务，同时也远离了户籍地为老人提供的基本公共服务。此外，医疗报销不便，基本养老金领取困难，也是其所面临的困境。

> 老人在城市生活已经十几年了，因为子女都在这边，儿子在这边做点生意，便和老伴一起先后来到这边帮忙照顾。平日里老爷子买菜，老太太负责做饭，他表示最怕自己身体不舒服。这几年生意不好做，怕给孩子增加负担，人在外地医疗报销也低，好不容易有个养老金，虽然每个月只有几十块，也总比没有好。但是人在外地领养老金也不方便，老家每年都要让居住地派出所开证明（表示老人还在世），证明要寄回家，要让老家的亲戚帮忙交上去，挺费事的。在外地也没怎么享受到什么优惠，也办不了老年卡。
>
> ——随迁老人 H

2. 精神保障服务的缺失

说起养老，我们常常追求“老有所养”，更加强调在物质上满足老年人，子女以为满足其衣、食、住、行便是孝，社会以为满足其衣、

① 以上案例选自千龙网，2011 年 9 月 26 日。

食、住、行便是尊老，政府以为满足其衣、食、住、行便是为老年人提供了服务，往往忽略了老年人的精神健康，如上述新闻所讲的随迁老人抑郁自缢便是精神健康恶化的表现。随迁老人由于心理较难适应城市生活，加上步入老年失去家庭主体地位，心理落差较大，进入新环境又无处排泄心中郁闷，往往带来精神上的压力。而社区又缺乏对随迁老人的心理疏导服务，巨大的精神压力使其“走入歧途”，如邪教侵入等。

> 老人一人在公园里溜达，老伴因生病瘫痪在床，儿子忙于工作，自己一个人感觉很孤独。当被问到有烦心事会给谁倾诉时，他表示“能给谁说啊，只能自己放在心里，慢慢消化啊，孩子成天忙，没时间，说了也是给他们添烦恼，我们这个岁数的人了，又不能像小孩子一样哭闹，就放自己心里，顶多有时候和老伴说说”。
>
> ——随迁老人 I

总之，随迁老人在晚年因照顾子代或为了自身得到更直接的照料，离开原有的生活环境，阶段性或长期性地随迁成为一种“候鸟迁徙”的状态。生活环境从“熟人社会”转向“生人社会”，社会支持网络也随之缩小，面临着享受基本社会服务的权利不容易满足、精神寄托缺失等困境。随着城市化的进一步加快，人口流动将日益频繁，需要打破户籍限制，加大基本权益跨区域转移的便利化，以保障随迁老人的基本权益，提高随迁老人的生活质量。

四　失能老人：能力缺失与参与匮乏

生活不能自理必须依靠他人照顾的老年人称为“失能老人”或“老年失能者”。按照国际通行的日常生活活动能力量表（ADL），吃饭、穿衣、上下床、上厕所、室内走动、洗澡六项指标，一两项“做不了”的定义为“轻度失能”，三四项“做不了”的定义为“中度失能”，五六项“做不了”的定义为“重度失能”。随着人口预期寿命的提高，老年带病期延长，需要照料的老年人口越来越多。2016 年发布的《第四次中国城乡老年人生活状况抽样调查》显示，全国失能、半失能老年人大致4063 万人，占老年人口的18.3%。失能老人作为社会上的边缘弱势群体，因其生理功能受限，面临着持续性、多样性的养老服务需求。同时，失能老人的社会交往活动大大减少，心理精神健康受到一定的影响。失能老人的养老问题逐渐凸显，并为社会各界所广泛关注。虽然失能老人现象是老龄化过程中的自然现象，但若失能老人长期得不到关注和照料，不仅会给老年人自身带来身心健康和生活质量方面的不良影响，同时会带来严重的社会问题，为老年人家庭以及整个社会造成灾难性的影响。与普通老年人一样，失能老人面临着经济支持、生活照料与情感慰藉等方面的需求，甚至需求更为强烈。

（一）失能老人的支持网络

1. 家庭的支持

失能半失能老人照料是由老人自身及其家庭、政府和社会共同提供的。首先是老人自身及其家庭的支持，家庭照料一直是我国传统的照料方式。失能老年人照料需求比例高，他们所需照料服务提供传统上主要依靠家庭成员，由配偶、儿子、媳妇、女儿等来承担。家庭子女数减少、分离的居住方式以及社会流动等的压力，家庭成员照料压力增大，使家庭的照料功能发挥越来越受到挤压。另外，随着失能老年人年龄增加，配偶在照料中的作用逐渐弱化，对于那些无子女照顾的失能老人家庭而言，家庭照料资源非常缺乏，照料风险随之出现。

X 爷爷，81 岁，丧偶，17 年前患脑溢血，病了 17 年，瘫痪在床也有 3 年了。去年以来大部分时间在医院（花去了 50 多万元医院费，基本上是公费报销）度过，一直由儿子、女儿、孙女轮流照顾。前些年老人一直由女儿照料，后来随着女儿年龄增大（60 多岁了），健康不佳，力不从心，就主要由孙女照料。孙女也有一个上学的孩子需要照料，既要照护自己的小家庭，又要照料瘫痪在床的爷爷，压力很大。到现在，老人瘫痪 3 年多了，白天由孙女照料，晚上由儿子照料。这次住院就大半年时间，大孙女一个人照料不过来，另一个大学刚毕业的小孙女就不得不放弃找工作，专门在医院轮流照顾老人。①

2. 社区与非政府组织的支持

来自家庭的照料逐渐减弱，由社区或社会提供照料服务支持与指导，成为弥补或缓解照顾压力的有效途径。目前，社区更多的是承担上级政府各部门的行政职能，社区居家养老发展在一定程度上解决了居家老人养老问题，但对失能老人照料方面，居家养老发挥效用程度较低。且由于居家养老性质定位以及资金、人员和功能定位等问题，也抑制其功能发挥。我国为老服务的非政府组织并不发达，无论从数目、专业性角度而言，其发展空间都较大。社会建设或社区建设应将社区或非正式组织为老人提供服务，特别是为失能老人长期提供照料服务作为目标，以有效解决此类问题。

W奶奶，84岁，患高血压、心脏病（已安装心脏起搏器）、帕金森氏综合征等多种疾病，双腿行动不便，常摔跤，行走需要借助行走器或别人搀扶。以前生活半自理，现在和90岁的老伴生活在一起。子女同在一个城市，但没有和老人同住。两年前摔跤骨折后，生活完全不能自理，吃喝拉撒全在床上。为老人请了全天护工，每天150元护理费。

养老问题的最大困难是生病。老人说不愿意住养老院，自己行动不便，又怕给他人添麻烦，情感常处于矛盾和压抑、不安状态，最希望子女来照料自己。老伴90岁，年事已高，有高血压和冠心病，照顾老伴力不从心，照顾时容易急躁，压力大。老奶奶赞同社区为老服务，也需要社区为老服务。最迫切需要的社区养老服务内容是医疗护理和陪同就医。居家养老，能有人上门来提供各种服务，社区能派专业人员陪同康复训练和进行医疗护理，能有人陪同聊天。老奶奶所在的社区目前还没有为行动不便的老年人提供助老

① 许琳：《残障老人社区居家养老服务研究——基于西部地区的调查》，中国社会科学出版社2016年版。

服务。[①]

——失能老人 W 奶奶

3. 养老机构的支持

政府在养老机构建设过程中忽视护理照料型养护设施建设，而且在软件建设方面缺乏长期护理照料所需的专业服务人员，这必然会造成养老机构为失能老人提供服务能力严重不足。《2016 年社会服务发展统计公报》显示，全国各类养老服务机构和设施 14.0 万个，比上年增长 20.7%，其中：注册登记的养老服务机构 2.9 万个，社区养老服务机构和设施 3.5 万个，社区互助型养老设施 7.6 万个；各类养老床位合计 730.2 万张，比上年增长 8.6%（每千名老年人拥有养老床位 31.6 张，比上年增长 4.3%），其中社区留宿和日间照料床位 322.9 万张。西方发达国家的养老服务机构每千人拥有的床位数在 50—70 张，并且更多的是具备护理功能的床位。在中国，每千名老年人拥有养老床位不过 31.6 张，床位数以及具有护理功能床位均不足。按照护理标准，养老机构收住完全不能自理的卧床老人，与护理员的配备是 2∶1，基本不能自理的老人与护理员的配备是 4∶1。我国养护型结构不仅护理员数量缺少，专业的护理人员更是奇缺。全国所有机构的护理人员仅有 20 余万人，而拿到护理证的只有 2 万多人。资金紧张、护理人员及设施缺乏、支持政策不到位或相关制度规定难以有效执行等因素，影响养老机构的正常运营管理，也使其为失能老人提供长期照料服务的功能不能有效实现。

W 女士，65 岁，现与老伴在农村生活，有两个儿子和一个女儿，均在城里工作。王某在两年前患有半身不遂，生活完全不能自理，起先由两个儿媳和女儿轮流看护，后由于工作压力和来回奔波的辛苦，实在没时间和精力照顾老人，一年前就由老伴负责日常生活起居。可以想象，一个平时什么家务活都不干的大男人照顾一个

① 许琳：《残障老人社区居家养老服务研究——基于西部地区的调查》，中国社会科学出版社 2016 年版。

生活不能自理的老太太的困难。因为照顾不周，老太太两次煤气中毒，一次喝药自杀未遂，一系列打击致使其小脑萎缩，现在已经被送往私人养老院。在养老院里，虽然日常生活照顾得还不错，但总是感到孤独，有被抛弃感，希望能有人多陪自己聊聊天，能让自己常回家看看。就这样终老，老人很是不甘心。①

——失能老人W女士

（二）失能老人的现状与问题

1. 失能老人的生活保障

由于经济收入少，加上大额的医疗费用支出，失能老人中贫困者居多。目前，我国老年人口的生活来源主要包括：劳动收入、退休金、子女亲友供给、政府补助等。根据一些案例，失能老人与生活能够自理的老人相比，生活来源有很大的差异。失能老人的主要生活来源有子女接济、退休金，因这些老人基本上已经丧失劳动能力，所以个人劳动所得仅占很少的比例。与普通老年群体相比，失能老人由于丧失劳动能力，对家庭成员（主要是子女）的经济依赖要大于普通老年群体。此外，城镇失能老人的主要生活来源是退休金和子女供给，而农村失能老人的主要生活来源仅是子女供给。可以看出，失能老年群体的收入来源较单一，而且与普通老年群体相比，失能老人所需的医疗费用更多。单一的生活来源远远不能满足其医疗及生活费用，而且医疗保障只承担病人住院消费部分，看私人诊所的医药费并不在报销范围内。从政府处获得的资金支持力度并不足以解决失能老人的经济问题，绝大部分的医疗费用须由老人及其家人承担，或是配偶，或是子女。部分老人因自身无财物积蓄，也得不到家人的有力支持，而无力承担这笔开支，或选择有病不看医生，听之任之。

雷先生，男，74岁，失明老人，无儿无女，没有配偶，生

① 许琳：《残障老人社区居家养老服务研究——基于西部地区的调查》，中国社会科学出版社2016年版。

活孤苦。其妻早在10年前就已去世，而与亡妻早年育有一子也于不久前因得不治之症去世，生活无依无靠，仅靠本家及乡里邻居接济生活。由于其情况特殊，村里将其列为本村仅有的12家“五保户”之一，每年有1430元的生活保障金。老人已享受新型农村养老保险，每年有962元的养老金收入，每半年发一次。再加上逢年过节的一些临时性救助，由于新农合的报销比例较高以及政策对“五保户”的照顾，虽然老人常年生病，医疗费用基本上能得到全额报销。所以在现有制度框架内，老人的基本生活能够得到保障，但不能满足老人更高层次的需求。特别是失能老人所必需的生活照顾不能得到满足，精神层面的需求更是无法满足。由于农村基础设施建设严重滞后，养老资源严重缺乏，短期内政府政策也不能偏向于这些失能老人。再加上社区照顾等服务缺乏，使得这些老人的生活处于很不利的地位。①

——失能老人雷先生

2. 失能老人的生活照护

随着年事渐高以及身体机能的逐渐衰老，加上疾病或者其他不利因素的折磨，失能老人在生活中会更加脆弱和无助。无论是洗衣服、做饭这类家务劳动，或者是吃饭、穿衣乃至下地行走这类日常行为，失能老人都需要他人提供的帮助和支持。家庭成员是失能老人的照护主体。按照划分老年人日常生活能力的六项指标，当老人在洗澡、穿衣、上厕所、室内活动、吃饭、控制大小便等活动中需要帮助时，配偶、儿子、儿媳和女儿甚至孙女是主要照料提供者。从案例中失能老人的照护情况来看，配偶、子女是失能老人照顾责任的主要承担者。相较于农村地区，城市失能老人照护主体中非家庭成员所占比例较高，子女有经济能力为失能老人购买照护服务，如保姆、护工等。大部分失能老人照护者愿意照顾老人，也基本上能满足失能老人的照护需求，但是照护者也存

① 许琳：《残障老人社区居家养老服务研究——基于西部地区的调查》，中国社会科学出版社2016年版。

在力不从心、不耐烦等表现，同时因照护老人可能造成子女间的矛盾等问题。这在一定程度上说明，家庭在承担失能老人主要照护责任的同时，也面临着压力和困难，需要其他照护主体的支持。

> 失能老人B，男性，80岁，工厂退休职工，高中文化程度。已婚，有配偶，现与老伴一起生活。由于患半身不遂，他生活不能自理。家庭生活来源主要是老人的退休工资，人均月收入1000元，老伴没有退休工资。平常身体动不了，大部分由老伴一个人来照顾，而且年纪大了，其他的病，像高血压什么的都来了，退休工资大部分也花在了看病上。另外，为了照顾老人的事情，老人的孩子们之间闹得矛盾也挺多的。老人所希望的一个就是孩子们多来照顾自己，那样老伴也能轻松点；另一点就是自己的医保太低了，政府能不能给他们这样的残疾失能人士一些补助，也能分摊自身的压力。还有就是社区家政中心以及社区文化活动中心是很有必要的。家政中心可以帮助打扫卫生、陪护看病等，老伴一个人忙不过来；文化活动中心也能帮着解解闷，现在每天的生活压力大，也很无聊，说话的人很少。①
>
> ——失能老人B

从案例所反映的情况来看，行为支持缺失、日常生活照顾缺位，仍是失能老人中普遍存在的一个现实情况。对于生病或者行动不便的老人来说，日常生活中的帮助和支持是最不可或缺的，尤其是对于患病且卧床的老年患者，需要接受更高、更专业的护理服务。但当下失能老人所获得的生活照料和行为支持十分不足，需要照料时却照护缺乏。如何维护失能老人身心健康，提高其生活质量，并在较小的照护成本下满足其照护需求，是亟须解决的问题。

3. 失能老人的精神支持

老年人不会像年轻人一样喜欢将情感外显，但他们同样害怕孤独，

---

① 许琳：《残障老人社区居家养老服务研究——基于西部地区的调查》，中国社会科学出版社2016年版。

特别是生活不能自理的失能老人，更加渴求情感寄托和精神支持。儿女的嘘寒问暖，老伴的相濡以沫，在很大程度上是他们的强烈期盼。但是由于工业化和城镇化浪潮，子女外出务工的情况很多，加上与老人两代人观念上的差异，代际交流问题亦在凸显。因此，失能老人普遍存在强烈的心理落差，他们会经常性地处于空虚与失落的情绪体验之中，甚至产生严重的抑郁烦闷、悲观厌世等消极情绪。

从调研案例可以看到，有配偶陪伴的老人在精神状态上明显比其他老人好，至少老人之间可以聊聊天，情绪较为稳定。但大部分老人尤其是独居的老人很少有机会出门活动，且少有人看望老人。此外，失能老人由于物质条件的局限与自身行动障碍在日常生活中很少使用电视、收音机等，除了躺着睡觉，他们基本上没有什么可供娱乐消遣的方式。精神文化生活的贫乏，是大多数失能老人的真实写照。此外，失能老人在家庭中通常处于一种依附地位，由于自身行动不便，甚至饮食起居皆需要儿孙照料。这些失能老人会产生自我价值降低的一种心理状态，甚至是厌世情绪。

精神上的支持，情感上的抚慰，是每个个体生存所需的。当失能老人自我认知中缺乏自我价值时，需要亲近的人给予心理上的抚慰和劝导，这样才有利于失能老人重新获得自我肯定，树立健康生活的信心。但通过观察发现，失能老人中获得这方面帮助的极少。他们因为基本生活能力的缺失，社会参与也相对匮乏，精神生活质量普遍不高，获得精神支持和慰藉的渠道较少，精神和情感需求难以获得满足，这是一个较为突出的问题。

本章通过失独老人、空巢老人、随迁老人和失能老人的访谈与部分案例分析发现，我国特殊老年人群的精神健康现状尤其值得关注。缺乏来自子女方面的社会支持尤其是情感支持，对于老年人精神健康的影响之大，不容忽视。失独老人早年丧子与老无可托，空巢老人空间阻隔与心灵相望，随迁老人候鸟迁徙与权益难寻，失能老人能力缺失与参与匮乏。面对特殊老年人群的这些精神健康困境，需要政府、社会等多元主体共同参与，通过制度政策、社会支持、情感慰藉等途径，提升特殊老年人群的精神健康水平。

第七章　海外实践：老年人精神保障的经验借鉴

联合国在《精神卫生政策和服务指南》中指出，在各种社会中，精神障碍都在疾病负担中占相当大的比重。虽然现在已经有了精神障碍的有效干预手段，但大多数需要救治与帮助的人却无法得到干预，需要通过改变立法、制定政策、拓展服务实现。2013 年，世界卫生大会批准了《2013—2020 年精神卫生综合行动计划》，提倡世界卫生组织所有会员国要加强精神卫生的有效领导和管理，在以社区为基础的环境中提供全面、综合并符合需求的精神卫生与社会关护服务，落实精神卫生促进和预防战略，加强精神卫生信息系统、证据和研究建设①，进而改善精神健康。

进入老年期后，受生理、心理以及社会环境等因素的影响，老年人患有精神疾病的可能性更高。随着老龄化程度的加深与健康老龄化战略的提出，加强老年人精神卫生建设和保障老年人精神健康尤为重要。目前，国际组织与一些高收入国家（地区）已经通过推出相关法令、政策、计划、战略或框架来强化老年人精神健康的制度保障；同时，以社区为初级卫生保健系统基本单位，为老年人尽可能地提供精神卫生服务与社会关护服务。通过对老年精神卫生服务供给主体的能力建设、老年精神卫生的意识唤醒、老年精神卫生服务的系统性规划、老年精神卫生的相关研究，实现老年精神卫生服务的主体保障、环境保障、系统保障、技术保障。这些举措对我国建设老年人精神卫生服

---

①　世界卫生组织：《2013—2020 精神卫生综合行动计划》（http：//apps. who. int/gb/ebwha/pdf_ files/WHA66/A66_ R8 - ch. pdf? ua = 1）。

务系统具有重要的借鉴意义。在未来，我国应当完善老年精神卫生的政策法规与管理制度，发挥社区的基础平台作用，加强老年精神卫生服务供给系统建设。

一　法律引导：老年人精神保障的法律法规

随着人口老龄化进程的加快，各国在老年人精神关怀、精神保障体系上不断积极探索。美国、西欧、日本等发达国家较早步入老龄化，在老年人精神保障方面有着丰富的经验，尤其在法律、政策的制定和实施方面，对我国老年人精神保障立法具有积极的借鉴意义。

西方在较早时期就具有法律传统，在老年人精神保障方面也具有较早的法律政策思想。早在古罗马时代，最早的成文法就有虐待尊亲属、遗弃患精神病的卑亲属分别构成剥夺卑、尊亲属继承权的法定理由，甚至还有一种惩罚“精神遗弃”之不作为的规定，“直系尊亲属下狱时，卑亲属能保释而不为保释者，丧失继承权。卑亲属为俘虏时，尊亲属有资力救赎而不为者，丧失继承权”，强调不能随意遗弃患有精神病的亲属。近代以来，许多国家的立法也开始从子女角度强调老年人的精神保障。在瑞典、芬兰等北欧福利国家法律中，其都明确列出子女对老年人精神赡养的具体要求，来保证老年人的晚年幸福。这些要求往往以量化的方式具体规定了子女与父母的接触时间和次数等较为详细的日常行为，甚至连子女与父母谈话的忌语都受到限制，从而最大限度地从立法上保证子女赡养行为的质量及与父母精神接触交流的数量。有些国家虽然没有采用专门条文规定精神保障问题，但在法律条文中均体现子女之于父母的精神赡养。例如《俄罗斯联邦家庭法典》规定，“有劳动能力的成年子女，应赡养其无劳动能力需要帮助的父母，并关心他们”。《法国民法典》第 210 条规定，“如应当给予赡养费的人证明其不能支付的（1993 年 1 月 8 日 93—22 号法律），家事法官得在查明情形后，命令该人将其应负担抚养的人接至家中，给予衣食、心灵感应”。1994 年《法国刑法典》第 223 - 3 条、227 - 1 条、227 - 15 条规定，“常人抛弃因年龄、健康状况或精神状态无自救力之人于任何场合者，分别处五年监禁和七年监禁”。这些法律条文均在子女对于老人的精神赡养和精神保障方面做出一些法律上的规定。本书将系统介绍美国、日本、英国以及中国台湾地区的老年人精神卫生政策。

（一）美国的老年人精神卫生政策

美国于1963年出台了《社区精神健康服务法案》，致力于社区的精神健康服务；随后，为了实现精神卫生服务的均等化享有，美国于20世纪90年代和21世纪初又相继出台精神卫生均等服务的法案。美国的精神卫生保健服务以全民精神健康为目的，以社区服务为基本形式，以心理及精神健康问题为工作重点开展。目前来看，美国卫生服务政策整体较完善，对精神卫生服务的具体工作也做出详细的规定。此外，早在20世纪40年代中期，美国已认识到老年人精神障碍的护理具有特殊性。1970年，美国出现老年人精神障碍的护理专业。1971年，美国出版的《精神卫生与老年》一书，指出美国社会对老年精神障碍病人的护理缺乏足够的认识。在理论与现实的支撑下，20世纪70年代后美国在老年精神卫生保障的护理方面发展迅速，将老年人护理、精神病护理、社区卫生护理结合起来，为老年人复杂的精神健康卫生需求提供丰富的知识、技能和经验。具体如表7－1所示。

表7－1　　美国老年人精神卫生政策

法案名称	年份
《社区精神健康服务法案》（Community Mental Health Services Act）	1963年
《社会保障法修正案》（Social Security Amendments）	1965年
《精神卫生均等法》（Mental Health Parity Act）	1996年
《精神卫生均等及成瘾治疗衡平法》（Mental Health Parity and Addiction Equity Act）	2008年

（二）日本的老年人精神卫生政策

日本社会的生活模式属于东亚传统的大家庭式生活方式，政府以家庭为基础推进老年精神健康。日本先后颁布了《老年人福利法》《老年保健法》《护理保险法》等相关法律，倡导子女与父母一起居住。同时，日本还建立了老年护理保险制度，既保障了老年人生活不便时有人照料，有病时能及时得到医疗和长期护理服务，又尽可能地提高劳动人口服务老年人的效率。为了使人们更好地履行老年精神保障的义务，日本还在住房、税收等方面制定了一系列措施。例如日本法律对子女与父母之间的居住距离做出规定，即著名的“一碗汤”标准。日本法律还把9月15日定为“敬老日”，9月15日至21日作为“老年人福利周”。从20世纪初至今，日本一直致力于从法律规划和政府规划两个方面对老年人精神卫生服务与健康照护做出一系列详细的规定。例如2001年3月，日本公布了《设施运营核对项目细则》，其中就对精神层面的服务加以阐述，强调了服务的延续性，注重家庭氛围的营造，提倡要延续老年人原有的生活方式，通过一系列量化的标准考核，进一步完善老年人的精神照护服务。目前，日本建立起了较为完整的为老服务体系。具体情况见表7－2和表7－3。

表7－2　**日本精神卫生法律法规**

法律（法令）	颁布时间	法律（法令）主要内容
《精神病人约束和保护法》	1900年	要求将精神病人约束在自己家中
《精神病院法》	1919年	要求将精神病人强制性送入精神病疗养院
《精神卫生法》	1950年	让部分病人出院 住院精神科治疗应该向社区精神保健方向发展 建立日间保健服务和社会康复措施
《精神薄弱者福祉法》	1960年	加强认知障碍者援护措施
《身心障碍者对策基本法》	1970年	对身心障碍者的保护政策基本事项做出规定
《新精神保健法》	1987年	尽量尊重病人的意愿，动员自愿入院 保护每一例非自愿入院病人的上诉权利 设立精神科复核审查委员会，审查非自愿入院病人住院的必要性及住院过程中的治疗是否恰当 禁止限制病人的活动自由，如通信和见面的自由 入院时病人有权留言 改进精神疾患病人的康复与回归社会设施
《残疾人基本福利法》	1993年	精神障碍患者、生理残疾或精神发育迟缓的患者都包括在基本福利法之中
《社区卫生保健法》	1994年	加强以社区为基础的精神卫生服务系统
《精神保健福利法》	1995年	为精神残疾患者提供福利服务 增加社区精神卫生服务项目 鼓励精神残疾患者自立和社会参与

表7－3　　日本精神卫生政府规划

规划名称	提出时间	实施时间	宗旨	主要内容
残疾人政府行动规划	1995年12月	1996年7月—2002年7月	重视康复和正常化	让病人共同生活在社区 提高病人的社会自我满足 消除社会偏见 提高病人生活质量 保证病人生命的安全 减少病人的精神残障
橙色计划	2012年	2013—2017年	失智症的预防与干预	多层次与多元主体相结合照护 自助与他助相结合

（三）英国的老年人精神卫生政策

作为全民保健的示范国家，英国围绕国民服务制定了一系列与精神卫生相关的、完备的政策，在精神健康服务领域发挥着引导规范作用。英国关于老年人精神卫生的政策发展较为迅速，也较为丰富，其政策取向主要确保老年人被足够的重视。当老年人因身体或精神问题需要干预时，其可以选择在家中或是在社区进行身体或精神治疗，也可以选择不进行治疗而自我康复。英国出台的《国民服务框架》明确提出要为老年人提供高质量的精神卫生服务，包括10个要素：（1）健康促进和预防服务；（2）及时得到专科服务，包括住院服务；（3）综合的多学科评估；（4）整合的保健计划和管理；（5）由称职的员工提供的专科服务，以社区为基础提供的保健；（6）可得到物理治疗；（7）专家的调解保健；（8）支持在主流服务工作的员工结构；（9）对看者的帮助；（10）建立网络，确保共享最佳实践。具体情况见表7－4。

表7－4　　英国精神卫生法律法规

政策名称	颁布年份
《国家卫生服务法》（National Health Service Act）	1946年
《精神卫生法案》（Mental Health Act）	1983年
《社会保障缴费与福利法》（Social Security Contributions and Benefits Act）	1992年
《国家精神健康服务框架》（National Service Framework for Mental Health）	1999年
《国家卫生服务体系计划》（NHS Plan）	2000年
《反残疾歧视法》（Disability Discrimination Act）	2005年

续表

政策名称	颁布年份
《精神能力法》（Mental Capacity Act）	2005 年
《新精神卫生法》（Mental Health Act）	2007 年

（四）精神卫生立法规范的经验借鉴

从家庭精神赡养到社区和全社会的精神卫生保健，均是关爱老年人精神健康的必需要素。虽然其他国家和地区与我国的社会经济条件不同，但其精神卫生立法及政策实践在一定程度上对我们有着积极的借鉴意义。我国应将精神保障纳入法律的规制范畴，以《老年人权益保障法》为基础，拓展《婚姻法》《继承法》等法律中老年人精神保障相关内容，逐步完善精神卫生服务立法及老年权益保障立法工作，建立完备的老年人精神健康服务法律体系，使老年精神保障有法可依。具体而言，一方面，我国应扩大老年人精神保障责任主体范围，特别要重视子女所发挥的作用。我国传统的主流养老模式为家庭养老，子女在老年人的经济支持、生活照料、精神慰藉等方面都扮演了重要角色。当今，这种模式在我国的老年人中仍然很受欢迎。因此，我国应运用法律手段强制子女承担起照顾老人、抚慰老人的责任；明确子女等必须作为老人的保障义务人，承担精神保障义务；明确精神保障义务人未尽精神保障义务所应承担的法律责任；探索与创新地方性立法，把中央立法和地方立法结合起来使用。另一方面，增加有关老年精神保障的内容。全面规定老年人精神保障所包含的具体内容；针对侵犯老年人的人格尊严及对老人进行精神虐待的行为多发性与严重性的实际情况，有必要增设禁止性规范，即严禁对老年人进行歧视、谩骂、侮辱、诽谤或其他精神虐待行为，明确规定违反老年人精神保障责任的后果。

二　管理体制：老年人精神保障的组织架构

我国老龄化速度不断加快，程度不断加深，对应的老年人精神健康管理体制也需要进一步完善。高收入国家将老年人的精神卫生纳入本国公共卫生或健康管理体系，其管理体制值得借鉴。下面重点介绍美国、日本和英国的管理体制。

（一）美国精神卫生管理体制

美国政府在老年人精神卫生方面实行“管大放小，管少放多”的管理体制。政府发挥主导作用，但并不进行直接干预，而是调动社会各界力量参与养老服务，满足老年人生活照料和精神慰藉的需求。美国政府鼓励由社区主导、居民参与、由下而上的社区发展模式，并在此过程中逐步形成社会化居家养老为主、机构养老为辅、社会组织与个人共同承担养老服务的模式。

在美国，精神卫生管理主要包括管理机构、服务机构、医疗保险体系、慈善和第三方机构。① 在管理机构中，美国联邦政府卫生与人类服务部是美国最大的政府部门之一，其中专门为精神卫生工作设立的物质滥用与精神卫生局是13个部门之一，主管全国的精神卫生保健工作。此外，各州、市、县卫生局都设有相应的物质滥用与精神卫生处，负责贯彻实施联邦政府精神卫生工作的相关方针政策，并同各大医学院、科研机构一起促进美国精神卫生保健的整体发展。在服务机构方面，美国提供的精神卫生服务以公立的精神病专科医院为主，辅以综合医院精神科、小型精神病医院、社区精神卫生服务机构和临床心理咨询及治疗中心等机构。精神卫生保健首先由全科医生承担，全科医生处理不了的患者按照程序转给专科医生，形成以全科医生为基础、各类医院与科研机构参与的网状服务体系。此外，慈善组织在老年人精神照护服务提供中也发挥着重要作用，许多健康维护组织为精神疾病患者尤其是老年患者提供了基础的精神照护服务。在美国，只要提及卫生管理，都会涉及医疗卫生保险。目前，美国的社会医疗保险包括医疗照顾、私营医疗保险以及管理式医疗组织，三者都涵盖了包括精神卫生保健服务在内的医疗服务，其用于精神保健方面的费用均由保险公司支付。如果患有精神疾病，无论有无保险，都能够得到政府的照顾。最后，在精神卫生资金来源方面，除政府以外，基金会是精神卫生事业的另一主要经费来源。一

① 谭友果、何映月、李金龙：《美国精神卫生体系的概况及对我国精神卫生工作的启示》，《四川医学》2008年第4期。

般精神病专科医院所需的经费，往往能够获得很多基金会的支持。

（二）日本精神卫生管理体制

日本设立中央政府—都道府县—市町村三级精神卫生管理与服务体系。中央政府是全国性的精神卫生法律和计划的制定者、实施者和监督者，并为都道府县和市町村提供必要的建议、信息及其他援助。都道府县为市町村提供必要援助，要求残疾人咨询和指导的相关人员具备专业知识和技术。市町村要掌握本行政区域内残疾人实际的生活状态，有计划地做好自立支援给付和地域支援事业。同时，日本精神福利由卫生福利部精神卫生福利司管辖执行，精神卫生福利司由部长办公室与残疾人卫生福利处人员组成，每个县政府和卫生局具体承担有关精神卫生服务的执行。当前日本47个县和12个大城市都设有精神卫生与福利中心，承担着改进精神卫生福利服务的责任，成立精神科复核审查委员会以保护病人的人权。

在精神卫生管理经费方面，日本政府积极投入财政支持。2003年4月，日本引入支援费制度，即社会福利设施的入所者、社会福利服务的利用者直接与社会福利服务的提供者签订契约，市町村以支援费的方式向社会福利服务的使用者支付服务所需的费用。同时，日本实施刺激社区精神卫生服务发展的财政政策和不利于长期住院的财政政策。例如，精神疾病门诊服务、病人的日间护理以及护士家访能得到比住院服务更多的经济补偿，而精神病人住院时间过长，医院所得到的补偿额就会减少。如果有50%以上的病人住院超过3个月，则该急诊单位将不再享受和综合医院同等的补偿办法。

（三）英国精神卫生管理体制

在英国，描述精神卫生服务提供最常用的方法是列出各个服务构成要素，例如病房类型、社区团队类型、社区类型。① 英国建立了五级精神卫生管理服务体系，一级是更广泛的社区支持，该类服务包括一系列

① Prier S., Frontier P., Gadding A., et al., "Mental Health Care Institutions in Nine European Countries, 2002 to 2006", *Psychiatric Services*, Vol. 59, No. 5, 2008, p. 570.

由地方政府和其他组织提供的一般服务。这些组织能提供支持、咨询以及其他服务，对象是一般公众成员、有潜在精神卫生问题的人、有长期精神卫生问题的人，目的是改善社区人们的生活质量。二级是自助群体和独立部门提供的服务，以志愿者和自助者为主。志愿者一般提供一种可及的非正式帮助，一般具有不同需求的人都可以获得。三级、四级是初级精神卫生保健，一般指当地全科医生及其相关员工提供的全方位的治疗，主要目标是为初级精神卫生服务提供资源，包括一般社区服务和更专业的精神卫生服务。初级卫生保健中的精神卫生工作者，包括传统的精神卫生工作者、心理治疗师和心理咨询师等。五级是全科和专业社区精神卫生团队，其主要作为普通的多学科团队来提供一系列精神卫生服务。社区精神卫生团队一般会与初级卫生保健紧密合作，或者与初级卫生保健共同管理，一般无法由初级卫生保健满足需求的患者转移到社区精神卫生团队。总体而言，数量较少但专业化程度较高的精神卫生问题的服务由更高层级提供和负责，而一般的精神卫生服务则就近在较低层级的社区就近服务。[①] 这样的分级管理服务，可以为更多的人最大程度地提供可以满足其需求的服务。

此外，英国将五级精神卫生管理服务体系建立在社区服务机构、急诊住院病房等机构，并为相关老年人群体提供治疗的地方级后续服务。[②] 如 NHS 为长期住院或者须后续照顾的精神患者提供治疗的地方，其后续服务由医院或社区的不同机构提供，包括政府的卫生服务部。在服务项目上，还包括日间照料、记忆诊所等相关服务。

（四）精神卫生管理体制的经验借鉴

通过以上对美国、日本和英国精神卫生保障管理体制的梳理，我国应当结合自身实际情况，注重借鉴以下几个方面以构建我国老年人精神卫生管理服务体系。

第一，进一步提高对老年人精神卫生工作重要性的认识。精神卫生保

---

① 滕丽新、黄希庭、陈本友：《英国老年人心理健康服务体系的现状及启示》，《西南大学学报》（社会科学版）2009 年第 3 期。

② Harrison S., Bell G., "UK Has Mental Health 'Pandemic'", *Nursing Older People*, 2007.

健是基本医疗卫生服务的重要组成部分，加强老年人精神卫生工作对整个老年群体的健康水平具有重要促进作用。国外很早就将老年人精神卫生纳入公共卫生，建立了完善的老年人精神卫生服务体系，任何老年人遇到精神卫生问题都能够得到相应的精神卫生服务。美国明确政府主管部门、医疗保健服务机构、医务人员等在精神卫生保健工作中的地位、职责和作用，在精神卫生服务提供机构间建立协调互助的工作关系，搭建了精神病专科医院管理体系。由于保险公司的介入，精神病患者在住院时间上有严格的限制，出院后都转到社区的康复医疗机构继续接受免费治疗。

第二，政府主导统筹规划，合理配置老年人精神卫生资源。精神卫生资源是整个社会卫生资源的一部分，应按统一的区域合理配置卫生资源。目前，我国多部门的管理意味着关注重点的分散，缺乏针对老年群体精神卫生健康明确的服务内容、标准和目标。同时，现有的制度不包括精神心理咨询和治疗。在未来，政府应当更加强调服务供给的质量、效率和可获得性。同时，加强政府政策的引导与监管。在老年人精神卫生服务过程中，日本、美国以及中国香港地区、中国台湾地区均颁布了大量的老年福利政策，为老年人精神卫生服务的发展指明方向，也为政府监管提供了依据，我国也应当加强政策的引导与监管作用。此外，政府应对社区机构等老年人精神卫生服务给予一定的资金支持，保障服务设施与服务队伍的正常化运作。

第三，改进老年人精神卫生服务管理模式，注重多元化和专业化。引进国外行之有效的精神卫生服务管理模式、方法与技术，制定符合中国国情的精神卫生服务规范和标准，以精神卫生服务项目重点解决目前我国老年精神病患者以及具有精神卫生服务需求的老年人的基本医疗问题。同时，多样化的老年精神卫生服务模式适应多元化的老年精神卫生需求。美国、日本和英国在老年人精神卫生健康方面比较关注细节，以老年人的身体精神特征为依据，提供诸多精神卫生服务。日本和美国在长期照护上关注了老年人的心理健康，加强家庭与老人的联系，以此减少老人生活的孤独感。我国也应当针对老年人不同文化背景、经济水平、年龄层次和身体状况，提供符合其精神卫生状况的健康服务组合，通过多种方式齐下，回应老年人的精神生活诉求。此外，针对老年人群的专业精神健康管理师、心理咨询师和治疗师，能在各个层级的养老服务机构配合各类服务人员共同完成老年人精神卫生健康服务。目前，我国缺乏精神健康管理师相关的培养标准和资格认证，现阶段应重视老年人专业精神健康管理师、心理咨询师和治疗师队伍建设，从而提高老年人精神健康服务水平。

第四，依托非营利组织，发挥第三方力量的作用。美国、英国、日本等很多国家对非营利组织制定优惠政策，引进民间资本，依托非营利组织提供老年人精神卫生服务，组合多元老年人精神卫生服务产品，完善老年人精神卫生服务项目。非营利组织也积极强化自身建设，提供的服务项目努力与老人需求相匹配。我国政府也应当同精神卫生与心理健康类非营利组织建立良好的伙伴关系，政府由直接的老年人精神卫生服务提供者转向服务监督者和规范者，通过向相关组织机构购买服务的方式，为老人提供精神卫生服务，从而优化老年人精神卫生服务供给。此外，发扬志愿精神，尤其是发挥老年志愿者的力量。美国、我国香港地区的志愿服务已经日臻成熟，政府为志愿服务提供政策保障，建立多源头、多元化、个性化的激励机制，鼓励社会各界参与到志愿服务中，形成各部门、各行业、各单位关注参与的良好社会志愿现象。老年人作为精神卫生服务的对象，在接受服务的同时参与到志愿服务中来，依据老年人自身的特点，组建精神卫生专业化的老年志愿服务队。一方面为其老年生活增添精神寄托，另一方面开发老年人力资源，充分利用其丰富的知识技能和生活经验，为老年人精神卫生服务带来更多新气象，满足老龄化社会中老人不断增长的多样化的精神健康需求。

第五，加大老年产业发展，为老年人精神生活提供多元选择。日本的“银发产业”、中国台湾地区的“老龄科技服务”等老龄产业的出现，进一步提升老年人在社会中的地位。老年教育、老年动漫、老年服务、老年餐饮等各种老年产业也形成完善的服务链，为老年人提供学习、休闲、娱乐、消费的场所，体现老年文体娱乐活动的精神慰藉作用。我国也应当围绕老年精神文化生活与老年精神卫生服务，全面发展老年产业。

三　供给保障：老年人精神保障的体系支撑

老年精神卫生服务供给体系具有内在逻辑与结构，各国老年精神卫生服务供给体系因其经济发展水平、老龄化程度、社会文化环境等因素的差异而有所不同。总体而言，在老年精神卫生服务供给体系建设较好的国家与地区，供给主体呈现多元化，且不断通过教育与培训增强供给主体的能力建设，多元主体间能够达成高效合作。这些国家与地区也注重通过培育公众意识改善老年精神卫生服务环境，通过完善老年精神卫生的系统性强化供给能力，通过老年精神卫生的前沿研究实现体系构建的技术支撑，最终优化老年精神卫生服务的供给体系。

（一）供给主体要素优化

老年精神卫生服务供给主体是老年精神卫生服务供给体系的基本要素。老年精神卫生服务供给体系的建设，需要扩大供给主体范围，加强供给主体能力建设，通过各种手段推进多元主体的合作供给。

1. 供给主体多元化与专业化

全球人口老龄化是人类科学的进步，同时也将老年精神疾病这一难题显性化。为了保障老年人基本生命权利，提升老年人余命质量，各国老年精神卫生服务均注重供给主体的多元化与专业化。

（1）供给主体多元化

高收入国家老年精神卫生服务供给主体多采用“专科医生 + 全科医生 + 辅助工作者”模式，也有国家重视心理治疗师的作用，志愿者与社会力量也是重要的补充力量。日本政府认为老年精神疾病患者具有接受医疗服务与医院治疗的权利，注重建设精神疾病专科医院，由专科医生负责老年精神疾病患者的治疗与康复。日本运营的机构有公立精神病院、私立精神病院以及精神病日间护理院等，其中超过 80% 的精神服务由日本的私立精神病学部门提供，所提供的服务主要为临床护理。①日本老年精神卫生服务提供者主要包括精神病专科医生、精神科护士、精神科社会工作者、职业治疗师、临床心理学家、介护福祉士。其中，精神病专科医生主要担负着日常的精神诊断与治疗工作；精神科护士、

① Department of Mental Health Administration, National Institute of Mental Health, National Centre of Neurology and Psychiatry, Japan, “Study Visit on Community Mental Health in Japan”, January 2008.

精神科社会工作者、职业治疗师、临床心理学家主要以心理介入的方式治疗老年精神疾病患者；介护福祉士以提高老年精神疾病患者的自理能力、实现其尊严为目标开展护理服务。澳大利亚的老年精神卫生系统也较为发达，但与日本不同的是，澳大利亚主要由公共部门提供专科精神卫生服务，但这种专科服务仅限于为患有精神障碍症与其他严重精神障碍症的患者提供，且大部分为短期治疗，不太严重的精神疾病患者可以通过私人心理服务卫生部门或初级保健系统获取治疗。[①] 在瑞士，患有精神障碍的65岁以上老年人，42.2%由全科医生治疗，37.2%由精神病专科医生治疗，还有13.7%由心理学家和心理治疗师在精神科医生授权后治疗。Spitex是护士为门诊患者提供的服务，是老年精神护理的辅助服务，截至2010年，1162个Spitex护理服务治疗了3.3%的瑞士人口。[②]

实际上在很多国家，目前的专科医生模型都无法满足老年精神疾病患者的医疗需求，因此转而发展全科医生与初级卫生保健系统人员。英国的全科医生较为发达，负责的工作十分广泛，如精神卫生疾病筛查、神经病症的治疗、少部分精神病人病后康复、门诊咨询、家庭访视或电话咨询、针对长期服药的慢性病人提供处方服务、病人转诊、协助临床专科服务等。执业护士近年来在全科诊所中也发挥着越来越重要的作用，他们的工作以慢性精神疾病管理为主，并定期随访精神病人家庭，适用于长效抗精神病药物治疗病人。保健员则主要辅助执业护士采血、陪护、测量血压、身高、体重等常规性工作。[③] 此外，社会和民间力量在老年精神卫生服务系统中也发挥着重要作用，他们多以持续性心理介入与精神关怀为主。例如，在美国有庞大的由居民、年轻人、政府官员、退休人员等构成的志愿者群体，他们定期陪老人聊天、购物，帮助

---

① Department of Mental Health Administration, National Institute of Mental Health, National Centre of Neurology and Psychiatry, Japan, "Study Visit on Community Mental Health in Japan", January 2008.

② Ba¨hrer-Kohle, U. Hemmeter, "Aspects of Mental Health Care Provision of the Elderly in Switzerland", *Geriatric Mental Health Care*, Vol. 1, No. 1, 2013, pp. 11 – 19.

③ 国务院法制办公室：《英国、西班牙精神卫生工作情况考察报告》（http://www.chinalaw.gov.cn/article/dfxx/zffzdt/201010/20101000326873.shtml）。

老人洗澡、用餐等；我国台湾地区非营利组织积极整合社会资源，提供公益服务，满足老年人精神需求。

总之，专科医生所拥有的专业技能在老年精神卫生服务体系构建过程中发挥着关键性治疗作用；全科医生作为任务转移与任务共享的承担者，在预防、及时诊断及转诊方面发挥着越来越重要的作用；各项精神卫生辅助工作者为专科医生与全科医生工作的顺利进行提供着重要保障；社会与民间力量往往可以有效补充正式体系的不足。只有将各类主体均纳入老年精神卫生保健体系，并根据国情选择不同的主次模式，才能更好地实现精神保障。

（2）供给主体专业化

高收入国家老年精神卫生服务供给主体具有专业化特征，上岗必须经过专业的考试、特定的培训或机构认证等资格审查。根据日本原有的《精神卫生法》和 1987 年的《新精神保健法》，精神科专科医师必须有 5 年以上的精神科临床经验，通过国家资格考试，并且要发表 8 篇自己所写的病例研究报道①，精神科护士、精神科社会工作者、职业治疗师需要由卫生、劳动和福利部许可，临床心理学家需要由日本临床心理学家认证委员会许可②。我国台湾地区于 2009 年建立了精神卫生专科护理师直接照护、教育咨询、质量维护及照护协调者 4 类角色功能与 12 项执业范围，精神卫生临床护理专家须接受笔试、模拟病人、实务训练等方面的能力培训与甄审，精神专科护理师培训应由主管机关认定具有专科护理师培训能力的医院承担。瑞士精神病专科医生在成功完成 2 年课程后可以获得“老年精神病学和心理治疗专家”的称号，截至 2012 年，瑞士只有 112 位精神科医生被认证为专家。③ 可见，老年精神卫生服务供给主体既有专业医生，又有辅助工作者，但无论哪一类主体，均

① ［日］浅井邦彦、季建林：《日本新精神保健福利法及其目前的精神卫生发展政策》，《上海精神医学》2000 年第 1 期。

② Department of Mental Health Administration、National Institute of Mental Health、National Centre of Neurology and Psychiatry, Japan, “Study Visit on Community Mental Health in Japan”, January 2008.

③ Ba¨hrer-Kohler, U. Hemmeter, “Aspects of Mental Health Care Provision of the Elderly in Switzerland”, *Geriatric Mental Health Care*, Vol. 1, No. 1, 2013, pp. 11 – 19.

需要具备丰厚的专业知识，这是有效构建精神卫生服务体系的基础。我国在扩大服务供给主体范围的同时，也要注重其纵深向发展，不断增强服务供给主体的专业性，严格服务供给主体进入系统的规范，提升整个老年精神卫生行业的服务质量。

2. 供给主体能力建设

供给主体能力建设是提升合作型照护所带来的知识和意识获益的基本手段。在卫生和社会照护部门，供给主体在不同程度上协助老年精神疾病患者，如初级和社区照护（全科医生、实践护士、社工、照护协调员、专职医疗人员、个人助理、家居照顾、综合医院和社区医院）、临床和辅助人员（包括提供临床支持）以及精神健康服务工作人员、康复服务、照护院和关怀照护服务等。[①] 如果护理质量水平较低，将影响患者康复的程度与速度，也会对卫生保健系统的风气和地位产生负面影响。确保老年精神疾病患者得到由受过培训的专业人员和护理人员提供的高质量护理，培育老年精神卫生工作者“以人为本的照护、合作、质量提升、信息和沟通技术以及公共卫生的视角”[②]等核心能力，对于老年人及其照护者至关重要。因此，应加强老年精神卫生保健系统工作人员的能力建设。其中，重点在于加强老年精神病专科医生与护士、初级保健系统工作人员和家庭照护者的能力建设。

国际阿尔茨海默病协会（ADI）与各国合作开发了一个普遍的足够灵活的培训包，以适应不同国家的当地情况。《帮助照料者进行照料：社区卫生工作者培训手册》是对社区卫生工作者培训的指南。手册提出三个问题帮助社区工作者初次评估老年人是否患有痴呆（见表7－5），初次评估后使用量表对老年人进行测量（见表7－6），这种简单的筛选手段对于社区工作者有效评估与及时诊断老年精神疾病提供了实践操作的标准。

① 世界卫生组织：《精神卫生》（http：//www. who. int/mental_ health/publications/dementia_ report_ 2012/zh/）。

② Bacon E. , et al. , “Positive Experiences in Caregivers：An Exploratory Case Series”, *Behavioural and Cognitive Psychotherapy*, Vol. 37, No. 1, 2009, pp. 95－114.

表 7－5　　初步评估老年人是否患有痴呆的三个指标

在过去几年中，你有发现她/他在日常生活方面的变化吗？ 在过去几年中，你有发现她/他智力水平的下降吗？ 随着年龄增长，每个人的记忆力都会有所下降，对她/他而言，这个问题是否更突出？

表 7－6　　进一步评估老年人是否患有痴呆的量表

1. 她/他会忘记把东西放哪儿了吗？
2. 她/他会忘记一般物品所放处吗？
3. 她/他会忘记朋友的名字吗？
4. 她/他会忘记家人的名字吗？
5. 她/他会在谈话中间忘记自己想说的吗？
6. 当说话时，她/他是否有表达障碍？
7. 她/他会用错词吗？
8. 她/他会经常谈论过去的事情，而不是现在的事情吗？
9. 她/他会忘记上次见你的时间吗？
10. 她/他会忘记昨天发生的事情吗？
11. 她/他会忘记自己身处哪里吗？
12. 她/他在居住小区里也会迷路吗？
13. 她/他在自己家里也会迷路吗？比如，找不到厕所之类的？
14. 她/他在做以前常做的家务方面有困难吗？比如，做饭或者烧茶？
15. 自己吃饭有问题吗？
16. 穿衣有困难吗？
17. 可以自己使用卫生间吗？有没有尿湿或把粪便抹在自己身上的情况发生？
18. 是否有特殊技能或者爱好的情况出现？
19. 你是否发现她/他的思考和逻辑能力有改变？
20. 过去几年里她/他的睡觉形式是否有变化？
21. 她/他是否有困难适应日常生活模式的改变？
22. 她/他理财能力是否有改变？

若量表总分<5 分：此人有可能不患痴呆症；若量表总分为 5.5—8 分：此人可能患有痴呆症，但是因为抑郁症也会导致相关能力的下降，因此不能断定老年人患有痴呆症，要进一步观察后才能得出结论；若量表总分≥8 分：可以确诊此位老年人患有痴呆，应当及时进行治疗。

为使老年精神疾病家庭照护者认识自身可利用资源和面临的问题，了解痴呆及其病因、典型发病过程、治疗的可能性，传授一些常用的照料方法，处理特别棘手问题的简单方法，最大限度地提高家庭作为一个照料单位在照料过程中所起的作用。国际阿尔茨海默病协会出版了《帮助照料者进行照料：培训教师工作手册》，要求社区工作者向家庭照护者传递必要信息：如何通过三个问题对痴呆患者进行初步筛查；如何对阿尔茨海默患者在个人卫生、穿着、如厕和大小便失禁、重复发问、过度依赖、攻击性、丧失兴趣和活动减少等行为特征方面进行简单治疗。[①]《帮助照料者进行照料：学员培训手册》则从改变家庭照护者的观念、确保老年精神疾病患者在被照料过程中获得应有的尊重与关爱出发，要求社区工作者了解照料者的照料能力，对在照料过程中遇到困难的家庭进行心理辅导，帮助消除家庭成员间的隔阂，使家庭成员齐心协力照料患者。该项干预计划在印度研发，目前已经广泛拓展到阿根廷、智利、中国、多米尼加、印度、墨西哥、秘鲁、俄罗斯和委内瑞拉等国家，在对护理精神疾病和应激水平方面产生了积极影响。[②]

此外，为了减轻家庭照护者的各项负担，保证照护者的生命质量与老年精神疾病患者的照护质量，需要对家庭照护者给予支持，注重对照护者的支持与关怀。国际组织与高收入国家已经制订了一系列计划和服务来帮助家庭照护者。国际阿尔茨海默病协会设立了家庭照顾年度奖，表彰无薪家庭照顾者的工作，对他们帮助改善他们关心的人的生活质量、对当地社区或社会的奉献精神给予肯定。[③] 这项年度奖并非针对特定家庭成员，而是对整个家庭的表彰，这有助于家庭成员之间团结起来，共同照护老年精神疾病患者。

总之，关于老年精神疾病的各项培训与教育，一方面有效实现老年精神疾病的预防与及时诊断，提升老年精神疾病的治疗水平；另一方面改变工作者与照护者对于老年精神疾病患者的态度，是加强老年精神卫生服务供给主体能力建设的重要手段。在未来，应当进一步加强对初级卫生保健系统工作人员的能力建设，强化其预防与识别老年精神疾病的能力，最大程度地减少成本，在鼓励机构治疗向家庭康复转变的过程中，强化将家庭作为一个整体去支持的概念。

3. 多元主体合作供给

面对日益膨胀的老年精神卫生服务需求与更高质量的老年精神护理服务需求，加强多元主体的合作供给，实现具有成本效益的跨国家与跨部门战略和干预措施是必然选择。国际组织是老年精神卫生合作供给的

---

① 国际阿尔茨海默病协会：《Train the Trainer》（https：//www. alz. co. uk/train-the-trainers）。

② 同上。

③ 国际阿尔茨海默病协会：《Awards》（https：//www. alz. co. uk/awards）。

发起者。世界卫生组织联合各国建立精神卫生数据库，发布指南与行动计划倡导各国在精神卫生方面广泛开展合作。国际阿尔茨海默病协会创立了阿尔茨海默大学，为各国阿尔茨海默病协会工作人员和志愿者举办一系列讲习班，帮助他们确定协会的目标，为其提供信息与筹集资金，以有效管理各国的阿尔茨海默病协会，使各国将阿尔茨海默病作为公共卫生重点内容。截至 2014 年，来自 100 多个国家的阿尔茨海默病协会的代表参加了阿尔茨海默大学计划。[①]

各国政府在采取老年精神卫生服务行动时，在联邦、州和公共层面进行责任协调，将卫生部门、教育部门、劳动部门、司法部门、运输部门、环境部门、住房和福利部门纳入服务体系进行资源整合，注重从各个方面为老年人提供精神服务供给，保障老年人权益。在社区精神卫生保健高度需求的背景下，政府也在社区层面开展与非政府组织的合作，发挥政府整合医疗保健和社区服务的优势，对社区老年精神疾病患者提供临床服务与福利支持，发挥非正式组织指导和情感支持照顾者的优势，帮助老年精神疾病患者及其护理者实现最优质量的社区生活。美国退伍军人事务（VA）医疗中心和阿尔茨海默病协会进行的合作就是一个很好的案例。该项合作的目标是支持居住在社区中的老年痴呆症患者和在 VA 接受初级保健的退伍军人及其照护者，人群的精神护理由来自 VA 健康系统的护理协调员与来自阿尔茨海默病协会社会关怀支持系统的协调员协作共同提供。其中，VA 医疗中心护理协调员主要通过临床手段对老年痴呆症患者和退伍军人进行照护，他们负责管理药物和疾病，获取和使用医疗服务，而阿尔茨海默病协会的护理员主要通过精神关怀、心理支持、信息服务等手段对照护者进行精神护理，以缓解照护者的紧张与不安情绪。此外，政府机构还与学术机构合作，运用学术机构的专业优势评估政府老年精神卫生战略是否完全可规模化实施。

跨学科的合作以实现老年精神卫生服务供给，是极为重要的合作内容。人口发展与老年人精神卫生的多维性质、住院和门诊服务的复杂性等要素，决定了老年精神卫生服务需要一种特殊的跨学科方法，建立一

---

① 国际阿尔茨海默病协会：《The Alzheimer University》（https://www.alz.co.uk/alzheimer-university）。

个涉及老年医学、老年心理学、老年精神病学、老年社会学等学科的跨学科团队。印度金奈的TS斯里尼瓦桑研究所和VHS医院所建立的多学科合作团队是一个有益借鉴，该团队包括神经科医生、精神科医生、卫生官员、临床心理科医生、法律顾问、理疗师、职业治疗师等。这一团队向包括痴呆在内的神经或精神疾患病人提供评估及康复服务。经过临床医生分诊且被怀疑有认知障碍的老年精神疾病患者，需要给予社会心理残疾、生理残疾和疾病方面的进一步评估，以及实验室和影像学检查。内科医生根据检查结果得出评估结论并提出治疗方案。如果被诊断患有认知障碍，老年人将获得物理和作业疗法进行康复，社会服务人员和职业护理师也会对患者及其家人进行社会心理干预。他们与痴呆患者及其家庭保持稳定联系，并向他们提供宣传教育、认知再训练、营养咨询和增强体质的治疗等服务。①

（二）强化供给体系保障

从各国实践可以看出，通过公众意识倡导来培育有利于老年精神疾病患者余命质量提升的社会环境，通过加强老年精神卫生的系统性来优化系统流程，通过开展老年精神卫生相关研究来增强体系的科学性，这是强化老年精神卫生服务体系极为重要的三个方面。

1. 培育精神照护社会环境

在很多政策制定者、老年精神疾病医护人员、照护者以及普通民众中间，流行着对老年精神疾病患者的偏见和对老年精神疾病的恐惧与无力。但实际上，老年精神疾病是可以通过教育、戒烟、控制糖尿病和高血压、调节酒精消耗、定期运动和良好的饮食等手段来预防的。如果可以在疾病发生早期便及时诊断，老年精神疾病会对患者产生更小的影响。随着科学技术的发展，以及公共卫生战略对老年精神疾病的优先投资，疾病是可以更好地被治疗的。同时，社会与家庭对患者的关照与爱护是治疗老年精神疾病的重要手段。缺乏这些认识会削弱以家庭为单位的复原能力，国家也将增加为支持不断加重的依赖性和病情而付出高成

① 国际阿尔茨海默病协会：《Our Vision，Mission and Strategic Plan》（https：//www. alz. co. uk/vision-and-aims）。

本的可能性。通过提升整个社会的认识，可以最大可能地实现老年精神疾病的预防与及时诊断，对老年精神疾病做出最快回应，减少人们对于老年精神疾病的耻辱感与恐惧感，代之以增加对患者的主动关爱，使老年患者生活在充分受尊重的社会环境中，增进其精神健康。

政府有能力将所有重要参与者纳入公众意识培育中。2004 年，日本政府宣布将“痴呆症”从带有负面含义的“chiho”改为“ninchisho”，意思是认知障碍者，这一变化对社会产生着潜移默化的影响。中国香港地区也创造性地以情绪病、思觉失调等名称取代精神专科名词，以改善社会各个阶层市民对精神病患者的认识和理解。[①] 伴随着对认知障碍者称呼的改变，日本政府启动了 10 年计划以使社会大众了解痴呆症，支持“老年痴呆症网络”，2005 年，它在全国范围内启动了认知障碍支持者培训计划，帮助参加者了解老年痴呆症是什么、如何影响患者的生活、应当采取什么行动以有效支持痴呆症患者及其照护者。在计划结束时，大多数参与者对痴呆症有了很好地理解，摆脱他们原来可能存在的任何偏见，并成为那些老年痴呆症患者及其照护者的支持者和活动倡导者。认知障碍支持者的实践力量日益凸显，他们帮助寻找失踪的老年痴呆症患者的活动帮助了很多家庭，到 2014 年，痴呆症患者流浪网络覆盖日本 60% 的地区。[②] 由此可见，日本政府所开展的这项培训计划影响人数众多，且获得了很好的反馈。美国纽约、加拿大多伦多、德国等均在日本政府的帮助下，开展了这项认知障碍支持者培训计划。

国际与各国非政府组织的努力，在培育老年精神疾病友好环境中同样发挥着广泛的、不可替代的作用。阿尔茨海默病协会是老年精神卫生领域中一个重要的非政府组织。1994 年，国际阿尔茨海默病协会将 9 月定为世界阿尔茨海默病月，将 9 月 21 日定为世界阿尔茨海默病日，以唤醒全球关注老年精神疾病的意识。许多国家响应国际阿尔茨海默病协会的号召，将 9 月 21 日定为年度宣传日。[③] 各国阿尔茨海默病协会也

---

① 黄先娥：《香港地区社区精神卫生服务模式介绍》，《护理学杂志》2010 年第 18 期。

② US House of Representatives Committee on Foreign Affairs：《Committee News》（http：//foreignaffairs. house. gov/press_ display. asp？ id = 1879）.

③ 国际阿尔茨海默病协会：《World Alzheimer's Month》（https：//www. alz. co. uk/world-alzheimers-month）。

发展了自己的宣传计划。巴西阿尔茨海默病协会与媒体传播相结合，锁定电视时间并在此时间段约请一位著名女演员宣传阿尔茨海默病的相关知识。澳大利亚阿尔茨海默病协会于2005年发起了“留意你的大脑”项目，基于流行病学证据列出降低痴呆风险的“标杆”：躯体、精神和社会活动、心血管危险因素、饮食、吸烟与饮酒、预防头部创伤，并通过印刷材料、专门网站、公众媒体等途径对这些知识定期更新并进行广泛传播，教育澳大利亚人降低自己痴呆的风险。澳大利亚还有专为男性痴呆症患者与男性护理者开辟的项目——“Men's Sheds”，项目最初为小规模开展，目前已经有近千个“Men's Sheds”登记在册。在此项目中，男性痴呆症患者和男性护理者可以根据自己的兴趣爱好参加技术和工艺活动，通过团体性活动减少他们的孤独与抑郁感。与此同时，他们也被教授关于痴呆的预防、识别、诊断等知识①，双方面作用增进其精神健康。

2. 增强老年精神卫生系统性

在许多高收入国家的老年人精神卫生系统中，我们可以分辨出老年精神疾病医疗服务的两个分支，即“早期干预流”与“严重精神疾病流”。“早期干预流”主要依靠初级保健系统实现，集中于对老年精神疾病的预防与及时诊断，实现老年精神疾病患者的风险与社会成本最小化；“严重精神疾病流”主要依靠专科医院实现，在晚期可能还需要社会护理，集中于对老年精神疾病及其共病进行治疗。同时，为了实现二者协调供给，为老年人提供持续性、整合性的精神护理服务，还需要在二者之间建立明确的转诊机制，增强老年精神卫生的系统性，确保老年人在精神疾病初期就可以进行治疗，尽可能减少疾病对老年人的伤害，优化老年精神卫生资源配置。

早期预防与诊断均可以有效降低老年精神疾病的发生率，但早期预防主要通过心理关护、社会关怀、健康生活方式的培养等手段来实现，早期识别与诊断需要依靠获取专业知识的手段来实现。早期诊断允许老年精神疾病患者预先制订计划，提前对他们的财务、职业、关系和医疗

① 国际阿尔茨海默病协会：《Mens-shed》（https：//www. alz. co. uk/dementia-friendly-communities/mens-sheds）。

护理做出重要决定，患者和护理人员也可以及时获得实用信息、建议和支持。这便要求卫生系统对老年人群进行筛查，并快速响应患者行为和功能的首次改变。初级卫生保健是国家卫生体制的一个组成部分，是个人、家庭、群众与国家保健系统接触的第一环，是卫生保健持续进程的起始一级，在初级卫生保健层面开展老年精神疾病的早期预防与诊断是合理的选择。在高收入国家，为了获得更深刻的医学评估和诊断以实现早期识别，往往在初级卫生保健系统内建立记忆诊所。记忆诊所是具有各个学科背景的专家对具有受损认知的人的能力进行差异分析与评估的中心，专门从事诊断和定制治疗。当老年人开始变得健忘、交流困难，在做决定和处理个人钱财方面有困难，对活动和兴趣爱好失去兴趣，心境改变时，护理人员要迅速意识到这些变化，并让其在记忆诊所内接受诊断。英国是最早建立记忆诊所的国家，2014 年全国共有 222 个记忆诊所，比上一年增加了 31%。荷兰的记忆诊所从 1998 年的 12 个增至 2009 年的 63 个，每年新客户的数量从 1700 个增至 14175 个。① 目前，瑞士约有 35 家记忆诊所。这种趋势逐渐向中低收入国家蔓延。② 截至 2013 年，印度已经建立起了大约 100 个记忆诊所。③

记忆诊所可以运用较为专业的知识对老年精神疾病做出适时的诊断。诊断后应当有连贯的、相互结合、相互支持而有效的转诊制度，循序渐进地为老年精神疾病患者在“诊断良好”到认知和功能能力下降以及日益增加护理和支持的过程提供持续的护理与支持系统。国际阿尔茨海默症协会以老年痴呆症为例提出任务转移性痴呆医疗保健途径（见图 7-1）：（1）诊断：主要由初级保健医生和病例管理者在初级保健中进行，少部分涉及专科护理；（2）初始治疗和诊断后支持：抗痴呆药物评估，诊断后支持包以及护理人员培训和支持；（3）持续护理：抗

---

① 国际阿尔茨海默病协会：《World Alzheimer Report 2016—Improving Healthcare for People Living with Dementia：Coverage，Quality and Costs Now and in the Future》（https：//www.alz.co.uk/research/world-report-2016）。

② Ba¨hrer-Kohler，U. Hemmeter，“Aspects of Mental Health Care Provision of the Elderly in Switzerland”，*Geriatric Mental Health Care*，Vol. 1，No. 1，2013，pp. 11-19.

③ Shaji K. S.，Jotheeswaran A. T.，Girish N.，et al.，“The Dementia India Report 2010—Prevalence，Impact，Costs and Services for Dementia”，*Alzheimers and Related Disorders Society of India*，2010.

痴呆药物评审，行为和心理症状的管理和病例管理，有严重精神疾病的老年人要继续由专科医生为其提供治疗服务；（4）临终护理。①

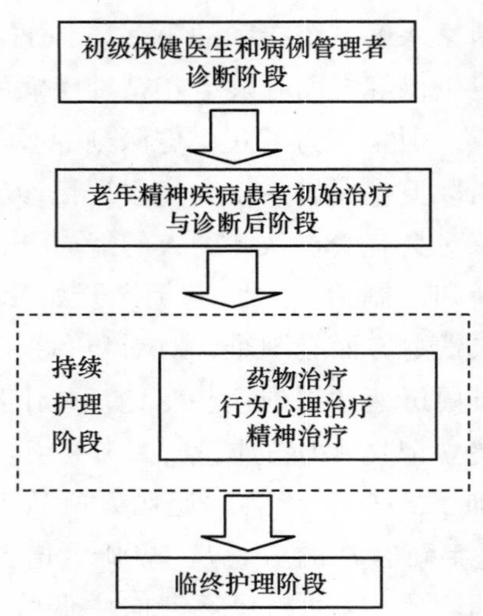

图7－1　国际阿尔茨海默症协会任务转移性痴呆医疗保健途径

英国诺斯尔初级保健记忆诊所在老年精神疾病转诊方面具有典型性。首先，全科医生通过老年精神疾病潜在患者及其家庭的求助、在老年人咨询中识别其记忆中的改变、在高风险组如血管或糖尿病诊所中调查等多种方式，获取老年精神疾病人群信息，然后向患者及家庭成员说明这些老年人需要进一步调查以确认是否患有精神疾病。在征得患者及家属同意后，全科医生将审查该人的健康状况，安排必要的初步调查，包括甲状腺功能测试、血清B12、叶酸、ECG等测试，以评估其目前的健康状况。如果初步诊断老年人患有精神疾病，记忆诊所的老年人协助者将使用商定的议定书收集进一步的信息，利用时钟图纸测试和抑郁症卡对老年人精神健康状况进行评估。接下来，记忆诊所的老年精神疾病

① 国际阿尔茨海默病协会：《World Alzheimer Report 2016—Improving Healthcare for People Living with Dementia：Coverage，Quality and Costs Now and in the Future》（https：//www. alz. co. uk/research/world-report－2016）。

专家将为患者展开治疗。专科医生可以访问全科医生的电子病历，了解病人最近的检查结果、当前处方和其他信息，如果必要还可以向全科医生发送消息，共同讨论和解决老年人的精神疾病问题。通常情况下，诊所还将门诊信函复制给老年精神疾病患者及其照顾者，帮助他们更好地了解患者的精神状况以及下一步的行动计划。如果老年人有需要，可以在家治疗。即使全科医生的检查证明老年人没有精神疾病，在大多数情况下，老年人也将被转到记忆诊所，由老年人协助者对其进行教育以预防疾病。诺斯尔初级保健记忆诊所使患者在较少耻辱感的舒适和熟悉的环境中就可以获得他们的健康护理服务。专科医生与老年患者之间因为护理的持续性建立起信任关系，可以有效帮助老年人及其家庭在做出艰难的决定时提供必要的信息，患者及其家属的满意度也很高。[①] 澳大利亚社区精神卫生服务组织体系包括急症住院部、护理之家、老人院、支持性住宅、日间医院等，功能不同的各种医疗服务机构组成一个有机联系的网络。澳大利亚社区全科医生以自己的诊所为基础向诊所网络范围内的居民提供服务，发现需要治疗的老年精神疾病患者时，将其转诊至老年精神病专科医院，老年人出院后仍由原来的全科医生为其提供一般性的监测与治疗服务[②]，实现老年精神疾病治疗的主体连续性与过程连续性。具体见图 7－2。

总之，增强老年精神卫生服务的系统性，为老年精神疾病患者提供个性化、连续性、全周期的服务护理，有助于减少老年人精神疾病发病率，强化老年患者在治疗过程中的正向体验，为老年精神卫生服务供给体系的构建提供系统保障。

3. 加强老年精神卫生研究

老年精神卫生研究对增强老年精神卫生服务系统的科学性至关重要。老年精神卫生服务是一项多学科的议程，可以通过对基础科学、老年教育学、老年卫生经济学、老年卫生服务、老年卫生系统和卫生政策

---

① Benbow S. M., Jolley D., Greaves I. C., Walker E., "Closing the Diagnosis Gap and Improving Care: The Primary Care Memory Clinic", *Prog Neurol Psychiatry*, Vol. 17, No. 6, 2013, pp. 27－30.

② 包江波、孙梅、谷里虹、李春芳、陈兴宝、张新凯、华颖、吴建平、马敏芝、汪涛：《中外社区老年精神卫生服务模式对比》，《中国卫生资源》2006 年第 4 期。

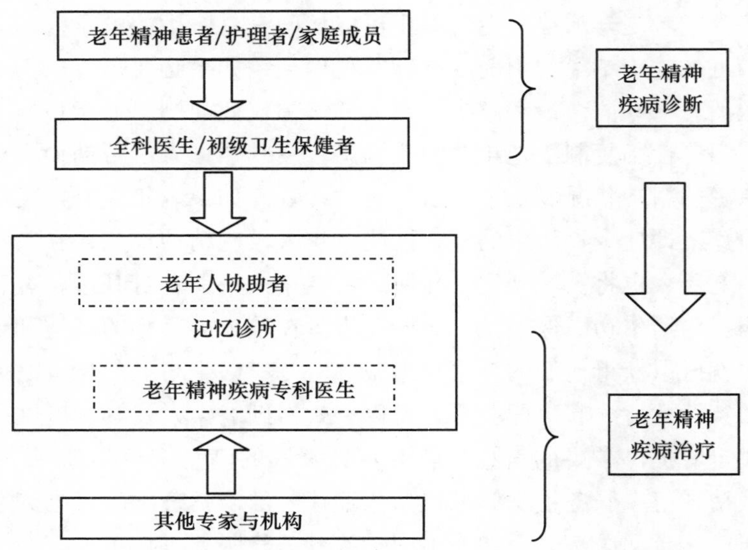

图7－2　英国 Gnosall 初级保健记忆诊所服务系统

的研究，促进其供给能力的提升。在研究中，需要进一步努力探索老年精神疾病发生的根本原因与影响因素，以促进早期认识和干预；需要进一步探索如何管理一系列满足老年人精神需求、对社会有意义并且负担得起的精神卫生服务，在既定资源上实现最优的卫生服务供给；需要探讨如何在卫生和社会服务中提升老年精神卫生服务者和社会照护者的能力；需要探讨如何实现老年精神卫生系统的公平与效率的统一等各个方面的问题。这需要政府的重视与财政投入，需要国际组织、各国之间、各国内部研究机构与大学的合作，共同加强老年精神卫生系统构建的科学研究。

四　社区参与：老年人精神健康促进的社区环境

任务转移与任务共享是全球老年精神保障系统发展的趋势。在这种理念的引导下，将促进老年人精神健康的工作下沉到社区成为各国的实践。社区在老年精神卫生服务与社会关护服务方面，发挥着重要的作用。

（一）社区参与的必要性：任务转移与任务共享

世界各地的健康和社会关怀共享系统面临三个关键挑战：扩大护理覆盖面、提高护理质量、人口老龄化背景限制下在实现前两个目标的同时提供可负担得起的卫生和社会保健费用，而应对三个挑战，关键在于任务转移和任务共享。[①] 初级卫生保健被认为应当在任务转移与共享中发挥核心作用，而社区作为初级卫生保健的重要实现平台，可以有效扩大覆盖面，提升服务效率，优化服务质量，降低精神保健费用。

1. 增强老年精神卫生服务可及性

在高收入国家，老年精神疾病医疗保健系统往往高度专业化，由专科医生与老年科医生、神经病学家和精神病学家共同为老年人提供精神护理，几乎没有正式承认初级保健服务的作用。但专业化的老年精神护理人才数量十分有限，这使得大部分老年人无法接受早期诊断与后期治疗。以痴呆症患者为例，中低收入国家痴呆症患者诊断比例不到10%，即使在大多数高收入国家也只有约50%的痴呆患者可以得到诊断。但全球受精神疾病影响的人数不断增加，2015 年全球有 4680 万人患有痴呆症，2050 年这一数字将达到 1.135 亿。[②] 随之而来的老年人需求，也将大幅度扩张。而中低收入国家人口结构与家庭结构的变化，将导致老年精神照护的资源减少，这对于资源密集型的老年精神护理服务是一种较大的冲击。整个世界将需要大量的老年精神卫生保健人员，但显然现有的专家护理模型不太可能充分覆盖服务需求者。大量的社区工作者经过在职教育与培训提高，可以使用认知测试的指示性筛选，对广泛的社区老年人进行及时诊断，辅助以精神护理。调动社区非专科保健人员的未开发潜力，可以有效减轻资源限制，有效缩减发达国家与发展中国家老年精神卫生服务差距，增强老年精神卫生服务的可及性。

2. 提升老年精神卫生服务效率

社区精神卫生服务全面快捷，早期及时诊断精神疾病，对于老年

---

① 国际阿尔茨海默病协会：《World Alzheimer Report 2016—Improving Healthcare for People Living with Dementia：Coverage，Quality and Costs Now and in the Future》（https：//www. alz. co. uk/research/world-report－2016）。

② 世界卫生组织：《媒体中心》（http：//www. who. int/mediacentre/factsheets/fs362/zh/）。

人及其照护者来说至关重要。老年人在社区初级保健平台接受诊断，可以尽早地实现诊断后阶段的护理，从而可能实现更高质量、更加全面的连续性与综合性高效服务。随着早期诊断与精神护理在社区这一初级保健层面得以实现，专科医生可以为有更强烈治疗干预需求的老年人服务，改善整个社会的服务效果，尽可能达到公平与效率的统一。

3. 优化老年精神卫生服务质量

老年精神疾病可以采取在院治疗，也可以采取社区护理。相比在院治疗，社区护理是一种对于老年人而言质量相对较高的服务模式。在高收入国家，老年精神疾病患者的医疗保健成本远高于年龄匹配的控制，住院费用占很大比例。对于老年人而言，他们在入院时特别容易受到伤害，产生不良后果；住院时，他们的恢复时间更长，需要更多的护理资源；出院后，更可能丧失部分独立能力而增加护理需求。因此，需要避免住院或缩短住院时间，开发和评估代替医院照护的护理选择。而社区精神卫生服务的恢复方法，激发人们的希望并协助他们实现其目标和愿望，有利于老年人回归社会，在全周期内提升老年人的生命质量，是一种有效的替代选择。

4. 降低老年精神保健服务费用

由在社区的初级保健医生负责老年精神护理，可以与专科医生取得类似的效果。[①] 但社区的精神护理费用较专科医生护理却低廉许多。同时，随着时间的推移，这种类型的精神护理任务被成功地转移到初级保健水平，能够将预算从中等保健转移到初级保健，人均医疗费用可能下降。社区在为老年人提供社会关护服务方面也具有任务分担的优势与能力。社区作为行政的基本实体，有能力组织社会力量为老年人提供优质服务，在自己熟悉的社区环境内接受社会照护服务，是大部分老年人的心愿。总之，社区因其服务广泛、高效、优质、经济的特征，成为全球老龄化进程中任务分担与任务共享的重要主体，应当使社区成为充分促进老年人精神健康环境的平台。

---

① 世界卫生组织：《精神卫生》（http：//www. who. int/mental_ health/publications/dementia_ report_ 2012/zh/）。

（二）社区参与的内容：精神卫生服务与社会关护服务

所谓社区参与，一是指以提供平台的身份参与，二是指以提供主体的身份参与。高收入国家为老年人在社区层面开展的以提高老年人精神健康的服务，主要包括精神卫生服务与社会关护服务。

1. 老年精神卫生服务

社区精神卫生主张以社区为基本单位，针对社区成员的特性发展出一套有组织且适宜的社区精神卫生服务系统，提供社区成员多元化且合乎人性的精神卫生服务，其中包括教育、治疗、预防、康复、宣教等措施，用以提升社区生活的品质。① 从老年精神疾病的阶段来看，可以分为精神疾病预防和精神疾病治疗与康复两个干预流。

（1）精神疾病预防

老年人是精神疾病的易感人群，但令人遗憾的是，很多精神疾病是无法治愈的，即使可以治愈，也需要耗费大量的人力、物力、财力等。而预防是比治疗更经济、更具有操作性的手段，精神疾病往往可以通过有效实施公共卫生战略进行预防。世界各个国家和地区均重视老年人精神疾病的社区预防保健，致力于从源头上减少精神疾病的发生。

早在 40 年前，日本政府已经将注意力转向社区精神卫生保健系统，意图将其纳入一般性的卫生系统和社区资源系统。2006 年后，在世界卫生组织的倡导下，日本开始进行社区精神卫生服务改革，在老年精神疾病预防方面做了大量工作。根据精神健康和福利法的规定，日本每个地区指定的城市都要建立一个精神健康和福利中心，专门负责精神疾病患者的精神健康。该中心强调以社区为导向，并利用当地社区来整合精神卫生初级卫生保健与其他社会部门如教育、劳动、福利和法律、当地居民、非政府组织、用户和家庭等资源，传播关于精神卫生的知识，开展精神卫生的研究，并向公共卫生中心和精神卫生机构提供二次咨询和援助，使精神健康成为社会关注的问题。老年人是这个中心的极大受益者。日本政府不仅注重社区在老年精神疾病预防方面整合资源的能力，

① 马硕、关丽征：《日本社区精神卫生服务模式及思考》，《医学与哲学（A）》2015 年第 12 期。

更在社区层面开展了老年精神疾病预防的实践活动。① 政府认为老年精神疾病的预防保健应从中年开始，并规定凡年满40岁以上的国民都可免费享受疾病的预防、诊断检查等体检服务，使疾病早发现、早治疗。社区是日本开展预防工作的基本实体单位，以社区为单位所开展的精神疾病预防活动也取得了良好的效果，如日本降低中风患病率的政策实践。中风的风险随着年龄增大而增加，在20世纪大部分时间里，中风都曾是日本的头号杀手。日本政府规定社区要定期开展健康检查，卫生工作者和志愿者对所在社区的中老年人进行定期家访或电话家访，通知他们最新的体检信息，护士和医生会为社区老年人提供健康指导，日本老年人中风率因此大幅度降低，日本的期望寿命进一步增加。在这个正面经验的基础上，日本政府现在希望采取同样以社区为单位的方法，从预防这一源头上解决老年精神卫生问题。②

促进老年人参与社会也是预防老年人精神疾病的重要手段。老年人在参与社会的过程中，实现自身的人生价值，增进精神健康。日本以社区为依托，成立老年人才中心，负责临时性工作的组织、介绍、调配，帮助高龄者积极寻找新的职业，鼓励他们自行开办社会福利性质的服务工作等。社区还与高龄者雇佣开发协会合作，为高龄者进行职业技能与心理培训。③ 为帮助老年人摆脱孤独，促进精神健康，同时适当增加老年人的收入，英国社区为老年人提供力所能及的钟点场所——老年人工作室，每日2小时左右，同时为其提供可由老年人参与的志愿工作。英国各个社区还经常举办各种联谊会，人们在休息日用自己的车带老年人去乡间郊游或请他们来家里喝茶，与老年人交朋友④，实现老年人与社区成员之间代际融合，减轻老年人的孤独感。比利时社区对那些具有心理障碍、精神疾病高发的老年人群给予特殊关照。社区通过沙龙小组活

---

① Department of Mental Health Administration、National Institute of Mental Health、National Centre of Neurology and Psychiatry，Japan，"Study Visit on Community Mental Health in Japan"，January 2008.

② 世界卫生组织：《日本的卫生概况》（http：//www. who. int/features/2013/japan_ blood_pressure/zh/）。

③ 陈成文、孙秀兰：《社区老年服务：英、美、日三国的实践模式及其启示》，《社会主义研究》2010年第1期。

④ 杨蓓蕾：《英国的社区照顾：一种新型的养老模式》，《探索与争鸣》2000年第12期。

动、社区活动、咨询服务等为其及时提供心理疏导，协助他们战胜孤独，消除丧偶带来的痛苦，预防因心理不适而导致的精神疾病。[①] 各个国家为实现老年人人力资本的提升，促进老年人生理、心理与社会适应健康，在社区层面开办的社区老年大学，对于老年人正确认识自我、与他人沟通与交流、参与社会公共事务进而增进精神健康，也具有重要作用。

（2）精神疾病治疗与康复

老年精神疾病治疗与康复是社区老年精神卫生工作的重要组成部分。预防能够最大程度减少老年人精神疾病发生率，但其并非一劳永逸。在老年人患精神疾病后，开展治疗与康复服务是对老年人人权的尊重与生命的保护。实际上，老年人精神疾病治疗在最初是以一种强制性入院的方式进行的。但随着社会的发展与观念的进步，在“最不受限制的环境中”接受治疗，即在社区开展老年精神疾病的治疗与康复，成为一种发展趋势。国际组织与各国也出台了一系列政策法规以保障老年人在社区接受治疗的权利，在政策法规的指导下开展了有益的实践。

环境是老年人精神健康的重要影响因素，老年人精神健康友好环境建设是老年人精神疾病治疗过程中必不可少的内容。为减少老年人痴呆症发病率，保证患有痴呆症的老年人有尊严地在社区中生活，世界卫生组织提出“痴呆友好型社区”概念，提倡形成一种痴呆症患者及其照护者被社会中的地方或文化所包容与接纳、其权利与潜能被保护与开发的社区环境。建立痴呆症友好社区所需的四个基本要素是人、社区、组织和合作伙伴。人的要素是指一切行动应当围绕老年痴呆症的社会和经济影响、老年痴呆症患者及其照护者的需要与意见开展；社区要素是指通过一些策略促进老年痴呆症患者参与社区活动，以减少与痴呆相关的耻辱和社会孤立，这些策略包括根据痴呆症患者的需要，提供适当的有偿或无偿的社区活动与社会机会，如高尔夫球和保龄球、与朋友会见、参加合唱和步行俱乐部、零售、银行和其他服务，同样重要的是要为老年痴呆症患者创造有利于其康复的物理环境，如在路径、标志和照明方

① 包江波、孙梅、谷里虹、李春芳、陈兴宝、张新凯、华颖、吴建平、马敏芝、汪涛：《中外社区老年精神卫生服务模式对比》，《中国卫生资源》2006年第4期。

面特别考虑老年患者的需求；痴呆症友好组织要素强调企业和组织要支持老年痴呆症患者在社区内保持参与，在适当的时间与正确的地方回应老年患者的独特需求；合作伙伴要素是建立痴呆症友好社区的关键所在，需要将政府、社区、社会组织与企业等部门联合起来，共同为实现"人"这一要素而努力。印度是痴呆友好型社区做法较为先进的国家之一，建立政府参与和伙伴关系，即印度政府需要与更多的地方特别是非政府组织进行合作；创造意识即在社会各部门之间，特别是在政府官员、政治家和决策者、学校和大学生以及与公众密切接触的社区之间建立普遍共识；在社区为老年痴呆症患者做更多的工作；培训医疗保健专业人员，提高社区痴呆症管理和诊断的卫生人员的敏感程度与专业能力；采用多学科护理方法，为具有专业知识的多学科团队提供健全的心理社会护理的教育与培训。[①] 总之，建立痴呆症友好社区，使患有痴呆症的老年人仍然可以在社区内获得尊重，得到必要的人性化治疗，其康复才有可能实现。

各国在社区老年精神治疗与复健过程中，秉承"以人为本"与"赋能"的原则，配合"健康老龄化""积极老龄化"的老龄社会观念开展工作。例如比利时在社区老年精神卫生服务的实践中总结出四大指导理念：精神障碍的康复不是"快速治愈"，而是"缓慢好转"；帮助病人自我照料；让病人与其所处的环境具有协调性；尊重病人的权利。[②] 它强调不能丧失老年精神疾病患者的自主性与独立性，在友好环境的充分支持下为老年人开展治疗服务。日本在社区老年精神治疗实践方面具有一定的典型性，为实现社区精神服务改革，促进患者精神健康，从国家、地方政府、精神病医院和社区等层面都做了很大的努力。在国家层面上，日本政府一方面促使精神病院通过改善自己的服务或主动减少病床量来实现低入院率，另一方面要求即使在精神病院内，也要以社区为导向，注重与社区进行合作；在地方政府层面上，一方面利用精神健康中心的组织作用，与社会部门如教育部门、劳动部门、福利和

① 国际阿尔茨海默病协会：《Dementia-friendly-communities》（https：//www. alz. co. uk/dementia-friendly-communities/india-way-forward）。

② 包江波、孙梅、谷里虹、李春芳、陈兴宝、张新凯、华颖、吴建平、马敏芝、汪涛：《中外社区老年精神卫生服务模式对比》，《中国卫生资源》2006 年第 4 期。

法律部门进行合作，以合理使用当地社区资源，另一方面在精神卫生公共宣传中，增强社区活动的能力，以增加患者接受度，促使患者主动寻求社区精神卫生中心的帮助；在精神病医院层面上，私人医院和门诊诊所积极在社区进行精神卫生治疗和康复方面的方式创新，以社区为导向的医院实践与多学科团队的治疗方法相配合，为病患提供一系列不同的服务，如紧急服务、住院服务、心理治疗、日间和晚上护理、休息护理、活动支持中心、庇护工场、福利和职业培训和支持，最大限度地减少环境的限制，培育患者的独立性；在社区层面上，社区心理健康计划将医疗模式扩展到心理社会模式，在医院基础设施之外，由非政府机构或私人机构管理，为出院病人提供社区精神卫生计划，包括系列职业康复计划和社区生活支援计划，使得精神疾病患者可以在社区独立生活。[①] 我国台湾地区的社区老年精神疾病康复较为人性化，其通过为老年人提供完整的身心治疗，帮助患病老人在社会化的、以复健为目的的医疗环境中，早日恢复身体机能的正常运转，早日再适应社区生活及回归家庭。

总之，社区在为老年人提供精神疾病预防、治疗与康复方面发挥了基础性作用。在此过程中，高品质实践的社区都秉承着预防先行的原则，通过宣传教育普及精神卫生的相关知识，树立老年人对精神疾病的正确认知，通过精神文化活动促进老年人社会参与，进而实现老年人精神健康。在老年精神疾病治疗与康复的过程中，以人为本与赋能是基本理念，老年精神疾病患者友好社区是重要的外在条件，社区的多学科团队与多主体合作则提供了重要保障。

2. 老年社会关护服务

社区是老年社会关护服务的主要单位，社区所提供的关护服务质量是影响老年精神健康的因素之一，为老年人提供全面、高质量的生活照护服务具有重大意义。

美国为老年人提供的社区可以分为自然退休形成的社区与开发商营

---

① Department of Mental Health Administration, National Institute of Mental Health, National Centre of Neurology and Psychiatry, Japan, "Study Visit on Community Mental Health in Japan", January 2008.

建的退休社区两种形式，老年生活照护服务因社区的形式不同而有所不同。自然形成的退休社区最初并非特意为老年人设立，也并非由养老机构建立，而是一种由于老年人聚集逐步沉淀自然发展而成的老年居民高占比的社区。[①] 社区涵盖老年、中年、青年各个年龄段的居民，有利于老年人在一个正常的环境中实现与年青一代的代际沟通与相互融合，促进老年人的生活自如感与精神满足感。同时，此类型社区为老年人提供保健运动、文化讲座、艺术课堂、社交活动等。社区老人通过参与项目活动，能有效预防精神疾病，避免安全危机。此外，项目还联合附近诊所、医疗保健服务团队、社工以及社区居民管委会，为社区老人提供一揽子服务，满足老年人的生存性与发展性需求。由开发商营建的大型退休社区中的住户则几乎全部是老年人，各项活动设施与照护服务完全以老年人的需求为中心。以亚利桑那州的“太阳城”为例，其区位临近海湾，规模接近微型城市，社区居民必须是55岁以上的老人，18岁以下的陪同人士一年居住时间不能超过30天。社区内部有适应不同老人需要的多种居住组团，包括独立家庭别墅、连体别墅、辅助照料式住宅、出租的独立居住公寓等形式。该社区还拥有大量的老年人生活设施和娱乐设施，满足其游泳、网球、绘画、表演、健身等大多数运动需求。该社区所有的设施均以方便老人为第一宗旨，如住房为平房或别墅，严格限制车速，医疗诊所遍布大街小巷，完善的无障碍设施建设等。[②] 此类型的社区充分体现了美国的市场化特点，有利于高效、优质、全面的老年照护服务进入社区。以老年人为集中居住人群的特征，使得老年人易于在这种社区中形成老年亚文化群，增进彼此的沟通与交流，减轻老年人独居的孤独感，增强愉悦感。

日本的长期照护服务在世界范围内都具有可借鉴意义。2000年4月，日本建立了长期照护保险制度，保险包括“以社区为基础的长期照护服务”，如家庭小组和小型多功能家庭照护服务，这是为了使受保者能在他们熟悉的环境中接受服务。当前，日本的社区生活照护服务以老

---

① 搜狐新闻：《美国“自然形成退休社区”养老模式》（http：//mt. sohu. com/20160818/n464844391. shtml）。

② 搜狐新闻：《国外养老地产如何营造出老年乐园的氛围》（http：//www. sohu. com/a/111995362_ 461506）。

年人的异质化需求为基础，对体弱多病、生活不能自理又无适当护理人员的老年人，社区服务人员入户进行走访并提供多项服务；对行动不便、身体虚弱、患有身体障碍或精神障碍而难以进行日常生活的老年人，机构工作人员将其接到社区老人设施中心，提供洗浴、就餐服务，进行生活或心理指导、健康检查、功能训练，组织兴趣小组开展娱乐活动；对因身体、精神上有明显障碍缺乏生活自理能力，需要长期照看而家庭照料又存在困难的老年人，社区提供超过3个月以上的服务，由社区的一些老年设施照顾其饮食起居，组织各项娱乐活动，进行体格检查、功能锻炼、心理健康和生活护理等方面的指导等。[①]

英国的社区照顾理念充分强调在社区内对老年人提供服务和供养，让他们在自己的家或类似于家的环境中受到帮助的同时，尽可能过上独立的生活。社区照顾实际上包含社区内的照顾和社区照顾两个概念。社区内的照顾就是在社区内，运用社区资源由专业工作人员进行照顾，老年人可以自主出入院舍，享受社区内的各项资源；社区照顾是指老年人生活在社区，由同在社区内的家人、朋友、邻居及社区志愿者提供照顾。总体而言，社区照顾服务具有居家服务、家庭照顾、老年人公寓、托老所4种形式。[②] 其中，居家服务是社区为居住在自己家中、有部分生活能力但又不能完全自理的老年人，提供的各项免费或低费服务；家庭照顾的供给主体是老年人家属，家属对生活不能自理以致卧病在床的老年人提供全方位服务，政府对家属进行一定的补贴，使家庭在照顾老年人时有了一定的经济保证；老年人公寓面向的是单身老年人及空巢老年人，这类老年人有完全自理能力，所以为其提供的服务相对简单，收费也较为低廉；托老所可以分为暂托所与老年人院，暂托所提供的服务是短暂性、间断性的，而老年人院提供的服务是长期性、持续性的，老年人不必离开自己熟悉的生活环境便可以享受各项服务。可以说，英国社区照护服务因居住形式、生理能力、经济条件等因素不同而不同，覆盖了具有各种需求的老年人。

---

① 杨文杰、陈丽莎、韦玮：《日本社区老年服务体系及其对中国的启示》，《当代世界》2010年第6期。

② 杨蓓蕾：《英国的社区照顾：一种新型的养老模式》，《探索与争鸣》2000年第12期。

我国台湾地区的社区关护服务为老年人及其照护者展开，包括日常生活活动服务、维持或改善个案的身心功能服务、增进失能者在家中自主活动的能力服务、喘息服务、老人营养餐饮服务、交通接送服务等。为使老年人更好地在社区内接受关护服务，我国香港政府开发了“长者社区照顾服务”项目，主要包括下列两类服务：一种是以服务单位为本的社区照顾服务——长者日间护理中心，目的是为体弱而于日间缺乏家人照顾的长者所提供的照顾、护理、复康运动和社交活动；另一种是综合家居照顾服务，让体弱长者在熟悉的家居及社区环境受到入户式的护理及照顾服务。我国香港老年人具有丰富的活动中心，当地香港政府在社区内设立了长者地区中心（内设长者支援服务队）与长者邻舍中心，为老年人提供辅导服务、教育及发展性活动、义工发展、关怀探访、饭堂膳食；设立长者活动中心以提供社交及康乐活动，提供社区信息、转介服务；设立长者日间护理中心以提供个人照顾、护理服务、复康运动、膳食服务、暂托服务、社交及康乐活动、往返中心的接载服务、辅导及转介服务；设立综合家居照顾服务队与改善家居及社区照顾服务队以提供个人照顾、护理计划、复康计划、膳食服务、暂托服务、护送服务、家居环境安全评估及改善建议、24 小时紧急支援；设立家务助理队以提供个人照顾、护送服务、家居清洁服务等。总之，帮助老年人尽量留在社区内生活。①

总之，人群精准化与内容多样化是老年社区关护服务的重要特征。这些服务一方面满足了老年人希望在自己熟悉的环境中度过老年生活的心愿，提升了老年人生活满意度与幸福感；另一方面促进了老年人的社区参与，增进老年人之间、老年人与社会的交往，最终增进老年人精神健康。

五　老年人精神保障的经验借鉴

老年精神卫生已然成为一项重要的全球性公共议题，老年精神保障

① 中华人民共和国香港特别行政区政府：《长者健康服务》（http：//www. info. gov. hk/elderly/sc/index. htm）。

系统建设也是推进健康老龄化极为重要的内容。在未来老龄化与高龄化进一步发展的趋势下，将更多注意力优先置于老年精神保障系统是一种必然的选择。通过对国际组织与世界部分国家和地区对老年人精神卫生及精神健康工作的梳理和总结，可以发现既有一些相似的做法，又有基于国情的特色做法，有一定的规律性。在立法和政策方面，为老年人精神健康做出法律和政策的保障；在精神卫生服务提供方面，不仅提倡专业人士，也提倡全社会参与其中；在照护环境方面，主张以社区为基本单位来提供符合老年人需求的照护服务；以社区为基础的社会照护服务，不仅包括物质生活，也包括精神文化等方面，社区环境下的精神健康促进受到很大重视。这些普遍做法为我国老年人精神健康事业的发展提供了一定的启示和借鉴。

首先，完善老年人精神保障的法律体系。我国法律法规等规范性文件只是在宏观上对保障老年人合法权益做了规定，而在法律实施层面没有具体的规定。我国应参照借鉴其他国家的做法，建立老年人精神保障纠纷的调解前置制度，设立专门的老年人法庭，坚持老年人精神权益保护原则，妥善执行老年人精神保障案件，慎用强制措施原则，实行限制令措施，完善老年人的法律援助制度。

其次，倡导老年精神保障的多元参与。完善适老、孝老、敬老、助老、安老、享老的老年生活，实现老年精神健康保障的共建共享。借鉴欧美国家将老年人精神卫生保健重点放在社会福利机构和社区的做法，发挥作为当代老年人生活的基本场域的社区在精神卫生保健与健康照护中的作用，在社区的生活环境下实现精神健康预防、治疗与促进。

最后，健全精神保障管理机制和支持体系。政府应从社会治理现代化的高度出发，一方面健全社会保障制度和养老体制，理顺老龄精神卫生工作的管理体制，畅通卫生、民政、人社、财政等部门的合作关系及中央、省、市各级的管理隶属关系，避免因管理体制导致的老年精神保障工作的责任交叉和推诿；另一方面，赋予并宣传孝道新的内涵和时代精神，坚持东亚传统的家庭传承模式，把其作为当前构建社会主义核心价值观的一项基本内容来抓。政府部门应办好老年大学，加大社区支持力度，加强对老年人精神慰藉的科技支撑。此外，既注重社会舆论对老年人精神健康的正向引导，又重视社会组织对老年人帮扶救助的作用。

总之，纵观全球经验，我国要构建老年人精神保障系统，必须加强相关方面的立法，优化创新老年精神保障的管理体制，强调跨部门协调机制的合作治理。加强与世界卫生组织、国际阿尔茨海默病协会等国际组织的合作，结合我国国情开展老年精神保障方面的政策创新与实践推进；加强与其他国家的合作，注重借鉴其有益经验；加强与非政府组织、私立精神病医院、科研机构、家庭等社会力量的合作；加强民政部门、卫生部门、社会福利部门、教育部门、财政部门等各个部门间的合作。总之，在法律与制度的保障下整合各项资源，优化老年精神卫生服务供给体系，重视社区精神卫生保健的作用，推进多方合作，共同为老年人提供精神疾病预防服务、精神疾病治疗服务、社会关护服务，进而促进老年人精神健康。目前，我国社会福利社区化的趋势越来越明显，社区将成为老年精神卫生系统的基本平台。因此，在我国老年精神保障体系的构建中，要充分重视社区力量。以社区为平台，发挥社区集聚资源的优势，形成社区牵头、多方力量共同开展老年精神卫生保健，最终在法律保障、制度保障、系统保障、环境保障下实现健康老龄化。

第八章　体系构建：全生命周期精神准备

精神保障需求源于个体精神健康需求，个体老年期的精神健康状况是个体生命历程优势累积效应与劣势累积效应权衡博弈的最终外化结果表现。因此，老年人的精神健康体系构建需要关注于全生命周期的精神准备，即基于全生命周期认知功能退化的预防和社会文化价值的导引，构建起包括认知退化预防、情绪调控管理、意志激励改善、道德导引强化、行为干预调节等体系的老年人精神健康干预体系。

一　认知退化预防体系

认知是个体对客观事物的主观概念，是个体在与内、外部环境互动中通过对客观事物及客观事物间的关系、原则、规范、规律的感知，在此基础上经个体对所感知信息进行加工后形成的认识与理解，是个体情绪、意志乃至行为的逻辑起点。对于客观事物认知、理解的偏差，是精神健康问题的发端。神经认知退化不是少数不幸者的归宿，而是所有人都可能面临的潜在的终生性社会风险，只是少数所谓“命定不幸者”所面临的神经认知退化风险相对于一般老年人而言要高。但是，无论风险之大小，有风险就存在可能性，因此，做好“勿以恶小而为之，勿以善小而不为”的预防保障，正是对“星星之火，可以燎原”前的未雨绸缪。虽然随着年龄的增长，依赖于人体生理结构的感知能力很大程度上会随着人体机能的老化衰退而出现退行性变化①，进而会影响到躯体

① 高云鹏、胡军生、肖健：《老年心理学》，北京大学出版社 2013 年版，第 34 页。

的生活自理能力，由此引起的被迫互动缺失还会缩小社会网络，削减社会资本，最终导致建立在生理、心理、社会基础上的神经认知退化。尽管如此，这种变化也并非单向不可控的，现实中耄耋之年仍老骥伏枥者就是最好的例证。也许不能使老年人神经认知完全不发生退化性变化，但是其损失度是可控的。例如，阿尔兹海默症在以前更多被认为是正常衰老的应有之义，但是现在阿尔兹海默症更多被认为是一种由于中枢神经系统萎缩衰退引发的心理疾病，是可以预防或至少是可以延缓的。①

认知退化预防是为了预防和降低个体在生命周期的最后阶段即老年期出现认知严重退化以及影响老年人精神健康的风险，需要对一般神经认知的整个过程进行科学系统分析，以“自律”与“他律”相结合的手段对老年人神经认知退化进行有效预防。构建认知退化预防体系可以加强认知退化风险的预防，是有效防止老年人陷入精神贫困的前提，为延缓老年人的认知退行性变化构建起一级预防和二级预防的双重保障体系。认知退化的一级预防就是要在潜在的认知退化尚未发生前，提前采取措施进行早期干预；认知退化的二级预防就是在已经出现认知退化预警信号后，采取针对性措施进行介入干预。

（一）认知退化一级预防体系

认知退化一级预防是在潜在的认知退化尚未发生前，为降低神经认知退化风险，基于致因分析提前采取措施进行早期干预，以达到预防认知退化或至少延缓认知退化发生的目的。认知退化一级预防立足于事前控制，从根源入手，是保证老年人精神健康的根本前提。个体在老年期出现的认知退化状况，不仅受生理年龄的影响，还是其他多种因素共同作用的结果，例如遗传、医疗健康、社会关系和生活方式等主客观因素。个体生命中所经历的重要时序及生命事件，都是奠定个体认知的基石，神经认知退化并非老年期的突发状况，而是个体生命历程累积在生命周期最后阶段的负向外化体现。因此，基于全生命周期介入干预主客观影响因子，是构建认知退化一级预防体系的突破口。生命周期具体分

① 高云鹏、胡军生、肖健：《老年心理学》，北京大学出版社2013年版，第116、312—314页。

为婴儿期、幼儿期—学龄前期、童年期—青春期、成年期—中年期、老年期几个阶段。

一是婴儿期。这个阶段应秉承“优生优育”的原则，确保个体生命质量，为个体后续积累健康资本提供良好的机体前提，进而为个体在老年期保持良好的神经认知状态奠定良好的生理基础。认知心理学研究领域中的具身认知理论，非常强调身体在认知过程中所发挥的关键作用，即认知是通过身体的体验及其活动方式形成的。[①] 因此，良好的生理基础是个体在与环境互动中感知各种刺激以及评估和判断刺激所引起变化而形成认知的重要条件，而个体身体所承载的健康资本的生命历程累积特性，又决定了老年人认知退化预防要从全生命周期的源头开始。

二是幼儿期—学龄前期。这个阶段是个体认知的启蒙时期，虽然个体认知有其类似的全生命周期发展的过程，与个体全生命周期轨迹在理论上有一定的重合，但个体认知终究是可变的。因此，严格意义上不能简单认为个体认知经由婴幼儿期、童年期、青春期、成年期、中年期等阶段发展，至晚年期定型。个体认知在启蒙时期所奠定的认知基调，很大程度上会成为整个认知生命周期的主方向指引。认知心理学研究领域中的情境认知理论非常强调认知形成过程中与环境的互动作用，对于“幼儿期—学龄前期”阶段的个体而言，家庭是其活动的核心场域，处于家庭网络核心位置的父母，是个体最初的启蒙教师，对个体的认知起着潜移默化、深远持久的影响。因此，在个体生命周期初期构建起良好的家庭认知导引，对于塑造个体整个生命周期的认知起到轮廓勾勒的牵引作用。

三是童年期—青春期。这个阶段是个体认知的主要建构时期，个体要丰富自身学识内涵，提高认知水平，同时家庭、社会等多方面应合力为其营造积极向上的教育环境，为个体保持良好的神经认知状态奠定良好的知识基础。认知并非仅仅是始于传入神经的刺激作用，结束于中枢提供给外导神经的信息指令。[②] 即认知并非仅仅是个体神经

① 叶浩生：《具身认知：认知心理学的新取向》，《心理科学进展》2010 年第 18 卷第 5 期。

② 同上。

感知生命事件与事物等刺激后就直接简单形成的，从个体感知刺激到最后的认知形成，其间还历经了刺激的传导、刺激的评价与判断以及与其他刺激等信息综合加工整合等过程，个体的认知是各种信息加工整合的结果。另外，个体对信息的加工整合还需要一定的认知资源储备。认知理论认为每一个个体都拥有一个容量有限的加工资源库，该资源库是个体在生命历程中通过学习、记忆等积累储存而建构起来，当个体进行认知任务时可从中提取相关资源。因此，通过学习而获得的知识理论，是个体正确感知、评价和判断外部刺激、形成认知的重要依据，是“刺激—认知”间重要的沟通介质，且知识本身在个体生命历程中显现的累积印记，将作为储存在人体中的内部资源，在认知加工过程中起着准备性作用。心理学领域中废用理论所主张的个体能力的“用进废退”观点，一定程度上证实了以受教育为手段来促进脑力活动、持续性刺激脑神经元对个体在老年期延缓认知退化具有正向作用。①

四是成年期—中年期。这个阶段是个体认知的发展时期，也是个体社会生命历程中所需扮演社会角色相对比较集中的时点，更是社会个体需要付出很多精力经营的时期。如果以家庭生命周期的角度透视，核心家庭生命周期分为“家庭形成期—家庭扩展期—家庭扩展完成期—家庭收缩期—家庭空巢期—家庭消亡期”六个阶段。② “成年期—中年期”阶段至少将占据三分之二的家庭生命周期，社会个体将至少扮演儿子/女儿、丈夫/妻子、父亲/母亲以及加上家庭外的社会工作者等多重社会角色，经历“角色建构—角色转变—角色失去”的整个过程，而消极的角色转变及角色失去是影响老年期健康状况的重要因素。因此，在“成年期—中年期”阶段，应以积极心态认同社会赋予个体的各种角色，接受社会赋予个体身份的意义，进而积极应对角色转变或角色失去，为社会个体在可预期高发的负面生命事件的老年期奠定良好的心理承受基础，从而积极调节老年期因社会角色中断所引发的消极情绪。在社会环

① 高云鹏、胡军生、肖健：《老年心理学》，北京大学出版社 2013 年版，第 21、116—117 页。

② 邬沧萍：《社会老年学》，中国人民大学出版社 1999 年版，第 111 页。

境难以改变而社会角色失去事实无可逆转的情况下，提高积极的应对能力，可以缓解老年这一脆弱人群的心理应激，有助于预防或者延缓个体的认知退化。

五是老年期。这个阶段是个体认知退化的高风险时期，也是认知退化预防的关键时点。步入老年期的社会个体随着年龄的增长，依赖于人体生理机能的神经认知也会伴随着生理功能的老化衰退以及可预期高发的负面生命事件刺激，出现一定的神经认知退化损失。而且，因老年期生理功能衰退引起的被迫依赖、被迫隔离、社会角色被迫转换以及社会资本的被迫削减，使得老年社会个体与社会脱轨，对社会的急速发展与新兴事物产生认知、理解上的偏差。自我认知与社会认知之间存在的认知差距及冲突，使得老年个体难以迅速认识接受新事物，降低社会适应性，进而不利于保持良好的情绪情感状况，影响到老年人的精神健康，甚至出现严重的社会越轨行为。生命历程中所累积的认知只能在社会个体老年期的认知形成与认知退化中，起到初级的基础性和保护性作用。因此，社会个体在老年期认知退化预防，除了依靠过往生命历程中的累积资本，还要引入以“自律”与“他律”的新行动，以巩固社会个体在晚年高风险时期的认知退化预防。

老年期属于社会个体生命周期的最后阶段，生理功能的退行性变化趋势和具身认知理论中认知形成条件的要求，决定了社会个体在老年期的退化预防首先要保证社会个体拥有良好的感知承载体。因此，构建一套健康有效的包括健康饮食、规律锻炼、积极心态等在内的适合老年人生活方式的自我支持体系，能对老年人的认知退化预防提供有力的内在保障。其次，依据社会心理学中老年人活动理论的观点，老年人可在能力允许的情况下适当地参与社会活动，加强社会交往，通过新的角色与互动，一定程度上可以中和老年人社会角色中断的负向刺激和持续提供新的正向刺激，弱化社会隔离，深化老年人的支持网络，从而降低老年人认知退化的风险。当然，除了老年人认知退化自我预防外，辅以社会扶助预防也是很有必要的。比如，对社会新事物的即时解析，建立专业的心理疾病监测系统以及专业的心理疾病预防教育导引等社会支持，都能预防认知退化。最后，认知退化的一级预防体系要做好认知退化的及时识别预防工作。社会护航模型理论认为，老年人与其社会网络成员的关系变迁贯穿于整个生命历程，其中与老年人联系最为紧密的家庭成员是老年人的主要护航者。[①] 因此，可以通过对老年人自己及其社会网络的最内圆构成者进行专业的心理疾病监测、预防和宣传教育，发挥作为社会网络核心点及核心网络的家庭的识别作用，及时发现老年认知退化与差异。

（二）认知退化二级预防体系

认知退化二级预防就是针对已经出现认知退化预警信号的老年高危人群，为降低神经认知继续退化的风险，以专业手段对其采取针对性措施进行介入干预。由于患抑郁症和痴呆风险在人们面临认知缺陷后会大大增加，在可能将要或者已经开始经历认知缺陷初期就进行认知退化的二级预防，是保证老年人精神健康的重要前提条件。认知退化二级预防的重要内容是及时向已被监测识别出的老年认知退化高危人群提供充足的资源和有效的预防举措。类似于医学上临床前期预防的原理，认知退化二级预防就是要做到“早发现、早诊断、早治疗”。

“早发现”是“早诊断、早治疗”的基本前提，是认知退化二级预防顺利进行的先决条件。“早发现”在认知退化的二级预防中，主要体现在老年认知退化高危人群的监测识别工作上，即动用现有资源实时监测老年人群体认知退化的风险状态，深入排查老年群体健康状况，根据实时监测到的认知退化征兆等信息，多方面多层次评估与判断认知退化的可能性及发展态势，从而识别锁定老年群体中认知退化的高危人群，在高危人群可能将要或者已经开始经历认知缺陷初期，及时发出预警信号，并采取相应的措施进行预防，降低神经认知继续退化的风险。

“早诊断”是能否“早治疗”的关键环节，是认知退化二级预防顺利进行的重要条件。“早诊断”在认知退化的二级预防中主要体现在对已监测识别出的老年认知退化高危人群进行科学诊断并予以确定，即采用先进科学的诊断手段对监测识别环节中已锁定的老年群体中认知退化

① 张文娟、刘瑞平：《中国老年人社会隔离的影响因素分析》，《人口研究》2016 年第 5 期。

的高危人群进行科学的诊断筛查，以确诊已出现症候前期的认知退化高危人群，为“早治疗”环节提供依据并及时抢占治疗先机。

“早治疗”是认知退化二级预防的最后一个环节，其实现与否直接影响着认知退化二级预防行动的成败，是认知退化二级预防顺利进行的根本条件。“早治疗”在认知退化二级预防中主要体现在对已诊断筛查出的确定已出现症候前期的认知退化高危人群进行科学治疗，即采用先进科学的治疗与康复手段对诊断筛查环节中已确定的认知退化高危老年人群进行科学治疗，以达到延缓认知退化的目的。

当然，整个认知退化二级预防行动的成功离不开相应的资源保障。组建专业的监测、医护、专家等认知退化预防队伍，能为老年人认知退化预防提供专业充分的人力支持和科学有效的智力支撑，同时建立认知退化预防联动机制，能为老年人认知退化预防提供充足的资金支持和设施支持。

二　情绪调控管理体系

情绪是个体基于评价与判断个体与环境互动所感知的刺激而形成个体概念认知基础上的主观体验与外化表现，是个体精神健康的重要组成部分，贯穿个体生命起点直至终点的整个生命历程。根据情绪维度理论中二维理论的情绪效价维度对情绪效价的正负划分①，以及不同情绪所发挥的不同作用，情绪体验有积极情绪与消极情绪之分，而消极的情绪体验是破坏个体精神健康的重要影响因素之一。个体扮演的社会性角色以及经历的生命序列事件，都是重要的生命体验。这些源于家庭、工作、生活、社会、文化等方面的各种刺激，以及刺激所带来变化基础上的生命事件，都会对个体生活产生或大或小的影响②，诱发个体产生各种各样的情绪体验，其中有积极的情绪体验，当然也不乏消极的情绪体验。可见，消极的情绪体验并非某些个体或群体所

① 郭德俊：《情绪心理学》，开明出版社 2012 年版，第 6—7 页。

② 唐海波、周敏：《大学生生活事件、认知情绪调节与心理弹性的关系》，《中国健康心理学杂志》2014 年第 22 卷第 3 期。

独有的情绪体验每个个体在其生命历程总会碰到一些可诱发消极情绪的情境与事件。这些情境与事件是个体产生消极情绪体验进而影响个体精神健康的主要应激源。同时，主要应激源可引发次要应激源的增值特性[①]以及应激连锁反应，成为个体陷入精神健康贫困的“促进动力”。尽管如此，某些消极情境具有可规避性，通过情绪调控管理来降低消极情绪体验的破坏性影响，进而提升个体情绪适应性，促进个体精神健康。

个体生命周期的发展定律决定了步入老年期后人体生理机能的退行性变化以及可预期负面生命事件高发的可能性，而空巢、患病、失独、丧偶等对个体而言带有绝对负面因子的生命体验，往往会加重个体的心理应激，引发衰老感、空虚感、孤独感、焦虑感、抑郁感、自卑感等交织的不良情绪体验。塞利格曼的习得性无助理论曾指出，抑郁是个体在习得自身不能掌控的情境下产生无助的最终结果。[②] 因此，老年人在面临空巢、患病、失独、丧偶甚至是临终等无可避免抑或是难以控制的情境时，往往会陷入“习得性无助”，进而产生消极的情绪体验，甚至在长期的消极情绪体验中陷入抑郁。可见，不良的情绪体验是降低生活满意度、罹患抑郁症等疾病的起源。同时，情绪的移情效应还会扩大不良情绪体验影响的连锁效应。如若个体不进行情绪的良性调控管理，长此以往处在情绪失调状态中，就会影响到老年人的精神健康，甚至出现严重的社会越轨行为。

情绪调控管理是为了实现个体的健康目标，根据对情绪产生机理及影响因素的科学系统分析，采取相应的调节手段，对个体情绪发生、体验与相关行为表达等施加导向性影响，以调节个体在特定情境下的情绪心理体验、行为表达、影响的持续时间等，达到个体情绪体验适应生活情境、个体情绪行为表达合理可控、促进个体协调发展的过程。个体在其整个生命周期前期情绪的适应状态以及积攒下的情绪调节能力及经验，是个体在生命周期末期依旧维持良好情绪适应状态的重要前提条件。情绪是一种不断被个体所唤起和体验的状态，并没有固定的公式照

① 高云鹏、胡军生、肖健：《老年心理学》，北京大学出版社 2013 年版，第 25 页。

② 孟昭兰：《情绪心理学》，北京大学出版社 2005 年版，第 311 页。

般的规律活动周期，而是处于一种不断与外界互动、不断被激发和体验的状态。基于个体全生命周期准备的情绪调控管理，是个体保持情绪最佳适应状态的重要保证。情绪调控管理体系旨在通过调控认知进而调整管理个体情绪，最终实现老有所乐的目标。它可分为情绪内部调控管理体系和情绪外部调控管理体系。

（一）情绪内部调控管理体系

情绪内部调控管理是基于实现个体情绪内部最优适应状态的目标，采用相应的调节手段与调节策略，对来源于个体内部的情绪形成因子施加导向性影响，以适应外界情境和满足健康需求的过程。在情绪心理学领域中，众多的情绪研究理论都认为情绪的形成离不开生理唤醒、认知体验、情绪表达三个主要因素。因此，依据情绪构成的基本成分，良好的情绪内部调控管理应当从主要的生理调节、认知体验调节、情绪表达调节入手，基于个体全生命周期准备的调节主线，共同为追求个体情绪内部最优适应状态提供准备基础，进而为实现个体情绪的最优适应状态提供前提条件，进而保障个体精神健康。

1. 生理调节

生理调节是情绪内部调控管理体系的重要组成部分。无论是以詹姆斯、兰格等为代表的早期情绪理论，还是以达菲、林斯里等为代表的情绪激活理论，以及阿诺德、沙赫特、曼德勒、拉扎勒斯为代表的情绪认知理论，尽管其研究的切入点及结论各异，但几乎所有的情绪理论都不约而同、不同程度地证实了情绪与生理间存在着密切的联系，以及生理机能在情绪发生发展中所发挥的重要作用。情绪与生理间虽然存在着密切联系，但情绪不能简单被认为是个体生理反应的一种表达。例如，对于生命周期初期的新生婴儿群体而言，情绪有时只是其在前语言阶段为适应生存而从先天遗传得到的重要心理工具[①]；对于生命周期末期的失语老人群体而言，情绪有时也只是其在被迫丧失语言阶段为适应生存而重拾的一种方式；还有因先天遗传或是后天不可控因素导致的除情绪表达外其他表达能力被尽数剥夺者（如中风群体等）。这些都说明情绪并

① 孟昭兰：《情绪心理学》，北京大学出版社2005年版，第9页。

非全是身体生理不适时的一种情绪表达。总体而言，情绪与生理、精神健康间相互影响的关系，为个体通过生理调节进而调控情绪和最终保障精神健康提供了理论依据和现实支撑。

生理调节是个体保持良好的生理适应状态、获得积极情绪的保证条件。每个个体对自身的健康情况都有一定的感知，健康知觉就是个体对自身健康的一种主观判断。有研究表明，个体的健康知觉与个体健康之间相互联系且相互作用。[①] 因此，良好的生理适应状态是个体产生积极的健康知觉的来源与依据，积极的健康知觉又会促进个体的生理适应与心理适应，形成情绪的良性调控，进而正向诱导促进个体的精神健康。可见，个体内部所调控管理的良好情绪适应状态目标的实现，一定程度上得益于生理系统的调节能力。生理系统的调节能力可确保机体在环境适应过程中保持其功能的正常运作[②]，为实现良好的情绪适应奠定前提条件。生理系统的调节能力取决于个体全生命周期的健康资本积累，个体健康资本的初始存量直接关系着后续健康资本增量的发展。生命伊始，应当通过科学合理的幼保体系等提升新生儿的生命质量，在个体全生命周期初期奠定良好的生理调节起点。在个体全生命周期的中期阶段，已经带有自我意识的个体应当建立起贯穿于生命历程的健康生活方式，为实现个体最佳的生理适应状态进行持续性的生理调节和健康的介入性干预。基于前期健康资本的储备，在老年期更加注重个体健康资本的增强与维护，提高特定情境下生理调节的能力，增强情绪生理系统间的协调性，从而维持和促进情绪的适应性，使个体情绪无论是在积极或是消极的情绪唤醒情境下，都能保持在个体生理、心理可以承受的合理范围之内，为进一步进行调控恢复提供可能性。

2. 认知体验调节

个体在整个生命历程中都会历经各种各样的生命体验，身处形形色色的情境，扮演各式各样的社会角色，面临各种各样的人生选择。这些

---

① 高云鹏、胡军生、肖健：《老年心理学》，北京大学出版社 2013 年版，第 316—318 页。

② 孟昭兰：《情绪心理学》，北京大学出版社 2005 年版，第 208 页。

生命体验、情境、社会角色、人生选择对社会个体而言，存在着群体的趋同性与个体差异性并存的特征。因此，每种生命体验都可以有多种感受，每种情境都可以有多种认识，每种社会角色都可以有多重解读，每种人生选择都可以有多种意义。认知体验调节主要是基于积极目标的导引，通过影响个体在与内外部环境互动中刺激信息的感知与摄取选择，从而新生与特定情境、生理相适应的认识与理解，进而达到调节情绪、促进情绪适应性的目的。认知体验调节旨在通过调控情绪体验的认知，进而调整管理个体情绪，从而促进情绪的适应性，最终保障个体精神健康，实现个体老有所乐。

情绪和认知是相互联系和相互作用的。情绪与认知间的作用机制，大概可以分为两个方面：一方面，情绪是个体基于评价与判断生活中的各种刺激，形成个体概念认知基础上的主观体验与外化表现，个体原有认知概念在对中枢神经系统所接收到的刺激信息进行评价与判断，在形成新认知中激活情绪；另一方面，情绪将通过显露内心偏好，影响对外部刺激的感知及信息的摄取，来驱动、调节、控制个体的认知，以达到与机体相协调的目标。因此，基于主观概念认知的偏差会影响到情绪体验，不良的情绪体验是降低生活满意度、破坏削减情绪适应性、影响个体精神健康状态甚至罹患帕金森病、阿尔兹海默症、抑郁症等精神疾病的重要因素。此外，情绪在人的心理活动中发挥着重要作用。个体生命历程的任一情境都会应激产生一定的情绪反应，产生的情绪反应并非总是积极且与生活情境相适应的，因此，应对情绪予以适当的调节，以使个体情绪在特定情境下保持绝佳的适应状态。近年来，精神健康问题伴随着人口老龄社会的加速发展而日渐突出，但社会对于精神健康问题的认知和理解普遍存在片面化，精神病变后出现的性格古怪、脾气暴躁症状甚至出现社会越轨行为，往往令人们对其产生恐惧、焦虑等系列的应激反应，这在一定程度上加剧了民众对精神健康问题的误解。逃避似乎成为人们在精神疾病“被污名化”现实下的理性选择。因此，认知的偏差加上社会个体普遍的逃避行为，共同助长了老年人群精神健康状况的每况愈下，急需认知体验的调节。

正如前文所述，认知体验调节是基于积极目标的导引而对特定情境下个体的认知体验施加良性调节影响的过程，是通过影响情绪产生过程的认知体验环节进而获取个体情绪最佳适应状态的一种积极有益的情绪调控管理手段。借鉴“情境选择—情境修正—注意分配—认知改变—反应调整”的情绪调节过程模型①，构建基于个体全生命周期准备的认知体验调节。首先，认知体验调节离不开对内部生理环境的知觉，个体积极的健康知觉可诱导良性的认知体验。所以，个体进行全生命周期的健康资本储备是非常必要的。健康资本的有无、多寡会影响个体的健康知觉，影响个体对自身身体情况的认知以及为此做出的反应判断，进而作用于个体的健康。因此，个体在全生命周期初期要准备好良好的生理机体基础，开启健康资本的储备之旅，在全生命周期中期要增强健康资本储备，在全生命周期末期要维持或延缓健康资本存量消减。其次，认知体验调节离不开对认知环境的知觉。基于个体全生命周期精神准备的考虑，个体可以提前准备，规避一些可被规避的预期可能发生的消极情境，对预期可能产生的消极情绪做好事前调控。如若是不可被规避或不可被选择的，也可以基于个体先前生命周期的认知或者注意力的调配做出与生理、心理、环境相适应的良性修正。例如，“个体患病”通常会诱发不良的认知体验与情绪体验，但“个体患病”情境在一定时期内可以依据某种手段规避，即使因为先天遗传或后期生理功能退化等不可控因素使“个体患病”的情境无法被个体直接规避，但也可以通过先前的认知积累，正向导引调整对环境的认知，或通过合理的注意力调配，对情绪产生过程施加良性导向性影响，从而降低不良情绪体验诱发的可能性，或者至少提高对不良情绪体验的反应调整能力。由于生命剩余时间知觉充足的年轻人比较关注获得信息，而生命剩余时间知觉不足的老年人较为关注情绪目标，对于与情绪有关的信息会分配更多的资源，而且偏好于对积极信息刺激的感知。② 所以，在个体生命周期的初期、中期要不断地通过信息的收集，积攒认知资源，为后续刺激信息的评价判断等认知加工奠定基础。个体生命周期的末期应当借助社会情绪选择的偏好性特点，对消极情境重新进行乐观评估，通过影响个体对情境的认知建构进而调控管理情绪，以达到促进情绪适应性和维持情绪最

① 孟昭兰：《情绪心理学》，北京大学出版社 2005 年版，第 209—211 页。

② 高云鹏、胡军生、肖健：《老年心理学》，北京大学出版社 2013 年版，第 156—157 页。

佳适应状态的目的。

3. 情绪表达调节

情绪表达是个体基于情境刺激反应的一种外显性表达，但它与个体并非总处于一种相互适应的状态。一些过强的情绪表达如果不加以调节，就会超出个体可承受、可调节恢复的区间，进而影响个体的精神健康。例如，丧亲对个体而言是一种极具毁灭性打击的消极生命体验，往往诱发丧亲者强烈悲痛且持续的消极情绪，如果不进行一些积极调节，就会陷入情绪失调，从而对个体的精神健康产生严重的消极影响。情绪表达调节是基于积极目标的导引，对情绪激发后的情绪表达强度、持续时间等施加良性影响，以保证情绪表达始终在个体可承受、可调节恢复范围内的调控过程，是降低情绪风险和保障精神健康的一种手段。"表达抑制"就是情绪心理学领域提出的一种情绪调节策略①，在适当情境下适当应用"表达抑制"的情绪调节策略，不仅可以促进个体情绪适应性，维持个体最佳情绪适应状态，还可以在一定程度上抑制消极情绪在个体间的互相感染，降低其他社会个体的情绪风险。如果长期不合理地抑制不良情绪的表达，不仅不益于积极的情绪调控管理，甚至还会使个体陷入抑郁，对个体健康产生负面作用。

基于个体全生命周期准备的考虑，借鉴"事前控制—事中控制—事后控制"的一般思路，情绪表达调节可以依此实现情绪调控管理的积极目标。首先，基于尽可能回避个体全生命周期中无必要存在的消极情境或事件的考虑，做好全生命周期健康资本、心态资本、人际资本、调节能力的准备，切掉不良情绪体验源头，降低不良情绪表达频率。其次，当不可避免的消极情境出现及已经诱发不良的情绪体验时，基于个体前期生命周期健康资本、心态资本、人际资本、认知资源的准备，可以通过对消极情境的积极评估、消极情绪表达的抑制等，调节削弱消极刺激的初始反应，降低不良情绪表达的强度，缩短不良情绪持续的时间。最后，在情绪表达的后阶段，做好消极刺激初始反应后的监督，防止个体长期陷入不良的情绪体验状态。

① 孟昭兰：《情绪心理学》，北京大学出版社2005年版，第211—212页。

（二）情绪外部调控管理体系

情绪的外部调控管理是基于实现个体情绪外部最优适应状态的目标，采用相应的调节手段与调节策略，对影响情绪产生的个体外部环境施加良性导向影响的过程。“情绪的环境理论”所强调的环境对情绪的作用①，可以为构建情绪外部调控管理体系提供依据。情绪是一个生理、心理、社会诸因素相互作用的动态过程②，因此影响情绪产生的个体外部环境并非单一的，其涉及社会的方方面面。情绪的外部调控管理主要是对外部情绪支持环境的改善，主要包括家庭支持环境和社会支持环境。

家庭是个体经常活动的领域场所，也是个体最常感知刺激信息从而诱发情绪的主要环境。家庭的支持环境对于情绪的调控管理，有着重要作用。社会护航模型理论非常强调与个体联系最为紧密的家庭的作用，认为家庭是个体的主要护航者。③ 有研究表明，父母情绪调节能力是孩子情绪调节能力和同伴交往能力发展的重要预示器。④ 情绪在个体间是极具感染性的，积极的情绪氛围会激发个体积极的情绪体验。基于全生命周期准备的考虑，良好家庭氛围的营造要从家庭生命周期的起点开始，贯穿“筑巢期—满巢期—离巢期—空巢期”的整个家庭生命周期。只有整个家庭生命周期都能维持良好的家庭氛围，才能使个体的全生命周期处在积极的家庭支持环境中，从而在刺激的源头确定其积极的基调和诱导方向。

除了家庭支持环境外，社会支持环境对于情绪的调控管理也发挥着重要作用。基于全生命周期准备的考虑，首先要为个体提供强有力的制度支持。虽然我国有专门针对精神疾病问题的法律规范，也有配套的医疗保障和公共卫生服务制度，但是缺乏一定的可操作性和相应的可评价性。特别是精神卫生服务制度的不健全与实践运行的难落实，导致老年

---

① 郭德俊：《情绪心理学》，开明出版社 2012 年版，第 67—68 页。

② 孟昭兰：《情绪心理学》，北京大学出版社 2005 年版，第 300 页。

③ 张文娟、刘瑞平：《中国老年人社会隔离的影响因素分析》，《人口研究》2016 年第 5 期。

④ 孟昭兰：《情绪心理学》，北京大学出版社 2005 年版，第 214 页。

群体缺乏制度“安全感”，缺乏情绪管理的方法途径。个体若长期处在怕生病、怕看病、怕治病的精神紧张状态，将进一步导致老年期精神健康水平下降。因此，需要完善精神卫生服务的制度设计与实践运行，使个体在全生命周期内的不良情绪体验“求助有门”，以制度保障老年人情绪调控管理的规范化、及时性与针对性，并让制度为老年人提供情绪体验可感知的“安全感”，从而保障老年人精神健康。其次，为个体提供浓厚的文化支持。基于孝老、敬老、爱老传统文化的影响，个体从小就要树立起尊老爱幼的道德价值观，随着个体生命历程的推动逐渐内化成自觉的行动。个体或多或少会受到移情效应的影响，对于老年人经历的事件及产生的情绪是带有一定认同感的，常常代入自己，将老年人当成未来自己的一面镜子，做到从“老吾老，以及人之老”到“老吾老，以及人知老”。因此，尊老爱幼道德价值观的导引，以及感同身受的移情效应，是个体适老、家庭孝老、社区助老、社会敬老、政府安老、市场享老[①]的重要依据，也是能够发挥合力共同促进和维持老年人情绪最佳适应状态的重要保证。最后，积极情绪的外部调控管理离不开人际关系的处理。人际关系一定程度上是个体情绪调节能力的外化表现。拥有良好的情绪调节能力，是个体维持和发展良好人际关系的前提。情绪调节能力较好的人，能够有意识地控制个体本身的不良情绪，为个体间情感交流营造和谐环境。而且，个体良好的人际关系又可以强化个体情绪调节能力，在此情况下，可诱发积极的情绪。

三　意志激励改善体系

普通心理学一般将意志定义为个体基于一定动机而自觉地确立目的，并根据目的调节和支配行为，通过克服困难去实现预定目的的心理过程。可见，意志是精神的目标动力，是个体基于主观概念与体验的目标导向，在维持个体良好精神状态、保障个体精神健康中是不可或缺的助力因子。意志并非个体生来就有的，而是产生于其生命历程中并在不

① “个体适老、家庭孝老、社区助老、社会敬老、政府安老、市场享老”的“六老思想”，参见翟绍果《构建多元的养老服务体系》，《中国劳动保障报》2014年7月4日第A3版。

断与外界互动中逐渐累积锤炼而来的。个体在其生命历程中都会经历形形色色的生命体验，有些是幸福经历而有些却是人生苦难，带有人生苦难印记的生命体验并非某些个体或群体所独有的，存在着类型、时序、强度上的个体差异。一般而言，个体对于挫折、困难的生命体验刺激的应对力不足，往往是个体陷入精神健康贫困的诱发因素之一。个体的应对力有赖于意志的支持，坚强的意志是个体成功应对挫折困难的心理保证。意志存在着积极与消极之分，积极的意志能使个体基于良性动机而自觉确立起积极的目标导向，并引导个体为实现预定的积极目标注入促进动力；而消极的意志不仅不会自觉推动有益于目标实现的活动，或抑制阻碍目标实现的活动，某种程度上还会使个体陷入更难局面。总之，意志是个体人生轨迹的导引，能为人生提供目标导向，引导个体追求良好的生活状态，是保障个体精神健康的重要心理保证。

普通心理学认为意志与认知、情绪间存在紧密的逻辑关系，这种相互作用、相互联系正是构建意志激励改善体系的来源与凭据。认知是个体对客观事物的主观概念和基本认识，情绪是个体基于主观概念的评价与判断基础上的主观体验与外化表现，而意志则是基于主观概念与体验的目标导向。可见，意志与认知、情绪间是相互联系、相互作用、相互影响的。首先，意志与认知的关系。自个体有知觉开始，几乎整个生命历程都在与外界互动，不断地进行自我认知的建构。认知是意志形成发展的基础前提，意志形成发展也能引导个体认知。其次，意志与情绪的关系。个体的情绪能为意志提供动力，意志也能为个体情绪提供一定的调节与控制作用。最后，认知与情绪的关系。认知是诱发个体情绪的前提条件，而情绪本身带有的偏好特性又会影响个体的认知。总之，意志与认知、情绪等心理过程存在着的紧密联系，既证明了意志在个体生命历程中存在的必要性，也为个体通过发挥意志的激励作用来改善精神状态提供了可能性与科学性。

意志激励改善是个体自觉地确立积极的健康目标，发挥意志的功能作用，促使个体有意识地调节个体的生理、心理体验，有意识地支配一系列保持个体健康的行为，努力克服一系列相关的困难与挫折，最终实现个体精神健康目标的过程。意志激励是一种已经被证实了的能够改善个体精神状态的手段。有研究表明，放松训练联合意志激励能够改善老年 CHD 介入治疗患者围术期焦虑、抑郁等负面情绪，缓解其心理应激水平，有效提高睡眠质量与生活满意度。[①] 因此，意志激励改善应用于老年人精神保障领域具有其必要性与可行性。首先，意志激励改善应用于保障老年人精神健康是非常有必要的。个体的整个生命历程都在扮演各种社会角色和经历各种社会事件，老年期是生命历程的最终阶段，是生命历程中各种事件累积效应的集大成阶段。[②] 一般而言，生命历程优势累积效应强于劣势累积效应的个体往往能保持良好的精神状态，优势累积效应与劣势累积效应持衡的个体往往能维持基本的精神状态，优势累积效应弱于劣势累积效应的个体往往会陷入不佳的精神状态。因此，意志激励改善是保障老年人精神健康的重要手段，基于个体全生命周期准备的意志激励改善是老年人精神健康的重要保证。其次，意志激励改善同时也具有可行性。意志并非与生俱来的，而是个体后天发展的产物，同时意志与认知、情绪等心理过程存在着紧密的相互关系，为个体通过发挥意志激励作用来改善精神状态提供了可实现性。通过意志激励改善的介入性干预，增强个体保障精神健康的信心，消除对精神健康的过度担忧与心理障碍，强化保障个体精神健康的意志，最终实现保障个体精神健康的目标。依据意志行动的心理过程，精神健康保障中的意志激励改善体系分为意志激励改善准备体系和意志激励改善执行体系。

（一）意志激励改善准备体系

意志激励改善准备是在权衡保障精神健康动机的基础上，自觉地确立起积极的精神健康目标，选择相应的策略与措施，以发挥意志的激励改善作用，进而实现保障精神健康目标的过程。意志激励改善准备体系基于个体全生命周期准备的主线，共同为发挥最佳的意志激励改善作用提供准备基础，进而为维持和保障个体最佳精神状态提供前提条件。

需要是个体所有意识行动的动力源，是意志激励改善的前提条件。

---

① 俸永红、蒙漫史、李大严：《放松训练联合意志激励对老年冠心病介入治疗患者围术期心理应激的影响》，《中国老年学》2016 年第 36 卷第 3 期。

② 张建国、山崎秀夫、阪部创一：《老年体质的异质性及生命历程中累积的影响》，《体育与科学》2012 年第 33 卷第 2 期。

如若个体的生命历程里已经不存在需要满足的行动目标，那么个体也就失去了意志激励改善努力的动力与方向。根据劳拉·卡斯滕森的社会情绪选择理论，时间知觉是人类动机的组成部分，会影响个体社会目标的选择与追求。[①] 个体生命历程中几乎所有的行动目标都是为了满足一定的需要而存在的，只是不同个体在生命历程不同时点的需要与动机不同，从而使其目标优先权存在着个体与时点间的差异。尽管有时个体与时点间的差异往往使得事态更加纷繁复杂，但同时也存在着群体的趋同性（例如代群效应），从而变得有迹可循，为个体全生命周期的准备提供了可实现的空间。以亚伯拉罕·马斯洛的需要层次理论中所强调的人的生理需求、安全需求、归属与爱的需求、尊重需求和自我实现需求五大需求为例，个体在生命周期内不同时点对于需求的优先排序是不同的，但同一代群间又体现着排序上的相似性。以劳拉·卡斯滕森的社会情绪选择理论中所划分的获得信息与情绪管理两类社会目标为例，发现也存在着与上述类似的规律，年轻个体更倾向于获得信息社会目标的优先性，而老年个体更倾向于情绪管理社会目标的优先性。[②] 需要与目标是个体前进的动力与方向，失去了目标也就意味着失去前进的动力与方向，严重的甚至还会对个体产生难以估量的负向影响。处在生命周期末端的老年群体往往因为缺乏应有的目标导向，造成意志的消退与薄弱，从而影响自身的精神健康状态。因此，在意志激励改善准备体系中，首先要树立起全生命周期的健康保障目标，基于目标的引导动员个体为健康付诸全生命周期的意志努力，这是全生命周期优势累积效应的客观要求。

美利坚大学的国家健康中心曾提出与健康三维观相类似的包括身体健康、情绪健康、智力健康、精神健康、社交健康在内的健康五要素的健康定义，需要充分认识到健康五要素之间的相互联系和相互作用，协调好五大健康的发展，才能共同为保障精神健康的目标助力。基于个体全生命周期的健康保障目标，在生命周期初期要树立起贯穿整个生命过程的身体健康目标；在生命周期中期，由于处在最佳优势累积黄金阶

① 高云鹏、胡军生、肖健：《老年心理学》，北京大学出版社 2013 年版，第 156 页。

② 同上书，第 157 页。

段，要树立起贯穿整个生命过程的情绪健康、智力健康、精神健康、社会健康的目标，为后续的健康资本储备；在生命周期末期，由于对老龄化本身存在的固有偏见，认为健康衰退是老龄的应有之义，所以老年期更要注重健康保障。通过对老年人自身潜力的挖掘与生命目标的引导，从而激发意志力，使得老年人能够积极应对老年生活，保持努力的目标与动力，实现从“老有所乐”到“老有所为”。

目标意志作为深层次的生活驱动力，其依赖于基本需求的满足，需求的满足是意志努力的基础前提。老年人需求与生命周期其他阶段需求一样，都具有多样化和层次性，但是目前由于家庭规模的小型化与城市化进程，使得子女与老年人分离。养老机构与社会志愿组织的专业化水平多数仅限于生活需求的满足，难以达到个体多样性需求满足的要求。因此，需要为老年人精神保障提供专业化的服务供给，辅之以老年人群体间的相互交流，在老年进程中不断培育社会资本，满足社交、娱乐等多样化需求；同时，还可以挖掘老年人自身优势和兴趣爱好，重新发掘自身价值，唤醒生活的目标与意志驱动力。意志是个体精神健康的支柱，除了确立积极精神健康的目标与动机外，离不开意志力的培养准备。在个体生命周期初期，树立起意志培养的观念，为意志的自觉性培养奠定良好的思想基础；在个体生命周期过程中，积极参加各种实践活动，努力克服种种困难与挫折，把握意志锤炼的机会，为坚强意志力的形成提供前提基础。只有个体培养起坚强的意志力，才能发挥意志的自觉性、果断性、坚毅性和自制力优势，为精神保障目标的实现保驾护航。

（二）意志激励改善执行体系

意志激励改善执行是在意志激励改善准备的基础上，坚持预期确立的精神健康目标与计划，以切实的意志激励落地来不断改善个体精神健康状态，进而实现保障精神健康目标的过程。基于个体全生命周期准备的意志激励改善执行体系，是意志激励改善体系的关键和中心环节，同时是推动个体发挥最佳的意志激励改善作用，进而使精神保障目标落地的基本条件。意志激励改善执行体系要求能将意志激励作用真正落地于精神健康保障上，也就是个体在意志激励使然下能充分调动积极性，进而发挥意志力的作用，推动或约束人的行为选择和维持，使个体的行动倾向于精神健康保障目标的实现。意志力对于个体行为选择、维持的推动或约束来源于“自律”与“他律”，一个是来源于个体自我意志的激励改善，另一个则来源于社会其他积极意志激励改善的移情熏陶。

首先，来源于个体自我意志的激励改善。个体基于全生命周期的健康保障目标，付诸全生命周期的意志努力，离不开积极情绪的支撑与参与，激发和维持精神健康保障动机，以坚强的意志激励推动个体行动倾向于精神健康保障目标实现。其一，个体要对付诸全生命周期的意志努力的前期表现给予相应肯定和支持。个体在为实现健康保障目标而付诸全生命周期的意志努力过程中，总会碰到一些困难与挫折。与此同时，个体在其生命历程中的消极生命体验或是消极的时序选择，还会强化这种消极影响。个体对生命周期前期为保障精神健康所做的意志努力进行自我肯定，能够诱发个体积极的情绪体验，增强个体克服困难、保障精神健康的信心，进而反作用强化个体的意志力。同时，这种意志的激励改善还能让个体感知到自我价值，避免陷入习得性无助，为生命周期后期精神健康保障的意志努力衍生坚持的动力。其二，个体要对付诸全生命周期的意志努力过程中的消极行动或不良行为习惯进行纠正。全生命周期初期就应注重培育能保障精神健康的良好行为习惯，在全生命周期过程中发挥意志的自制力，让个体始终坚持良好的行为习惯，自觉纠正可能影响到精神健康的消极行动或不良行为习惯，强化生命历程的优势累积效应，为个体基于全生命周期的精神健康保障奠定坚实基础。其三，个体要学会克服在实现精神健康保障过程中所碰到的困难与挫折。个体在面对困难与挫折时要注意发挥意志激励改善的作用，不断努力克服生命历程中所遇到的种种困难与挫折。这既是对个体意志的锤炼，也是对个体潜能的挖掘，不断提高意志的调节能力，进而帮助个体激发和维持精神健康保障动机，推动以更加坚强的意志激励来促使个体的行动倾向于精神健康保障目标的实现。

其次，除了个体自我意志的激励改善外，他人的积极意志激励也是缓解个体心理压力、促进精神健康的理性选择。因此，应当让精神健康保障目标得到社会各方支持，以期在精神健康保障的意志努力过程中，发挥社会各方支持的合力作用，共同推动精神健康保障目标的实现。根据社会护航模型，个体与其社会网络成员的关系变迁贯穿于整个生命历程。① 个体是社会化的个体，个体的整个生命历程都在与社会互动，因此，处在社会网络中的个体与社会存在着千丝万缕的联系。首先，要为精神健康保障的意志激励改善提供正确的认知环境。当前人口老龄社会加速发展且日益呈现高龄化趋势，随着个体步入老年，紧随而来的衰老、疾病等生理衰变以及由此引发的被迫依赖，使得社会个体对于老龄化存在着固有的偏见。需要将积极健康老龄化的思想渗透到老年产品与老年服务的设计理念之中，在全社会所有人群中普及积极健康老龄化的理念，树立起全生命周期健康老龄的思想，激励个体产生积极的自我认知。其次，发挥成功实例的积极意志的鼓励作用。有些个体在精神健康保障中产生的逃避行为，除了个体对其认知定位不准外，缺乏信心也是做出应激逃避选择的重要影响因素。因此，在个体为实现健康保障目标而付诸全生命周期的意志努力过程中，适当引入成功实例的积极意志鼓励，对于精神健康的保障很有必要。一方面，能让个体更加正确、深入地认识精神健康；另一方面，又能让个体在这种成功实例的积极意志鼓励的移情熏陶中，对精神健康增添信心。

四　道德导引强化体系

道德是生存于社会中的个体为了约束和规范其行为以保证社会的良性运行而相互约定订立的具有软约束性质的共同生活的行为准则与规范，是对社会整体的一种价值评判，对个体起着精神上的引领作用。个体是社会化的个体，生存于社会的个体带有明显的社会属性。个体与社会间存在着若隐若现的契约关系，就是社会属性的要求与反映。卢梭在其社会契约论中强调，一个理想的社会建立于人与人之间的契约关系。个体长足发展的生命历程一定不是仅依靠个体本身，而是个体与社会共同作用的结果。精神健康动机的激发与维持，是社会要求与个体需要共

① 张文娟、刘瑞平：《中国老年人社会隔离的影响因素分析》，《人口研究》2016 年第 5 期。

同作用的结果。社会道德作为一种社会要求，可以为精神健康保障行动提供方向指引，是精神健康保障行动的外在动力。而个体精神健康保障的需要提供潜在的内在动力，内外在动力相结合共同推动精神健康保障行动的顺利进行。社会敬老、尊老、爱老、孝老是保障个体精神健康的重要前提条件，除了个体自律，还要将敬老、尊老、爱老、孝老上升为社会道德要求，以社会道德自律来促进个体的道德自觉行动，进而推动精神健康保障目标的实现。

道德导引强化是生存于社会的个体通过习得社会准则与社会规范，强化对社会准则与社会规范的认同，以期借助社会道德的引导，促使个体将社会道德要求内化为个体需要与自觉行动，以使个体的行为选择与社会要求相适应并趋向于目标实现的过程。首先，道德导引强化于老年人精神健康保障是非常有必要的。有积极道德导引的个体往往能将精神健康保障内化为自觉行动，同时引导和调控个体行为趋向于精神健康保障目标的实现，而缺乏积极道德导引的个体易在精神健康保障行动中迷失方向，甚至出现与社会要求不相适应的失范行为。当前社会转型背景下，社会发展中一些老年群体的负面事件时有发生，再加上舆论的不规范引导，既导致了社会对老年人产生信任危机，又导致一些老年人产生“倚老卖老、为老不尊”等负面的道德驱动。在社会趋利指挥棒引导下，传统道德观念淡化，社会尊老敬老不足，家庭亲情照顾观念下降等，成为社会常态。依据道德的累积特质和生命历程优势累积效应定律，基于个体全生命周期的道德导引是老年人精神健康的重要保证。其次，道德导引强化于老年人精神健康保障也具有其可行性。道德并非个体与生俱来的，而是经由后天社会化习得而来的。一般而言，个体道德水平的高低取决于个体后天对社会道德规范的习得情况。社会道德规范是通过个体生命历程中不断习得而来的，个体与社会都可以依据现实需要做出与个体需要、社会要求相适应的道德调整选择。道德的可调整性为个体通过道德导引自觉调控行为，使其行为选择维持在与社会要求相适应和与目标相一致的状态提供了可能性。通过道德导引可以将精神健康保障内化为个体自觉行动，同时也可以规范社会个体一些有违精神健康、与社会要求不相适应的行为。因此，精神健康保障中的道德导引强化体系就是通过道德导引强化的介入性干预，促使个体的行为选择趋向于精神健康目标的实现。它可分为道德导引内部强化体系和道德导引外部强化体系。

（一）道德导引内部强化体系

道德导引的内部强化就是基于实现精神健康保障的目标，通过强化内在道德体系结构的道德认知、道德情感、道德意志，以期追求内在道德体系结构的最优状态，从而引导个体的行为选择与社会要求相适应并趋向于目标实现的过程。道德体系结构的各要素间相互作用、相互联系，从道德认知、道德情感、道德意志三大成分的强化入手，基于个体全生命周期准备的调节主线，共同为追求个体内在道德体系结构的最优状态提供准备基础，进而为精神健康保障目标的实现提供重要保证。

1. 道德认知强化

道德认知是个体在与社会互动中对相互约定俗成的共同生活的行为准则与规范的感知、认识与理解。道德认知强化就是在基本道德认知的基础上，进一步提高对习得社会准则与社会规范的理解与把握，强化对社会准则与社会规范的认同，为正确道德行为的理性指引奠定认识基础。当前，社会多元价值观并存的冲突对话，对个体的道德认知提出挑战。社会价值观的急剧更新与多元并存，给个体的道德认知增加了辨识的难度；关于老年负面道德事件发生以及舆论的不规范引导，使得关于老年人道德滑坡的言论甚嚣尘上。个体的道德认知在这种复杂的环境下容易受到误导或者发生扭曲，因此需要强化个体的道德认知。

无论是皮亚杰的道德认知发展理论、科尔伯格的认知发展阶段理论，还是班杜拉的社会学习理论，尽管其研究的切入点及结论各异，但都不约而同或是不同程度地证实了“道德是随着时间的变化而发展”。个体道德认知成长的一般规律与个体全生命周期轨迹具有一定的重合性。中国古语有云“三岁看大，七岁看老”，现在已经被科学研究部分证实，为基于全生命周期准备的道德认知强化提供了依据。基于全生命周期精神健康保障目标和生命历程优势累积效应定律，道德认知强化应当贯穿于个体生命起点到生命终点的整个生命历程。在全生命周期初期，即道德认知的启蒙与黄金建构时期，个体要有意树立、家庭与社会要有意培养敬老、尊老、爱老、孝老的社会道德观念。例如，个体的主动学习，家庭父母的言传身教，学校的教育培养，社会敬老、尊老、爱老、孝老文化的熏陶和制度的规范，都有利于个体从小奠定正确的道德认知基础，为个体后续积极的道德认知建构提供前提条件。在全生命周期中期，即个体敬老、尊老、爱老、孝老比较集中的实践时期，个体应类比思考和树立类似于“时间银行”的概念，认识到现阶段的敬老、尊老、爱老、孝老其实是为自身的老年生活奠定基础。衰老是所有人都将面临的潜在的终生性社会风险，只是个体存在着发生时间上的先后差异。个体可以采用一些手段与策略来降低提前衰老风险以达到延缓衰老的目的，但并不能完全规避掉这一社会风险。促进道德认知发展的生活体验法认为，个体通过参与生活实践，体验这种道德践行，可以促进道德认知内化，进而达到强化道德认知的作用。因此，该时期个体应当实实在在履行好赡养义务，以行动来强化个体的道德认知。在全生命周期末期，个体由于生理上的局限，往往跟不上快速更新的社会价值观等，产生社会隔离。脆弱的道德认知易陷入扭曲，甚至会诱发个体的越轨行为。因此，需要重塑老人的社会信任感，提高全社会对老年人的包容度，加大媒体对传统文化的宣传力度等，从而强化个体的道德认知，提高老年人精神健康水平。

2. 道德情感强化

道德情感是个体在与社会互动中对相互约定俗成的共同生活的行为准则与规范的认知基础上的主观内心体验，是个体对一定道德价值表现出来的稳定的持续性、偏好性情绪，是维系道德行动顺利进行的动力。社会个体只要与社会互动，就会或多或少地习得社会道德要求，但要将其内化为个体内心进而形成个体的自觉行动，还需要道德情感的驱动。个体只有具备了道德情感，才能依靠道德偏好对社会道德行为做出评断，进而自觉调节个体自身的道德行为。道德情感强化就是在基本道德情感的基础上，通过相应的策略与手段，进一步认同和强化道德情感，以期更好地维系道德行动顺利进行。

在精神健康保障领域，如果个体偏好于敬老、尊老、爱老、孝老的社会道德价值观，并形成稳定的道德情感，内化为个体的主动性需要，激发个体敬老、尊老、爱老、孝老的自觉行动。同时，具备了相对稳定道德情感的个体，也会对社会道德行为自觉做出评断，进而自觉调节自身的道德行为，以倾向于精神健康保障目标的实现。基于个体全生命周期精神健康保障目标和生命历程优势累积效应定律，道德情感强化应当贯穿于个体生命起点到生命终点的整个生命历程。目前，已经被研究证实的促进道德情感发展的方法有情感陶冶法、榜样示范法、移情训练法、角色扮演法等。因此，在个体的整个生命历程中，其一，由于道德情感是个体感知于特定的道德情境而诱发的主观情感体验，个人、家庭与社会应合力为社会个体创设积极道德情境。其二，由于积极道德情境能够诱发个体积极的情绪体验，个体在榜样学习中受移情效应的影响，也会感同身受于这种积极的情绪体验，从而自觉践行社会道德价值观，因而应肯定与支持社会上真正践行社会道德价值观的个体及行为，为社会其他个体提供榜样示范。其三，道德情感的升华离不开道德的践行，道德的践行会促进道德情感的升华。

3. 道德意志强化

道德意志是个体在与社会互动中对相互约定俗成的共同生活的行为准则与规范的认知和情感注入基础上，付诸相应的意志努力以趋向于目标实现的过程。道德意志是道德追求的目标动力，同时是个体能否将道德意识落实到道德行为上的关键环节。道德意志强化就是在基本道德意志的基础上，通过相应策略与手段，促使个体在道德意志力下更加充分调动积极性，进而推动精神健康保障目标的实现。

弗洛伊德的精神分析理论、皮亚杰的道德认知发展理论以及班杜拉的社会学习理论等，几乎都是以儿童作为研究对象的，可见儿童期是道德发展的一个特别关键的时期。因此，基于个体全生命周期精神健康保障目标和生命历程优势累积效应定律，道德意志强化应当贯穿于个体的整个生命历程。道德意志并非个体与生俱来的，而是产生于其生命历程中并经由后天锤炼逐渐累积起来的。因此，不断磨炼强化是维持和提高道德意志力的重要保证。个体若想拥有超强的道德意志力，从幼儿期起就应当注意道德意志的培养，然后经由后续磨炼道德强化。需要强调的是，个体在道德意志的培养与强化过程中，要辨别出道德意志的性质，为道德意志的培养强化开启良性开端。只有以此为前提的道德意志强化，才能真正为个体提供正确的目标导向，真正引导和规范个体道德行为，进而为精神健康保障提供助力。所以，在个体全生命周期前期，即道德发展的萌芽和关键塑造时期，个体、家庭、社会应致力于个体的道德教育，同时为个体创设良好的社会伦理氛围；个体在这样的环境下要树立起意志培养的观念，将习得的敬老、尊老、爱老、孝老的社会道德要求，内化为个体的内心需要，在内心需要满足驱动下确立起全生命周期积极的道德目标，以期对精神健康保障行动的顺利进行产生积极影响。在个体全生命周期中后期，即道德发展的维持和强化时期，社会化的个体易受到社会道德价值观冲突的影响。个体要基于道德目标的引导，积极参加各种道德实践活动来锤炼道德意志，增强道德意志的自制力和坚韧力，同时对自身的道德意志努力经常加以鼓励与鞭策，进而达到道德意志强化的目标。

（二）道德导引外部强化体系

道德导引的外部强化是基于实现精神健康保障的目标，通过对外化的道德行为施加影响，从而引导个体的行为选择与社会要求相适应并趋向于目标实现的过程。道德行为是道德认知、道德情感、道德意志的外化表现和最终目的，通过道德导引来规范个体行为，从而推动精神健康保障目标的实现。因此，通对外化的道德行为施加影响以推动目标的实现，而外化的道德行为除了深受内部道德体系结构的影响外，还受到家庭、社会外部环境的约束。因此，需要构建社会伦理环境的支持体系，以外力作用强化规范道德行为，提高老年人精神健康水平。

家庭是个体生命历程中活动的核心领域，家庭成员是个体社会网络中联系最紧密的对象，家庭环境是个体最常感知、接受外部刺激信息的主要情境。费孝通的差序格局理论和西方的社会护航模型理论，非常强调与个体联系最为紧密的家庭的作用，认为家庭是个体的主轴网络和主要护航者。因此，在道德导引的外部强化中，应当关注家庭伦理环境支持的影响。心理学中的移情效应和环境影响的潜移默化为此提供了重要依据。基于全生命周期准备的考虑，本代家庭生命周期起点意味着下代生命历程的起点和上代赡养期的起点，良好的家庭伦理氛围贯穿整个家庭生命周期和个体的整个生命历程。只有整个家庭生命周期都能维持良好的家庭伦理氛围，才能使个体的全生命周期都处在积极的家庭伦理氛围中，让个体从小就深沐于这种积极的家庭伦理氛围，习得而深化敬老、尊老、爱老、孝老的道德要求，树立而深化亲情照顾的观念，从而内化为个体的内在需要，能更有效激发其敬老、尊老、爱老、孝老的道德自觉行动，更加自觉引导和规范道德行为，推动精神健康保障目标的顺利实现。

除了家庭伦理环境支持外，社会伦理支持环境对于引导和规范道德行为也发挥着重要作用。基于全生命周期准备的考虑，首先要为个体提供强有力的制度支持。道德行为的引导和规范离不开一定的制度支持，个体在习得社会道德要求内化为道德行为时，并不能确保道德行为的合理规范，需要一定的制度来给予控制和评价。例如，将子女对老人的赡养上升为法律上的赡养义务，就是道德要求中制度支持的表现。其次，要为个体提供浓厚的文化支持。尊老爱幼道德价值观的导引及感同身受的移情效应，是个体孝老、家庭爱老、社会敬老的重要依据，也是能够发挥合力共同推动精神健康保障目标实现的重要保证。因此，社会要引导个体传承创新弘扬中华优秀传统文化，为个体提供良好的文化伦理支持，促使个体在潜移默化中树立起敬老、尊老、爱老、孝老的道德价值观，并随个体生命历程的推动逐渐内化成自觉行动。

五　行为干预调节体系

行为是个体基于评价与判断其与环境互动所感知的刺激而做出的外化反应，是个体精神的外在表现，也是个体参与社会的最终表现形式。行为干预调节就是个体基于积极目标实现的考量，采取相应的调节手段对所做出的外在行为表达施加影响，以期通过适当的行为调节以引导个体行为与社会要求相适应的过程。行为干预调节是对个体精神健康的一种直接干预手段，是精神健康保障中的一个关键环节，直接关系到个体最终的精神健康状态。精神健康保障的行为干预调节体系旨在通过行为干预调节的介入性干预，来引导规范个体行为，与积极的目标追求相适应，进而达到最终实现保障精神健康的目标。依据 1966 年卡斯尔和科布关于预防性健康行为、疾病行为、病人角色行为的经典分类，并结合事前预防、事中控制、事后治理的一般逻辑主线，将精神健康保障中的行为干预调节体系分为行为调节一级干预体系、行为调节二级干预体系和行为调节三级干预体系。

（一）行为调节一级干预体系

行为调节一级干预是个体尚未出现不良精神状态前，为降低个体陷入不良精神状态的风险，确保个体的精神健康，基于致因分析提前采取相应的调节手段，对其行为施加干预，以达到预防个体精神贫困或至少延缓个体精神贫困发生的目的。行为调节的一级干预是一种早期干预手段，是事前预防的一种表现，是保障个体精神健康的根本前提。

个体精神健康的影响因素及其作用机制是复杂多样的。个体的精神健康状态绝不仅仅是单因素影响下的简单外化表现，而是多因素交汇影响的多重效应。因此，个体要想通过早期的行为干预实现从源头上预防的目的，就要先把握好个体精神健康的影响因素。已经被研究证实的影响老年人精神健康的主要因素涉及生理因素、家庭因素、社会因素等，老年期出现的精神健康问题实质上是个体生命历程劣势累积在生命周期末期的负向外化体现。因此，基于个体全生命周期考虑的行为调节，是基于早期干预预防为目的的行为调节一级干预体系的理性选择。以往的生活经验表明，健康的生活方式是早期干预中既常用又有效的一种方法手段。因此，行为调节一级干预最主要的是对个体整个生命历程的健康生活方式施加干预。健康的生活方式不是个体一蹴而就形成的，而是个体长期坚持健康行为而形成的相对稳定的生活习惯。这种习惯一旦形成便不会轻易发生改变，同时还将对个体的整个生命历程产生难以估量的影响。《汉书・贾谊传》所云的“少成若天性，习惯成自然”，就是对该观点的最好例证。因此，基于全生命周期健康生活方式保持以实现精神健康的考量，个体健康的生活方式要从全生命周期的初期开始培养，然后在生命周期过程中加以维持。在全生命周期初期，社会要有意引导健康的生活理念，家庭要有意营造健康的生活氛围，而个体则要从小树立起健康的生活观念，然后将这种健康的生活观念落实到睡眠、饮食、运动等日常健康行为上。同时，时时注意纠正可能出现的不良日常健康行为，以期为健康生活方式的形成奠定前期基础。在全生命周期中期，由于该阶段是个体社会角色集中扮演、责任与义务集中承担等的黄金时期，该阶段个体往往容易因为事业上的追求等主动打破健康的生活方式。因此，该阶段个体应当本着追求个体、事业、家庭三者相平衡的目的，尽可能维持和促进健康的生活方式。在全生命周期末期，由于老年期个体生理上的局限性、社会角色的转变、人际关系的变迁、家庭社会环境的变化等，往往容易陷入社会隔离的孤寂状态。所以，该阶段的个体要肯定自我价值，坚持日常健康行为，增强社会交往，避免有害环境，以及适当做一些必要保健等，以期通过这些行为调节的早期干预，降低个体陷入不良精神状态的风险，以预防个体精神贫困或至少延缓个体精神贫困发生。

（二）行为调节二级干预体系

行为调节二级干预就是针对已经出现精神障碍预警先兆或已经显现轻微精神障碍症状的精神亚健康人群，为降低精神健康继续恶化的风险，以专业调节手段对其相关行为施加干预，以期通过行为的干预控制来促进精神健康保障目标的实现。行为调节二级干预是行为干预的关键环节，是事中控制的一种表现，是保障个体精神健康的重要条件保证。

要实现行为调节二级干预的事中控制目标，首先要基于全生命周期的考虑，时时透过个体外在的行为表现来判断其精神健康状况，为及时的干预调节奠定前提基础。虽然无论是科学研究还是生活经验，都认为全生命周期的最后一个阶段是个体出现精神健康问题的高风险时期，但精神健康问题有可能出现在个体生命历程中的每一个时点。即使社会大部分个体的精神健康问题只集中在老年期显现，但实质上集中在老年期显现的个体精神健康问题，往往是个体生命历程劣势累积的结果。因此，基于全生命周期考虑，时时通过行为表现对精神健康状况进行监测识别，是能够及时干预调节以促进精神健康的先决条件。但需要注意的是，行为存在外显与内隐之分，因此个体实际精神健康状况不总是会及时通过外显行为表现出来，大多数时候症状会依附于不易被他人直接观察到的内隐行为中，即所谓的“潜伏期”。所以，精神健康状况的监测识别仅靠个人行为干预远远不够，还应当引入家庭等行为干预。当前社会对精神疾病存在固有的偏见，其行为上往往趋于回避。就家庭而言，子女离巢后的家庭空巢是普遍存在的一种现象，个体往往会因为事业上的追求和对新生家庭的照顾，而忽视对老年人的照顾，或更多地以物质照顾来代替精神关怀。因此，对精神健康状况监测识别的迫切需要，要求我们尽可能转变个体及家庭的照顾行为。其次，对于精神状况已被监测识别有异样的个体要及时干预调节，以期通过引导个体明确其健康状况，寻求治疗的行为干预，促进精神健康保障目标的实现。如前所述，绝大部分社会成员对精神疾病存在着一些固有的偏见和恐惧，由此导致的避医行为往往延误治疗契机，是导致病情未得到及时控制进而影响精神健康保障目标实现的一大障碍。因此，实现行为调节二级干预事中控制的目标，个体就要转变避医行为，正视自身可能出现的精神健康问题，然后主动求医并向医生提供真实病史与症状，通过科学的医学诊断明确自身的精神状况，为下一步寻求治疗加以控制奠定前提基础。当个体如若被确诊为精神亚健康时，一方面个体要保持乐观向上的情绪，积极的情绪对其行为有着直接驱动和内在调节作用，而消极的情绪不仅会加剧精神健康状况的恶化，还会驱动精神亚健康个体的社会失范及越轨行为，对社会造成极大的不良影响。另一方面，个体要积极配合医疗护理，及时、主动的行为干预调节是维持良好精神健康状态的重要保障。

（三）行为调节三级干预体系

行为调节三级干预就是基于精神健康保障目标的实现，针对已经患有精神性疾病的人群进行的以恢复为目的的相关行为干预。行为调节三级干预是行为干预的最终环节，是事后治理的一种表现，是对行为调节一级干预、二级干预的重要补充。行为调节三级干预是个体精神健康保障的最后一道防线，对于个体精神健康保障目标的实现，起着举足轻重的作用。

基于精神健康保障目标实现的积极的行为调节三级干预，可以从个人行为、家庭行为、社会行为三大方面入手。首先，个人行为干预。对个人行为施加的行为干预是最直接的干预手段，其行为干预效果最明显。已经陷入精神贫困的个体如若想恢复精神健康，除了要继续坚持健康的生活方式这一稳定的生活习惯外，还要进行积极的认知行为干预。有研究表明，在流浪精神疾病患者的治疗中引入认知行为干预疗法，可以明显改善其心理状态，提高其生活质量。[①] 可见，认知行为干预对个体的精神健康产生着重要影响。积极的认知行为干预，可以提高个体的精神健康水平。因此，个体首先要对自己的精神健康状况有一个准确的认知定位，同时增强对精神健康防治的正确理解，提高在防治中的行为配合。此外，个体还应当加强人际交往行为，积极参加社会活动，以期通过积极的行为干预引导个体行为趋向精神健康保障目标的实现。对于患有严重精神疾病的患者而言，个人行为的积极干预不仅有助于病情控制，一定程度上还降低了个体出现越轨行为的风险，避免对社会产生不良影响。其次，家庭行为干预。家庭几乎是所有个体活动的核心场域，对个体有着至关重要的影响。因此，已经陷入精神贫困的个体如若想恢复精神健康，除了通过个人行为干预，家庭行为干预也是其促进精神健康保障目标实现的不可或缺的重要途径。积极的家庭行为干预方法包括创造良好的家庭环境、提高家庭的护理能力等，它能为精神健康保障目标实现提供良好的家庭支持。最后，社会行为干预。社会可以通过社会政策和舆论导向提高对老年人精神保障的关注，通过完善老年精神保障的相关制度设计为其提供制度保障，加大对老年人精神保障的资源供给为其提供资源支持。

总之，老年期的精神健康需求是心理活动全程的多重效应，老年期的精神健康状况是生命历程优势累积效应与劣势累积效应权衡博弈在生命周期最后阶段的外化结果表现。老年人对自身及周边环境的认知是其看待世界和对事物做出反应的基础。老年人在认知基础上形成的情绪情感会影响到其长期、稳定的意志的形成，以及自身对社会价值的道德评判，由此产生特定的行为方式。因此，在老年人精神健康的干预体系中，不仅要关注老年人外显的行为表现，还需要透过这些外在表现分析影响此类行为的潜在影响因素。基于全生命周期精神准备，构建起包括认知退化预防、情绪调控管理、意志激励改善、道德导引强化、行为干

① 莫扬华、李雪晶、傅春恋等：《认知行为干预对流浪精神疾病患者心理状态的影响》，《中国现代药物应用》2015 年第 9 卷第 1 期。

预调节等体系的老年人精神健康干预体系，是打破以往仅关注老年时点的被动精神健康干预，而立足于个体生命全程构建的一种立体的全生命周期精神健康介入性干预体系。个体依托于全生命周期精神健康介入性干预体系进行的全生命周期的精神健康调适，是个体在老年期依旧维持良好的精神健康状态的保证。

第九章　路径策略：老年人精神保障的合作治理

基于当前人口老龄化日趋加重的现实背景和“健康中国”战略布局下大力推进健康老龄化的时代要求，精神保障作为提升老年群体生命生活质量并进而实现生命养护的重要手段，已成为人口老龄化的战略应对和关键议题。当前由于社会自律规范尚未形成，社会他律制度还不完善，多元主体协同合作的共识和行动也尚未达成，以及缺乏相应的环境、制度、资源、技术和服务等基础保障条件，使得老年精神保障体系建设举步维艰，亟须在老龄化发展过程中重新反思和探究老年人精神保障的路径策略，进而优化老年人精神保障体系。健康老龄化战略下的老年人精神保障路径优化，其实现路径在于个体适老、家庭孝老、社区助老、政府安老、社会敬老、市场享老等层面全方位的协同治理，具体策略在于精神疾病预防与识别、精神障碍救助、精神健康促进、精神卫生服务等层面全链条的共建共享，最终的有效实施依赖于环境、制度、资源、技术和服务等要素的有效整合。

一　实现路径：多主体协同治理

在老年人精神保障服务供给中，单一服务主体占有资源的有限性以及非正式与正式服务主体间形成的优势互补的功能差异，使得多主体协同参与老年人精神保障服务供给即多主体协同治理，成为老年人精神保障的重要实现路径。个体、家庭、社区等主体作为老年人社会资本的重要组成部分，在老年人精神保障中扮演着重要角色，是精神保障治理中不可或缺的治理主体。因此，老年人精神保障的实现路径在于个体适老、家庭孝老、社区助老、政府安老、社会敬老、市场享老等层面全方位的协同治理。①

（一）个体适老

精神健康归根结底是个体情感认知与客观现实之间矛盾冲突的适应性，精神保障体系的构建首先需要从老年人自身出发，推动老年个体对老年生活的适应，即个体适老。个体适老是老年人精神保障全方位协同治理的关键环节，个体的自我帮助是精神健康提升的主要条件，经济与健康需求也主要依靠老年人自身满足。老年人需要增强自身的社会参与意识，加强社会交往，维持与社会的持续互动，进而开拓新型的社会网络与社会资本，重建新的文化和生活方式，以克服因躯体衰退老化引起的被迫互动缺失连锁效应，推动老年个体适应社会的发展。其次，应当鼓励老年个体走出家门参与社会活动，以发挥自身的主体性。老年个体在有余力的情况下亦可适当加入老年人志愿队伍，以发挥自身余热和延续职业精神，新的角色与互动一定程度上可以帮助老年人弱化社会隔离，深化自身的支持网络。最后，老年个体自身要正视自己，正视客观问题，努力调整好自身心态，树立起自我保障意识，让自己活得更独立，更有尊严。

（二）家庭孝老

家庭是中国人生活的核心场域，基于血缘和亲缘关系结成的稳固的家庭共同体提供的孝老支持是精神保障的坚实基础。在传统差序格局下，乡土社会系统内的自组织的养老规范一直引导着人们的赡养行为，因此家庭养老至今依旧是我国当前主要的养老模式。本书在实证部分的研究表明，子女支持对老年人精神健康状况有着最显著的影响。子女的支持强度越大，老年人的精神健康状况越好，并且子女支持体现在满足老年人需求的各个方面。因而，基于老年人需求的多样性以及精神健康影响因素的多维性，子女应当注重老年需求的全方位呵护。首先，子女可以利用网络、电话等工具，加强与父母交流的时间频率，在条件允许

① 翟绍果：《构建多元的养老服务体系》，《中国劳动保障报》2014年7月4日第3版。

情况下，加强与父母联系的空间频率，尽可能避免“心理空巢”的困境。其次，子女还应积极向父母提供信息支持，帮助父母树立良好的心态，鼓励父母走出家门，积极参与社会团体活动，引导父母加入老年团体。最后，在经济与健康需求方面，子女出于伦理责任与代际公正，应当为老年人尤其是遇到急难情况的老年人提供坚实的经济支持；当父母遇到重大疾病时，子女应当及时疏通其心理，实现身心健康良性互动。

（三）社区助老

社区（村落）是中国人生活的基本场域，基于地缘和业缘结成的社区共同体的互助功能是精神保障的网络纽带。在社区（村落）生活结成的社会网络中，互助合作成为共同选择，其在物质、服务和精神等层面发挥着家庭养老无法替代的作用。因此，经由生活习惯、兴趣爱好和价值认同等传导，社区（村落）内部的互助型养老发挥着越来越重要的作用。此外，伴随着工业文明的发展与社会保障制度的完善，文化变迁下人类行为由互惠式的礼物交换到合作，从而达成社会保障的制度秩序，由此在文化超越中养老从家庭保障走向社会保障。① 因此，随着家庭结构的变化以及社会化养老的推进，社区助老将成为家庭孝老的重要补充。本书实证部分的研究表明，朋友邻里支持、社会活动参与等对老年人的精神健康状况有显著的正向影响，更多的朋友、邻里交往与支持，意味着更大程度、更加积极的社会参与、适应与融入，其有助于帮助老年个体保持较好的精神健康状况。同时，社区中所生成的社会网络的互助性更多体现为情感的交流与慰藉，因此应当注重社区互助在推进老年精神保障目标实现中的作用，为老年人营造和提供相互交流与沟通的环境和平台，以期促进彼此的沟通与交流，进而带动老年人积极参与社会生活，改善态度认知，调适情绪情感。

（四）政府安老

政府安老是指通过政府引导与安老托底，以国家制度支持来促进个

① 翟绍果、杨竹莉：《乡土文化变迁与农村养老保障演进思考——以来自关中 C 村的质性研究为例》，《社会保障研究》2014 年第 1 期。

体身心健康的精神保障介入干预。以安老为基本责任的政府所提供的安老工程是精神保障的根基，也是实现弱势群体如失独老人、随迁老人、空巢老人等精神保障的基本要求。在社会化养老保险与老年照护发展逐步完善的当代社会，政府的安老工程与托底作用日益凸显。因此，应当继续完善公共养老金、公共医疗卫生以及公共精神卫生服务的制度设计与实践运行，最大程度地在经济与健康需求方面为老年人提供引导和帮助。政府引导下的多元主体与多重社会力量的共同参与，有助于解放与减轻家庭的照料压力与照料负担，使家庭的养老关注点能够更多用于满足老年个体的情感关怀、心灵慰藉等高层次需求。

（五）社会敬老

基于优良传统美德“老吾老以及人之老”熏陶下的社会尊老、敬老文化，是中国人内心沉淀的最深厚的特质，其深刻地影响着老年群体的情绪体验，维系着精神保障的文化精髓。通过养老院和社区自身观念的转变，老年活动室与老年服务中心等基础设施建设的完善，专业化人员培养的重视等，来满足老年人的娱乐、求知和社交需求。同时，志愿者与社会工作者以其独特性成为重要的补充。利用社会工作者的专业性，建立起个性化的需求管理服务，与老年人进行深入交流以了解其需求，引导相关支持方有针对性地向老年人提供支持与帮助，从而更好地改善老年人尤其是失独老人、随迁老人、空巢老人等特殊老年群体的心理状况，进而促进老年人的精神健康。同时，还可以通过多样化的敬老活动，重塑老年人的认知自信，提高社会对老年人的理解与包容，在全社会营造出浓厚的敬老、爱老风尚，从而为老年人精神保障提供最基础的社会文化支撑。

（六）市场享老

市场享老是指通过市场创设的多元创新环境和提供多元的老年文化服务来丰富老年市场，进而推动老年群体老有所乐目标的实现。具体包括：鼓励市场化养老服务机构的发展，提供更多高水平、高质量的老年服务；发展养老健康产业，满足多样化、多层次的老年人精神文化需求；开发更多的智慧养老技术，提高老年精神保障服务供给的便利性与快捷性；发展多元化的老年保障资金筹集与投资，激活老年保障市场资金的存量。总之，老年精神保障目标的实现依赖于市场提供的各式各样的老年服务，从而满足丰富的老年生活需求，引导老年生活态度和生活目标，实现老年意志引导，是享老的体现，也是精神保障的最终目标。

总之，精神保障体系包括正式与非正式的保障体系。完善老年人精神保障的实现路径，需要通过法律政策、制度体系、资金保障、人才培养、社会志愿等路径来完善正式的保障体系，进而促进非正式保障体系作用的发挥。同时，通过鼓励多主体理性协商、合作治理参与老年人精神保障服务供给，进而实现个体适老、家庭孝老、社区助老、社会敬老、政府安老、市场享老的多元化老年人精神保障服务供给体系，最终达成提高老年人精神健康水平的精神保障目标，实现健康老龄化社会。

二　具体策略：全方位共建共享

2015 年发布的《全国精神卫生工作规划（2015—2020 年）》（国办发〔2015〕44 号）指出了健全完善与经济社会发展水平相适应的精神卫生预防、治疗、康复服务体系，基本满足人民群众的精神卫生服务需求的精神卫生工作总体目标，并相应提出了全面推进严重精神障碍救治救助、逐步开展常见精神障碍防治、积极开展心理健康促进工作、着力提高精神卫生服务能力、逐步完善精神卫生信息系统和大力开展精神卫生宣传教育等具体策略与措施。可见，人们精神卫生服务需求的有效满足，要求精神卫生工作突破传统精神卫生工作的局限性，将服务对象从精神障碍者拓宽至健康、亚健康、精神障碍者等不同健康状况的人群，将服务内容从精神障碍者的救助拓宽至健康人群的预防、亚健康人群的识别、精神障碍者的救助等，将服务范围从治疗拓宽至集预防、治疗、康复等不同阶段于一体的全程服务，等等。因此，结合老年人精神健康的现状因素、作用机制、海外实践与干预体系，老年人精神保障的具体策略需要包括精神疾病预防与识别、精神障碍救助、精神健康促进与精神健康素养提升、精神卫生服务等层面的全方位、全链条的共建共享。

（一）精神疾病预防与识别

精神疾病预防与识别是立足于事前控制，旨在降低神经认知退化风险，以预防或至少延缓认知退化发生的一项变被动应对为主动干预的早期干预举措。老年人精神疾病的预防与识别主要依托于多途径的老年人精神健康筛查，最大程度地确保应查尽查，不遗漏任何一个老年人。

首先，加强相关的精神卫生公共服务，开展健康指导和风险筛查。基层应担负起老年人定期精神健康筛查的职责，收集、汇总并上报相关数据分析结果。精神性疾病具有很强的隐匿性，因此这就决定了精神性疾病治疗的滞后性特点。而这种滞后性往往会致使老年精神性疾病患者错失最佳的治疗期，其后期治疗也会给老年精神性疾病患者增加无尽的身心痛苦，其额外成本的转嫁也会给家庭造成极高的疾病经济负担。因此，需要依托基层医疗机构对所辖区的老年人进行健康筛查，将干预关口提前，进而实现精神性疾病的早发现、早治疗。由于精神疾病病理的复杂性，加之我国的精神疾病医务人员主要分布在医科大学、三甲医院、科研院所、部分疾病预防控制机构，而基层的精神健康管理医师等专业人员相对较少的现实情况，要求基层医疗机构在实际工作中要与专科综合医院合作，以获得必要的技术指导，进而保证筛查工作的顺利进行。与此同时，在精神健康筛查的基础上，对于重点人群要定期随访并给予精神健康指导，从而预防精神疾病发生。

其次，各大养老机构要加强老年人心理健康服务，开展焦虑、抑郁等常见精神障碍早期筛查和干预试点，并逐步建立和完善精神障碍患者康复护理服务体系。据此，可以借鉴当前国际上已有的且普遍被大家认可的精神健康评估量表，如测试一般心理健康状况的 SCL－90 症状自评量表、测量幸福感的纽芬兰纪念大学幸福度量表（MUNSH）、测量焦虑症状的焦虑自评量表（SAS）以及测量抑郁症状的抑郁自评量表（SDS）、伯恩斯抑郁症清单（BDC）等，对老年人定期进行简单的精神健康评估。

最后，各级医疗机构应逐步建立起精神健康临床筛查机制，并将其作为一项常规性检查。老年人生理机能老化衰退的过程往往伴随着认知功能的退行性变化，因此老年患者往往是患精神疾病的高发人群。建立精神健康筛查机制将有助于预防和控制精神疾病的发生及发展。建议例行精神健康筛查的对象可以包括：所有年龄大于或等于65岁的老年住院患者，排除慢性疾病终末期患者或者寿命不足3个月的患者；虚弱状态的门诊老年人；患有多种慢性疾病的老年人；依靠社会服务或日常生活需要得到帮助的老年人；长期生活在医院或护理院的老年人等。老年人的精神疾病涉及多种病理、生理机制，因此除了使用特定的评定工具对老年人精神健康进行精准测量外，还需要考虑老年人的既往病史、生活环境与实验室数据等一系列的综合性指标，从而通过多种检查的综合判断，来全面评估患者的精神状况。

（二）精神障碍救助

精神障碍救助是指通过全面临床精神障碍救助与精神健康管理的专业手段，对已经出现精神障碍预警信号的老年高危人群进行的旨在降低精神障碍继续恶化风险的针对性干预治疗。个体的精神健康状况是多因素共同作用的结果，而并非单一因素影响下的简单的外化表现。精神疾病往往伴随着一种或多种疾病的进展而产生，并且通过其他躯体疾病外显出来。因此，对于精神健康的治疗需要全面干预。首先，精神健康治疗过程应实施多学科团队工作模式。由于个体精神健康影响因素和效应的多维性，精神健康问题的解决不仅需要临床精神疾病医务工作者，还需要多学科专业人员的参与，共同组建精神健康支持团队，进行全面的临床精神健康管理。考虑到我国实际的医疗条件和环境，现阶段老年人的精神健康工作开展应由老年病学的医师作为主体，临床药师、物理康复师和护士等为辅助，结合其他老年病相关的多个科室的支持，共同构建完成老年精神健康治疗团队。其次，完善精神健康照护体系，实现对老年精神性疾病患者从医院到家庭的连续照护。完善的照护体系不仅能够提升老年精神性疾病患者的生存质量，而且能够在一定程度上缓解医疗负担。“连续照顾模式”以解决老年精神性疾病患者现存的或潜在的照护问题、满足老年精神性疾病患者需求为目标，以教育、指导与咨询、个案管理、治疗、监测为干预方向，通过对老年精神性疾病患者的认知、行为和状态的动态评价，来反映老年精神性疾病患者的精神健康恢复成效，从而进行精准干预。

（三）精神健康促进

精神健康促进是与精神障碍救助相对应的旨在改进和提升精神健康问题应对能力进而保障个体精神健康的介入性干预，具体包括两方面内容：一方面指精神障碍治疗后的康复服务，着眼于精神健康干预的全链条全程化；另一方面则关注于提升全民的精神健康素养，实现对老年人的精神健康促进。首先，精神健康治疗过程应坚持全周期全链条干预。精神健康的治疗周期应包括精神健康支持、精神健康教育以及治疗规范制定，即通过临床精神健康支持体系对患者进行综合评估、监控和治疗，维持患者良好的精神状况，确保精神障碍干预治疗的及时性；通过精神健康教育，预防精神健康不良状况的再发生，提升患者对临床精神健康干预治疗的依从性；通过制定相应的治疗工作规范，实现对精神健康全过程干预治疗的科学性。其次，提升全民精神健康素养。当前人们对于精神健康认知具有很大程度的不科学性，而工作压力的增加则容易使人们产生较大的心理压力。老年人在面对老年期消极的社会角色转变或社会角色失去时，常常由于一时难以缓解因社会角色中断所带来的心理应激而陷入精神亚健康状态。因此，需要提高全民对于心理健康、精神健康的认知能力，提升老年人及其照护者对于老年痴呆等老年期精神性疾病的识别能力。最后，应当适时开展公益性心理健康教育活动，向公众提供心理健康公益服务，同时辅助于多元化的精神文化活动，通过多举措来提升全民精神健康素养，促进老年人精神健康。

（四）精神卫生服务

精神卫生服务是指通过完善精神卫生服务机构建设、促进人才优化、完善信息系统以及推进配套的宣传教育等举措来提升精神卫生服务能力，进而对个体精神健康保障实现介入性干预。首先，在机构建设方面，应当重点支持各地提高基层精神卫生服务能力，推动医疗卫生与养老服务机构融合发展，双向扩展社区养老服务机构与基层医疗机构的服务功能和服务内容，完善老年人精神健康治疗—康复—长期护理的服务链。其次，在人才优化方面，应当通过高等院校、养老机构、社区养老服务中心、医疗卫生机构、志愿者和社会工作者等多渠道优化人才供给，提高精神卫生服务者的专业能力。再次，在信息系统方面，应当将精神卫生纳入全民健康保障信息化工程，及时进行精神健康、亚健康与精神障碍者的筛查与跟踪干预。最后，在宣传教育方面，应当大力广泛宣传“精神疾病可防可治，心理问题及早求助，关心不歧视，身心同健康”等精神卫生核心知识，并且针对老年人制定特定的宣传策略，营造正确认识精神卫生、关注精神卫生的氛围。

三　保障条件：多要素资源整合

多主体的协同治理与精神卫生工作全方位共建共享为老年人精神保障提供了路径与策略，但其有效实施还得依赖于一定的保障条件。老年人精神健康的保障条件在于环境、制度、资源、技术和服务等关键要素的有效整合。它具体包括：通过加强社会文化环境治理，预防和减少社会文化环境对老年人精神健康造成的伤害，从而有效控制影响老年人精神健康的社会环境危险因素；通过完善制度设计，形成多层次、多元化的社会共治格局；通过多途径加强资源供给，强化技术支撑，从而为老年人提供公平可及、系统连续的健康服务；通过对老年人的精准分类，创新精神保障服务模式等。

（一）环境保障：创造爱老、敬老的社会文化环境

爱老、敬老的社会文化环境是老年人精神保障体系需要依托的社会土壤。每个社会个体自身都带有明显的社会性色彩，个体的一切社会认知、情绪、态度、意志与行为都会潜移默化地受到社会文化环境的导向性影响。在老年时期，个体原有的社会网络往往会因为生理功能日渐衰退引起的被迫互动缺失连锁效应而逐渐被打破，在某种意义上可以被视为个体认知的第二个非常重要的建构时期。周围的社会文化环境对其精神状况产生非常深刻的影响，甚至会直接影响到个体认知的第二次重塑。因此，全面改善老年人的精神健康状况，提高老年人的生活质量，必须重视家庭“孝文化”的维系与传承，保障并维护家庭的赡养功能，营造“全社会尊重、理解、关心老年人，重视老年人精神需求”的社

会环境和舆论氛围[①]，为老年人精神保障提供坚实的社会文化支撑。

一方面，传承家庭“孝文化”，维护家庭的赡养功能。“孝文化”是中国传统文化的基础和核心，是中国古代产生最早、影响最深远的家庭道德观念和伦理文化之一。[②] 在中国传统社会中，“孝文化”的社会氛围一直存在，年轻个体受到社会氛围的熏陶与感染，从而积极履行自己作为子女的义务，将孝老行为作为自己日常生活的一部分。但是当前，家庭空巢已经普遍化，子女往往会因为事业上的追求和对新生家庭的照顾而缺少对老年人的照顾，或是以物质照顾代替精神关怀，因而老年人长期缺乏可知觉的社会情感支持，被动陷入长期孤单、寂寞、无奈的生活状态，导致老年人的进取心和风险承受能力逐渐降低，诱发一系列的心理疾病与生理疾病。由此可见，老年人身体机能衰退的过程会伴随心理适应功能的急剧衰退，再加上原有社会网络因被迫互动缺失而逐渐被打破，老年人对周围环境的敏感性增强，对子女、家庭的情感依赖增强。因此，传承家庭“孝文化”，维护家庭的精神赡养功能，对于老年人精神保障体系的完善具有不可替代的作用。它具体可以从以下三方面来进行：首先，依托学校素质教育，引导青少年树立良好的家庭“孝老”观念，依托学校进行有计划、有组织的素质教育与社会实践，全面系统地培养青少年正确的文化观和价值观，从而将“孝老”理念落实在行动中。其次，依托社区组织，积极举办孝老文化活动，传承弘扬孝老文化。各地老年工作组织可以积极转变思路，探索创新，举办多种形式的孝老活动。基层老年工作组织可以组织村、社区开展好儿女、好家庭评选等活动。通过活动舆论引导，形成社会示范效应，从而激励全社会弘扬孝老文化，树立社会公德、家庭美德，促使家庭子女积极进行敬老、孝老，最终实现家庭“孝文化”的传承，落实家庭的老年赡养功能。最后，严惩不履行赡养义务或严重损害老年人合法权益的家庭及子女。依托社区形成监督机制，对侵犯老年人权益的群体加大严惩力度，通过反面警示来规范个体行为，促进家庭“孝文化”的持续传承与

① 王延中：《中国老年保障体系研究》，经济管理出版社 2014 年版，第 179 页。

② 潘剑锋、张玉芬：《弘扬孝文化是农村养老的现实选择》，《改革与战略》2005 年第 1 期。

发展。

另一方面，营造社会“好氛围”，发挥社会的敬老风尚。敬老、爱老是我国的传统美德，也是保障老年人精神健康的社会文化基础。营造“全社会尊重、理解、关心老年人，重视老年人的精神需求”的社会文化环境和舆论氛围，有助于全社会形成关心爱护老年人的良好社会风俗和社会规范。而社会风俗的传承和延续，社会规范的引导与激励，有助于发挥社会文化环境对老年人精神健康的正向促进作用。它具体可以通过以下几个方面来实现：首先，及时对社会中发生的老年信任危机事件进行核准并正名，重塑老人的社会信任感，营造良好的尊老氛围。对于危及老年人社会信任的负性社会事件，应尽快安排相关部门予以调查并及时澄清案件事实，最大程度使得负性事件的负反馈变为正反馈。其次，提高全社会对老年人的包容度。老年人生理功能逐渐衰退的同时，其神经系统和心理功能也逐渐退化，部分存在精神障碍的老年人常常因自身条件的限制出现很多甚至很严重的社会越轨行为。因此，社会大众应扭正心态，提升对老年人的包容度。最后，营造“全社会尊重、理解、关心老年人，重视老年人精神需求”的社会风尚。政府、社会组织以及其他机构要充分发挥自己的优势和特色，通过媒体、教育、制度等手段引导全社会大力弘扬中华民族尊老、敬老的传统美德，动员和鼓励社会力量参与敬老、爱老文化活动，宣传老年人精神慰藉的重要性，让全社会了解老年人的精神需求，努力形成全社会关心、尊重、理解老年人的良好风尚。① 同时，继续加大对传统文化的宣传力度，并运用各种宣传工具大力开展老年人教育活动。这不仅有助于增强老年人的权利意识，而且可以引导老年人主动进行社会参与，主动寻求欢乐，加强情感交流和社会交往。

总之，老年人在良好的社会文化环境中生活，更有利于保有身心健康，积极进行社会参与，从而在获得尊严和权利的基础上真正体验到老年生活的快乐。政府、家庭和社会等多元主体应当协同合作，进而重拾传统孝老、敬老文化，在全社会营造出浓厚的敬老、爱老风尚，从而为老年人精神保障提供最基础的社会文化支撑。

---

① 王延中：《中国老年保障体系研究》，经济管理出版社2014年版，第179页。

（二）制度保障：完善老年精神保障制度体系设计

制度保障是老年人精神保障的运行支撑。制度通过规范人们的行为与调整人们之间的关系，进而引导人们在一定的约束条件下履行义务并享受权利。完善的制度体系将促使社会系统的各个组成部分在相互作用的过程中取得最大的收益。我国正处在人口老龄化的加速发展期，如果对老年人的相关问题没有充分制度保障或者制度保障不当，那么由老年问题产生的各种矛盾将会与我国经济社会转型时期的各种矛盾相交织，从而影响到我国社会生活的各个领域。老年人生理、心理以及社会功能任何一项的残缺或丧失，都可能引发老年人的精神障碍，因此老年人精神保障制度体系设计应以维持老年人心理、生理以及社会功能健康为着力点，通过完善精神保障制度体系，建立健全相关专项制度，增强相关配套制度的可操作性和可评价性，从而让制度为老年人提供可感知的“安全感”。

制度保障的优化首先必须始终坚持以“健康老龄化”和“全生命周期的精神健康管理”为指导理念，并将此理念应用到养老制度设计的各个方面。一方面，“健康老龄化”的核心理念是维持老年人的生理健康、心理健康以及社会适应状况良好，通过全社会的共同努力来改善老年群体的生命质量，因而需要将“健康老龄化”的理念融入所有老龄工作制度设计。其次，老年期作为生命的最后一个阶段，其精神健康状况是婴幼儿期、儿童、少年以及成年时期的影响累积所得的结果，并不仅仅与老年期的行为习惯和社会环境有关，老年人精神健康问题治理的复杂性正是体现于此。因此，为了更好地改善老年人精神健康，应倡导树立全生命周期的精神健康管理理念，在生命的各个时期预防或减少精神健康危险因素，尤其要重点减少生命周期初期的负面影响因素，最终促进老年整体精神健康的优化。总之，通过制度理念的引导，促进老年人保持良好的身心状态，提高老年群体对自己生活和健康的认知，从而提高老年人的精神健康水平。

此外，在贯彻制度理念的同时，完善老年人精神保障制度设计。以充分保障老年人权益为重点，关注影响老年人精神健康的心理、医疗和社会等重要领域，从而有针对性地完善相应的制度体系。当前，我国虽然有专门针对老年人权益的《老年人权益保护法》、针对精神健康问题的《中华人民共和国精神卫生法》，与此同时也有配套的医疗保障和公共卫生等制度，但是这些制度在一定程度上缺乏衔接性，导致现实可操作性和可评价性受到限制。因此，完善涉老政策制度体系，不仅应从多方位进行制度设计，还应注重制度之间的可衔接性。首先，完善老年人的健康保障制度设计，优化养老保险、医疗保险、长期照护的制度设计，并建立起三者的动态平衡机制。即养老保障制度在设计过程中应考虑提高其保险待遇，提高物质生活水平；医疗保险制度设计过程中，可以考虑借鉴美国的医疗照顾制度（Medicare），从而保障老年人的基本健康水平；除了老年人的基本生活、基本健康需要保障外，其在治疗后的康复以及护理也需要进行保障。同时，失能老年人还须进行长期护理，需要充分考虑长期照护制度的完善。与此同时，养老保险、医疗保险与长期照护保险应建立一种良好的动态衔接机制，从而形成三者的自动触发机制。通过三者之间的有机互动，为老年人建立起预防、治疗、康复、护理的全方位全链条健康保障制度。

其次，完善老年人的心理健康制度设计，建立起以法律援助为先导、以健康教育为主导、以健康筛查为保障的心理健康制度体系。例如，建立完善的法律援助制度体系，重点保护老年人的赡养、财产、再婚、生活以及精神照料等方面的权益；加强老年人精神健康教育和信息提供制度建设；加强精神健康筛查制度保障，建立精神健康早期干预机制等。

再次，完善老年人社会参与制度保障，实现老有所为、老有所乐的养老目标。鼓励老年人建立合法而有效的组织网络，如老年书法协会、老年服装社团、老年广场舞协会等。这既有利于丰富老年人生活，提高老年人生活质量，又有利于老年人社会参与，实现老年人社会互助。完善老年人精神文化制度保障，文化、广播电视等部门要适当地提供一些适合老年人特点的精神文化产品[①]，从而满足老年人精神文化需求。同时，根据经济发展水平的变动，适时调整老年人的优待政策，如旅游景

① 本研究课题组：《发展中的老年保障事业：制度与政策》，浙江大学出版社 2013 年版，第 16 页。

点、电影院免票等措施。

最后，完善老年人家庭情感慰藉制度设计，保障老年人最基本的情感交流、亲情问候和探望。随着经济的发展与社会保障制度的完善，家庭在老年人赡养方面的功能不断弱化，但家庭对老年人的精神慰藉作用仍是巨大且不可替代的。因此，法律设计与实施应坚持科学性与情感性并存，诸如《老年人权益保障法》中的"常回家看看"应入法更入情。为保障家庭成员与老年人最基本的情感交流，鼓励子女与父母同住，政府可以制定一些优惠政策以鼓励开发商开发更多的"老少居"复合式住房。同时，给予子女购置政策的优惠。① 此外，还可考虑改革我国当前的探亲制度，为子女对老年人的精神慰藉提供便利。

总之，加强老年人精神保障相关制度设计，通过制度规定哪些可以做而哪些不能做，从而在一定程度上对人们的行为产生约束和激励效果。与此同时，完善的制度设计还可以使得政府和公众达成共识，采取共同行动，促进共同目标的实现。

（三）资源保障：加大对老年人精神保障的资源供给

资源保障是老年人精神保障的物质前提，也是落实老年人精神保障各项制度及服务的关键。老年人生活需求具有多层次性，包括经济需求、医疗需求以及精神需求等。当前除家庭照料所带来的情感慰藉外，养老机构与社会志愿组织的专业化水平多数仅限于基本生活需求的满足，而无法提供专业的精神慰藉服务。因此，需要进一步加大精神保障制度建设过程中资金、设施、人力资源的支持，从而提高老年人精神保障力度，优化老年人精神健康水平。

1. 多种渠道为老年人精神保障提供资金支持

首先，政府应通过财政为老年人精神保障提供资金支持。国家作为公共服务提供的重要责任人，应加大对老年人精神保障的财政支持力度。精神健康保障同经济、物质生活保障一样，是老年人的基本生活需求之一。当前政府对老年人的经济物质保障通过城乡居民以及城镇职工养老保险来进行，在提高精神健康水平与生活生命质量方面，中央政

---

① 王延中：《中国老年保障体系研究》，经济管理出版社 2014 年版，第 180 页。

府、地方政府可以在政策设计中考虑为老年人精神保障体系建设设立中央专项基金和地方配套专项补助，促使我国老年人精神保障制度体系更完善和合理，推动我国老年第三产业和老年社会组织的发展，提升老年人的社会参与，提高老年人的精神健康水平。

其次，社会企事业单位应主动承担一部分社会责任，为老年人精神保障提供资金支持。社会企事业单位是劳动者剩余价值的占有者，因此其承担一部分资金积累责任具有一定的合理性。企事业单位承担责任可以从两个方面出发：一方面，各个企事业单位需要继续完善现行的企业年金和职业年金制度，形成对老年物质收入的补充。另一方面，建议有条件的企事业单位可以建立老年人精神保障专项基金。一来可以利用专项资金定期为老年员工进行健康体检，通过老年综合评估，及早发现精神健康不良先兆并及时进行干预；二来可以作为福利政策鼓励员工积极工作，诸如员工中如果有亲属患有精神相关疾病，则可以申请专项基金给予帮扶。总之，通过建立并完善社会企事业单位长期提供老年精神保障资金供给机制，不仅可以促使其履行社会责任，承担社会义务，而且可以增加老年精神保障资金的投入渠道。

再次，老年个体及老年子女应承担一定的资金供给责任。一方面，保持健康最大的受益者是个体自己，因此个体有责任与义务为自己的健康负责。老年阶段身体机能下降，疾病风险增加，一旦出现精神障碍，老年人将承受身心之痛。为此，社会个体在年轻时期就应该为减少老年身心之痛进行资金积累，从而形成全生命周期的养老与健康准备。个体除了缴纳基本的养老与医疗保险之外，在有条件的情况下可以选择合理购买商业保险来分散老年期的风险。另一方面，子女作为老年人的义务赡养者，应在资金积累过程中承担一定的责任。长久以来，以农耕文明为基础的传统社会，土地、家庭、养老连成一体，家庭是养老最主要的场所和最根本的途径。① 通过家庭的资金供给，有助于保障老年人的风险得到及时迅速的分担。现代社会中，子女和后代为父母和长辈提供生活资料和全面的生活服务，这不仅是法定义务，也是作为子女最基本的

① 陈友华等：《养老机构发展：问题与反思》，《河海大学学报》（哲学社会科学版）2016 年第 18 期。

孝道传承。

最后，鼓励支持社会力量参与老年人精神保障服务事业的发展。精神保障制度已经成为重要的公共产品，提高老年人的精神健康水平不仅是老年人自身福利水平的提高，也是全社会福祉的增加。政府应制定慈善事业荣誉褒奖的相关政策，鼓励全社会关爱关注老年人的精神健康，鼓励并支持社会公益慈善组织将老年人精神保障作为一项长期重要项目，发挥慈善捐款对于老年人精神保障的积极作用。此外，充分发挥福利彩票、体育彩票等公益基金对老年人精神健康事业发展的作用，从而形成政府和社会共同投入的多元化资金投入格局。

2. 多方合作为老年人精神保障提供设施支持

老年精神保障设施是指可以为老年人提供生活照料、医疗服务、情感交流、精神提升的一系列设施和场所。各级涉老工作部门应充分发挥自己的优势作用，协调现有养老、教育、医疗、社区等多个涉老服务机构组织，从而实现多方合作，全方位为老年人精神保障提供设施支持。

首先，以政府为主导、社区为中心、社会组织为补充，协同合作、共同推进社区养老服务设施的建设。通过归并、整合社区资源，最大程度地提高资源的使用效率。社区不仅可以为老年人提供基本的养老服务，而且可以提供体育、文化、娱乐等精神服务。依托社区养老服务中心，进一步加强社区老年活动室、老年阅览室、老年健身室的建设。[①]通过把体育健康教育作为社区养老服务供给的常规事务，进一步倡导老年人积极参加健康锻炼，从而防止老年人认知退化，预防老年痴呆等老年精神健康问题。值得注意的是，在倡导老年人加强锻炼的过程中，要对老年人进行科学的指导，并合理安排锻炼的内容，避免锻炼不当带来的负面影响。此外，社区要承担起提供健康教育和心理健康服务的任务。依托社区学院、文化活动中心，组织社会工作者及高校志愿者等，为老年人开展心理咨询服务活动，并针对不同老年人的特点提供上门咨询和陪护服务。通过一系列的为老服务设施建设，充分挖掘老年人的自身优势和兴趣爱好，从而满足老年人的情感交流与精神提升的需求。

---

① 本研究课题组：《发展中的老年保障事业：制度与政策》，浙江大学出版社 2013 年版，第 16 页。

其次，通过社区健康养老服务机构，满足老年人基本生活与照料需求；通过基层医疗卫生机构，满足老年人的健康、护理服务需求。在服务内容方面，推动二者融合发展，提高为居家老年人提供上门服务的能力。养老机构可根据服务需求和自身能力，按相关规定申请开办老年病医院、康复医院、护理院、临终关怀等机构，也可在院内开设医务室或护理站。此外，医疗机构可以依托社区各类信息网络平台，实现其与社区养老服务机构信息数据的无缝对接，促使基层医疗机构能通过不同形式为不同类型养老机构的入住人员提供医疗卫生服务，从而通过提升养老机构的服务能力带动老年人精神健康水平的提升。

最后，加强传统媒体、专业公共卫生机构、社区（村落）养老机构的联动合作。建立一体化防控机制，实现信息共享和互联互通，形成精神疾病预防为主、“防、治、管”融合发展的整体干预新模式。

3. 多种途径加强老年人精神保障人才队伍建设

老年精神保障的落实离不开老年精神健康管理与服务等专业的人才。面对老龄人口的急剧增多，当前需要多种渠道开发相关人才队伍，保证老年精神保障人才的长效供给。

首先，依托高等医学院校培养精神卫生等相关专业的服务人才。通过高等医学院校培养专业人才，一方面可以保障人才供给的专业性，另一方面可以保障人才供给的可持续性。高校培养过程中应注重老年医学、康复、护理、营养、心理和社会工作等多学科的专业人才培养，制定优惠政策，鼓励大专院校对口专业毕业生从事养老服务工作，从而充实精神健康服务人才队伍。

其次，对当前养老机构、社区养老服务中心、医疗卫生机构的人才进行专业化的再教育和再培训。通过短期的专业培训，可以使原有的工作人员快速适应现有工作要求，这可以在最快的时间内保证人才的供给，从而在整体上提升整个人才队伍的服务能力和管理水平。为进一步调动现有岗位人才接受再培训的积极性和热情，政府还应制定并完善现有相关激励政策，诸如逐步提高精神健康服务领域人员的待遇水平，落实相关专业技术人员职称评审政策，建立符合行业实际的人才评价机制，通过完善专业人才的晋升通道，从而稳定和优化人才队伍。

最后，加快志愿者和社会工作者队伍的建设。健全志愿者服务管理机制和服务方式，促进志愿服务的常规化、制度化和规范化。促进志愿服务与专业服务的优势互补、有机融合，保障老年精神保障服务供给的多元化。在发展志愿者队伍过程中，尤其要重视大学生志愿者和老年人志愿者。大学生具有文化素质高、学习能力强、服务热情高等特点，大学生志愿者在培训过程中能够充分发挥成本优势和服务老年人的情感优势。老年志愿者具有专业能力强、生活经验丰富等特点，老年志愿者能够更好、更快走进被服务者的精神世界。志愿者与社会工作者等社会资源的介入，可以进一步丰富老年人精神保障的人力资源来源。

（四）技术保障：强化老年人精神保障技术支撑

当今，科学技术已成为精神保障的重要辅助手段。技术保障作为一种技术支撑，在“健康中国”的大背景下，通过将先进的互联网、生物医学、老年工程、老年教育等最新发展技术嵌入老年人精神保障体系，从而改善精神保障服务设施，优化精神保障服务手段，提高精神保障服务质量，降低精神保障服务成本，提高老年人的生活能力和生活质量。

首先，改善老年人精神保障服务设施。依托互联网技术的发展与进步，智慧养老、智能健康产品逐渐出现，技术的发展给精神健康行业带来广阔的发展前景。依托互联网技术发展起来的智能化监控养老设备，可以提升老年人的安全感。依托老年人建筑理念与技术的发展，通过采用新的设计理念进行养老机构、家庭、日常设备等的适老化设计，最大限度、最大便利化地满足老年人的使用需求，减少老年人因设施障碍带来的负面情绪，从而保持愉悦的心态。

其次，优化老年人精神保障服务手段。例如，以“互联网 + 医疗”技术提高老年人获取精神健康服务的可及性，使得老年人一旦感觉自己出现认知功能衰退、情绪失调的状况时，便可以通过互联网获取相关服务。互联网根据老年人所描述的病症为其匹配专业的医务人员并进行服务，这在一定程度上可以避免自我隐私的透露，从而有助于在早期为老年人提供治疗。同时，互联网可以分析个体报告率，精准预测各个地区的老年人精神健康水平，为提高地区精神健康服务覆盖面、效率与质量奠定统计基础。以“互联网 + 教育”技术为老年人提供丰富多样的教育培训活动。加强老年人科技教育培训，帮助老年人了解现代科技的发展，从而使老年人对未来生活保持良好的认知，树立起“终身学习”的理念。加强老年人的健康教育培训，可以采用讲堂、有奖问答等多种形式进行，帮助老年人提高自己的健康意识，在一定程度上提高老年人文化素养，满足其教育需求。以“互联网 + 物流”技术扩大老年人的活动范围，增强老年人的活动交往能力。

最后，提高老年人精神保障服务质量。技术的发展会提升老年人精神保障服务的适用性与有效性，使老年人未来的精神健康治疗大多由医疗机构转向家庭和社区，并在短时间内做出正确的指令，从而尽早干预，提高干预的有效性。同时，技术的发展也会提升精神保障服务的即时性和安全性。目前，已经有超过五万种相关应用程序和设备追踪健康状况，而随着技术的进一步发展，新一代的健康应用程序将是主动监测，从而提高精神保障服务的即时性。总之，未来需要借助技术发展，进一步提高精神保障服务质量，保障老年人保持良好的精神状态。

（五）服务保障：创新老年精神保障服务模式

老年人精神需求具有同质性与异质性并存的特征，创新老年精神保障服务模式旨在瞄准细分人群，为其提供精准的精神健康保障服务，即在服务提供过程中不仅要抓住老年群体的同质性需求，还要把握老年群体的异质性需求，而异质性的精神健康需求主要来自其精神健康程度差别。因此，在精神保障服务供给过程中，需要加强精神卫生筛查工作，从而对老年人进行合理分层。对于不同层次的老年人群精准服务，最终实现老年群体精神保障服务的精准提供，提高老年精神保障服务的目标瞄准率，最大程度上避免干预资源的浪费，并保障服务的有效性。

首先，对于认知状况较好、精神健康的老年人应主要提供预防性的精神健康服务。预防性的精神健康服务旨在从源头上对老年人精神健康提供保障，通过健康教育、沟通交流和舆论引导，降低老年人的精神疾病患病风险，通过定期精神健康筛查，做到早防早治。此外，在进行健康教育的过程中，公共卫生机构不仅要充分利用大众媒体，给全人群提供一些普适性的精神疾病预防知识，而且还须向人们提供一些更具体、个体指导性更强的精神健康知识。同时，可以考虑将精神疾病筛查和精神健康指导纳入慢性病管理的范畴。此外，政府和其他组织要充分利用自己的号召力和影响力，通过各种宣传工具和教育方式，引导老年人主动寻找欢乐，加强情感交流和社会交往，从而增加老年人的社会资本，提高老年人应对精神疾病风险的能力。

其次，对于有精神障碍先兆或已发现精神障碍但程度较轻的精神亚健康老人，应主要提供支持性的精神健康服务。支持性的精神健康服务旨在为老年精神亚健康患者提供合理的医学支持服务，包括识别是否存在影响精神健康的因素或健康风险，制订并完成合理的精神健康干预方案，监测并评价精神健康干预效果等，从而最大程度上消除影响老年人精神健康的危险因素及隐患。公共卫生服务机构、医疗卫生服务机构等可以依托社区或单位的老年大学、老年活动中心、老年协会等非医疗机构，来为老年人提供心理咨询、心理健康教育等精神健康服务。另外，进行心理疏导服务后，工作人员还要提供定期随访服务，从而全程为老人提供支持性帮助。

最后，对于已发现精神性疾病的老年人，提供救助性的生存性保障服务。生存性保障服务体系旨在保障所有精神障碍患者应治尽治，从而帮助其回归正常生活或者在目前生活的基础上提高生活质量。政府要进一步完善精神疾病救助综合协调机制，加强严重精神障碍患者报告登记、服务管理和分类集中救治救助，从而确保服务提供更为有效。

总之，老年精神保障体系的完善不仅是老年人的福音，而且是全社会共同的福祉。创新社会服务方式，优化精神保障制度，减少老年群体的不良精神体验，促使老年人保持积极的生活状态，助力于积极、健康老龄化社会构建，为社会发展提供“稳定器”，为经济发展提供“推进器”，是精神保障合作治理路径所预期达到的重要目标。

第十章　发展趋势：从精神健康到精神福利

基于健康老龄化下老年人精神保障的现实分析、文献回顾、理论探讨、实证研究和经验借鉴，老年人精神健康作用机制表现为生命历程社会资本累积与精神调适，老年人精神保障体系需要全生命周期精神准备的精神健康主动性、介入性与立体化干预，老年人精神保障的实现路径在于供给侧与需求侧同时发力、各方联动的合作治理。据此，总结研判老年人基础需求与发展需求并存、由基础需求向发展需求过渡的精神健康需求趋势；合作参与、多样化、多层次的精神保障供给趋势；包括制度目标、制度主体与制度设计、制度内容、制度实践等在内的精神保障制度体系；由内容、形式、制度、管理、经济、技术和文化七个基本要素以及老年精神服务需求体系、老年精神服务供给体系、老年精神服务管理体系和老年精神服务支持体系四个子系统构成的精神卫生服务体系；基于以上精神保障供需趋势研判和制度体系的总结设计，从精神健康到精神福利已成为老龄健康相关领域理论研究和现实实践的未来发展趋势。

一　精神健康需求趋势

老年人精神健康需求是精神保障的逻辑起点，满足老年人的各类精神需求是精神保障的最终目标。因此，研判老年人精神保障与精神健康的发展趋势，首先需要基于文献归纳、实证调研与经验规律总结，科学评估老年人的精神健康需求趋势。老年人的精神健康需求呈现出基础需求与发展需求并存、由基础需求向发展需求过渡且日益多样化和多层次的特征。同时，由于精神需求供给主体的差异性，老年人对各类需求内容提供者的期待程度有所不同，老年人需求供给也逐渐呈现出专业化、针对性的特征。老年人精神需求是一个多因素的系统，包括人格尊重、成就安心和情感慰藉，具体体现在情感、文化娱乐、教育、人际交往、政治、自我实现等方面。[①] 基于精神需求的内容和层次分类，基础需求包括老年人的亲情需求与社交需求，此外还有精神健康不佳尤其是患有精神病性老年人的心理援助与精神救助需求；发展需求包括娱乐需求与求知需求等；不同需求内容涵盖了精神救助、心理关怀和精神慰藉等层次。

在老年人精神健康需求的实证调研中[②]，将老年人目前最希望得到的需求与最希望得到的帮助来源分别进行各自的比例分析和交叉分析，发现老年人生活需求与精神健康需求的层次性与供给主体的多样性。在老年人的需求内容方面，目前老年人选择最多的需求是健康需求，经济需求次之，接着是亲情需求与社交需求、娱乐需求，最后是求知需求。基于对需求层次的分类，经济需求与健康需求属于基本生活需求，亲情需求与社交需求属于基础精神需求，娱乐需求与求知需求属于发展性精神需求。这些调研结果表明了老年需求的层次性，健康与经济需求即基本生活需求在老年需求中具有首要地位；基础性精神需求次之，发展性精神需求再次之，但此类需求已经逐渐出现。经济与健康作为老年人的两大需求，老年人个体对于经济和健康状况的满意度反映了其经济与健康状况，因此将老年需求内容与个体的经济满意度、健康满意度和生活幸福感进行交叉分析，进一步探究精神需求的层次性。实证结果表明，对某方面的满意度越低，对应的需求比例则越大。对健康状况满意度最低的老年人群体的健康需求比例是不同类型满意度中最大的，同样对经济状况满意度最低的老年人群体的经济需求比例是不同类型满意度中最大的。因此，老年需求的满足必须立足于个体的基本生活与健康状况。而对经济与亲情需求比例最大的是生活感到孤独无聊的老年人，对社交、娱乐与求知需求比例最大的是

① 穆光宗：《老龄人口的精神赡养问题》，《中国人民大学学报》2004 年第 4 期。

② 相关数据参见本书第五章实证研究部分。

生活充实幸福的老年人，由此印证了需求的层次性，即追求更高层次的需求必须建立在基本需求满足的基础上。综上所述，老年人精神需求具有基础性需求与发展性需求并存、由基础性需求向发展性需求过渡且日益多样化多层次的发展趋势。

与老年需求内容相关联的是老年需求的供给来源。自力更生是老年人最多的选择，子女次之，另有部分老年人提及需要社会支持和国家支持。即个人与子女是老年人最期待的支持来源，社会帮助的需要仅次于自己与子女的帮助，这显示出社会化养老将成为一条必由之路。由于需求的多样性与需求供给方的功能差异，将需求内容与希望得到的帮助来源进行交叉分析，结果表明，在经济需求方面，大多数老年人希望能够自给自足，在自我无法满足的情况下更多希望得到子女的支持。老年人的健康需求主要希望靠自己、子女、配偶满足。就亲情需求而言，子女与配偶在其中发挥着无可替代的作用。子女与社会是满足老年人社交需求的主体，社会是满足老年人娱乐需求的主体，社会和子女是满足老年人求知需求的主体，朋友在求知需求的满足中也发挥着重要作用。总之，在每一类需求中，子女都是最重要的支持来源，可见不管是现在还是未来，子女都是满足老年人各类需求的核心主体。其他各类型需求的满足主体则随着需求层次的提高，以个体为中心向外延伸。即经济与健康需求主要依靠自己，亲情需求主要依靠配偶，社会是社交、娱乐与求知需求的主要支持来源，朋友也是满足求知需求的一种重要渠道。若以个体、子女和配偶为核心支持圈层，其余主体为非核心支持圈层，则老年基本需求主要靠核心支持圈层满足，老年多样化、多层次的需求主要靠非核心支持圈层满足。可以看出，老年人对各类需求内容提供者的期待程度不同，且日益呈现出专业化、针对性的特征。

二　精神保障供给趋势

与多样化、多层次的精神健康需求以及不同需求内容对不同供给主体的差异化相对应，多样化、多层次的精神保障供给体系成为精神保障的供给趋势。基于精神保障供给主体职能定位的差异性，合作参与的供给模式成为精神保障供给的发展趋势。

首先，精神保障供给的多样化、多层次趋势。这种趋势内含了人群扩展、内容扩展、层次扩展。精神保障供给模式不仅是最初简单的救助贫困者和精神性疾病患者的服务，而是将精神保障服务惠及所有的老年人；在精神保障的供给定位上，从最初的人道主义救助转变为普适性的、更具社会福利性质的服务。同样，作为养老服务体系中的一环，精神保障也将从对贫困人口、失独家庭或独居老人的心理援助，扩大到所有老年群体作为服务受益者的精神关怀，从而让全体老龄群众都可以获得精神福利保障。同时，随着老年精神需求的日益扩展，老年精神保障供给将是一个依赖于经济、服务保障基础的多层次、多样化的保障体系。

其次，精神保障供给的合作参与模式。在中国传统的孝文化背景下，家庭所提供的精神保障发挥着不可替代的作用。世界卫生组织在关于中国老龄问题的研究中①指出，构建并维持中国社会孝道的新理念和卫生保健服务的转型，都需要政府投入、跨机构合作以及建立一个由政府监管的长期照护系统。全球证据表明，家庭照护人员需要获取足够的支持来履行责任。在包括家庭照护、老年痴呆症照护、短期照护、过渡期护理和居住式老年人照护等服务的长期照护系统中，当有照护方案可供选择时，家庭照护人员在其中仍然发挥关键作用。同时，家庭照护相比于社会照顾更具低成本和人性化，因此需要恢复和重建家庭在老年健康照顾中的作用。② 可见，家庭在精神保障供给体系中具有十分重要的作用，这种作用即使面对家庭结构的变化以及时间、空间和思想观念的多重约束也是不可被替代的。但在城市化与人口结构的客观约束下，传统的单一依靠家庭的精神保障供给仍将面临种种限制。因此，老年精神健康供给需要多元主体参与，由国家、家庭、社区、个人等多元社会主体形成福利供给的合力。在组织模式上，应以政府举办的社区医疗机构为主体，提供预防保健和老年医疗服务，充分发挥家庭、社会在健康照顾方面的作用，建立起老年医疗健康家庭、政府、社会的共同参与体系

① 世界卫生组织：《中国老龄化与健康国家评估报告》，2016 年。

② 陈友华、徐愫：《中国老年人口的健康状况、福利需求与前景》，《人口学刊》2011 年第 2 期。

和合作伙伴关系。[①] 通过积极的价值观引导和观念转变，帮助老年人拓展社会资本。[②] 因此，以家庭为主体、各方力量合作参与的精神保障供给模式，将成为我国老年精神健康需求满足的发展趋势。

此外，老年精神保障具有准公共物品属性，这要求政府、市场和社会采取共同参与的治理方式。老年精神保障作为一种准公共产品，其基本的需求是由政府主导满足的，但这并不意味着政府是老年精神保障的唯一供给者，家庭、医疗机构、市场与社会各方同样属于老年精神保障服务供给的重要主体。只有在各个主体齐心协力的配合下，当前多样化、多层次的老年精神健康需求才能够得到满足。合作参与模式下，政府的供给责任主要集中在为失独老人、空巢老人、随迁老人和独居老人等特殊老年群体提供免费或低费的基本精神健康照护服务，而社会与市场主体则应该为全体老年人提供多元化的服务，满足老年人不同层次的精神健康需求。总之，老年精神保障供给遵循个体家庭精神健康参与、村域集体精神健康互助、医疗机构精神健康照护、政府社会精神健康保障的“多元协同参与式精神健康保障供给”趋势，以实现个体适老、家庭孝老、社区助老、社会敬老、政府安老和市场享老。

三　精神保障制度体系

精神保障制度体系是老年精神保障的制度依据和运行基础，科学合理、系统完备的制度体系为精神保障的规范运行提供稳定的制度环境，具体包括精神保障的制度目标、制度主体与制度设计、制度内容、制度实践等。

精神保障的制度目标是整个老年精神保障制度体系的指导原则和老年精神保障的发展方向。《“十三五”国家老龄事业发展和养老体系建设规划》将“有利于政府和市场作用充分发挥的制度体系更加完备”作为老龄事业发展和养老体系建设的发展目标，具体包括老龄事业发展

① 胡琳琳、胡鞍钢：《中国如何构建老年健康保障体系》，《南京大学学报》（哲学·人文科学·社会科学版）2008 年第 6 期。

② 胡莹：《论多维视角城市空巢老人精神健康》，《湖北社会科学》2013 年第 8 期。

和养老体系建设的法治化、信息化、标准化、规范化程度明显提高；政府职能转变、“放管服”改革、行政效能提升成效显著；市场活力和社会创造力得到充分激发，养老服务和产品供给主体更加多元、内容更加丰富、质量更加优良，以信用为核心的新型市场监管机制建立完善等内容。老年精神保障作为老龄事业发展的一部分，其制度目标以老龄事业发展目标为依据，要将“健康老龄化”概念作为我国应对老龄化、完善老年精神保障、提高老年人生活生命质量的制度目标理念；在制度机制上，提高精神保障的法治化、信息化、标准化、规范化程度；在执行过程中，完善各方的参与机制，有效发挥各个供给主体的能动性、参与度，实现资源的优化配置；在质量结果上，优化老年精神保障服务质量，满足老年人日益增长的多层次、多元化精神需求。

老年精神保障制度相关利益主体包括需求主体、制定主体与实施主体。各个主体在整个制度体系中的功能各异，其作用发挥形式与程度决定了老年精神保障的制度目标能否顺利实现，制度内容能否有效落实。首先，老年人及其所在家庭是老年精神保障制度的需求主体，每个老年人都期待自己及家人健康长寿和幸福安康，良好的情绪体验是生活质量的直接表现。因此，在经济物质保障水平逐渐提高的基础上，以完备的制度体系保障老有所养、老有所托和老有所乐，成为每个老年人个体及其家庭的需求。其次，政府决策部门是老年精神保障制度的制定主体，制定主体基于需求调研与利益均衡的制度决策，直接决定了政策的科学性与民主性。再次，老年精神保障制度的实施主体包括个体、家庭、医疗机构、政府部门、市场和社会志愿者等，在老年精神保障服务中扮演着互相依赖、互相补充的角色，影响着精神保障制度的实施效果。合意高效的制度需要利益相关方的均衡共识。在老年精神保障制度体系的发展完善中，需要综合平衡各方利益主体，运用利益相关者理论的方法和步骤，综合考虑精神保障制度需求者对精神保障制度的态度期望，科学分析老年人及其家庭的精神需求、精神健康及其影响因素，进而探究精神健康的作用机制，分析制度制定主体对精神保障制度制定出台的具体步骤、意愿期望以及精神保障制度的反馈机制和运作效果，分析制度实施主体对于制度实施的参与状况以及制度实施过程中的机遇与条件、阻力与障碍等。通过对各方制度主体的权益进行分析，为精神保障制度实施评估提供基础数据与实践支撑，从而选择最优制度工具，建构合意高效的制度体系，体现精神保障制度的溢出效应和溢出机制。

老年精神保障制度内容主要包括老年精神保障相关的法律法规、政策规范等。该类制度以公共健康的政策性干预为主，以科学应对人口老龄化、提高精神保障制度干预的效率和质量为目标。一个全面的精神保障制度应当能够为个体提供精神健康的全生命周期的制度干预。世界卫生组织在2016年发布的《关于老龄化与健康的全球报告（2015）》中，从人生后半期功能发挥和内在能力变化的角度，将老年分为能力强而稳定的时期、能力衰退的时期和严重失能的时期，据此从医疗服务、长期照护和环境战略等方面提出生命历程中的公共卫生行动与干预、促进健康老龄化的公共卫生体系。即公共卫生干预应该在老年人从一个时期过渡到另一个时期时仍然能够完美衔接，从而为他们继续提供支持。① 基于此，老年精神保障制度的内容是个体全生命周期的精神准备，以应对老年期的健康风险尤其是精神健康风险，包括认知退化预防体系、情绪调控管理体系、意志激励改善体系、道德导引强化体系、行为干预调节体系等具体内容。

最后，由于精神健康内容项目的复杂性与精神需求的多样性、动态性，精神保障制度需要在实践中依据老龄化社会、经济水平、老年人精神需求的变化等因素进行适应性的动态调整。

四　精神卫生服务体系

全面的养老服务体系包括养老服务的内容、形式、制度、管理、经济、技术、文化七个互相联系的基本要素②，由养老服务需求体系、养老服务供给体系、养老服务管理体系、养老服务支持体系等子系统组成，其中心理慰藉是养老服务的内容之一。因此，老年精神服务体系可以看作养老服务体系的一个组成部分，同样包括老年精神服务的内容、形式、制度、管理、经济、技术和文化七个基本要素，以及老年精神服

① 世界卫生组织：《关于老龄化与健康的全球报告（2015）》，2016年。

② 席恒：《分层分类：提高养老服务目标瞄准率》，《学海》2015年第1期。

务需求体系、老年精神服务供给体系、老年精神服务管理体系和老年精神服务支持体系四个子系统。老年精神服务七个基本要素中，老年精神服务的内容包括预防性精神服务、支持性精神服务和生存性精神服务；老年精神服务的形式包括家庭精神服务、社区精神服务、养老机构精神服务和卫生机构精神服务；老年精神服务的制度包括老年精神服务的管理体制、运行机制和法制建设；老年精神服务管理包括资源整合、流程设计和质量控制；老年精神服务经济支持包括筹资渠道、筹资规模和筹资方式；老年精神服务技术支持包括远程诊疗技术、物联网技术、工程设计技术；老年精神服务文化要素包括养老习俗、孝文化、敬老爱老等传统文化。

在老年精神服务内容方面，预防性精神服务以日常的精神关怀与心理慰藉为主要形式，旨在从源头上改善老年精神健康状态；支持性精神服务以定期的精神心理测评与疾病筛查为主要形式，目标是改善精神健康相对弱势老年人的精神健康；老年人生存性精神服务以老年痴呆等精神性疾病患者的治疗、弱势群体的心理援助与精神救助等为主要形式，目标为治疗精神性疾病，关怀弱势群体。

在老年精神服务形式方面，家庭精神服务以家庭为核心，以家庭成员的孝老和与老年人的情感交流为主要内容，使老年人在家里接受精神关怀和心理慰藉等各种精神服务，在传统文化背景下，家庭精神服务是最常见、最频繁、最重要的精神服务形式；社区精神服务以社区为依托，以家庭为基础，与社会养老机构相结合，由社区承担精神健康宣传教育与预防筛选等精神服务责任，由社会工作力量介入弱势群体的精神援助等为主要服务形式；养老机构精神服务以养老机构为核心，在老年人离开家庭到养老机构接受养老服务的情况下，对老年人进行专业的心理与精神关怀，丰富精神文化生活，满足其基础精神文化需求；卫生机构精神服务是指老年人在专业的医疗卫生机构尤其是精神专科医疗卫生机构接受精神卫生服务的形式，主要针对具有精神性疾病和潜在精神性疾病的老年人，具有医学性、专业化和科学性等特征。

在老年精神服务制度方面，老年精神服务的管理体制包括民政、卫生、人社等老年精神服务的各个管理部门，明确职能定位，建立统一集中管理、多部门合作的养老服务管理体系；老年精神服务的运行机制包括建立多元化的资金投入机制、多主体参与的老年精神服务供给机制、精神服务人才培养机制及精神服务责任共担机制；老年精神服务的法制建设要求政府制定与完善精神卫生法、老年人权益保障法等法律法规，保证老年人享受基本精神卫生服务，并实现老年精神服务的规范性和统一性。

在老年精神服务管理方面，精神服务资源整合是指对家庭、社区、卫生机构、政府、市场和志愿组织的老年精神服务资源进行整合，同时整合精神服务的资金资源、技术资源、人才资源和设施资源，发挥不同资源供给主体和资源供给内容的最大优势；精神服务流程设计是指根据精神服务需求，确定精神服务供给流程，包括家庭和社区及卫生机构的基本服务、政府的托底服务、市场的多元服务和志愿组织的稳定服务等；精神服务质量控制需要建立老年精神服务的量化评估标准，并由政府与专业精神卫生工作者监督与评估，以提升老年精神服务水平。

在精神服务经济支持方面，老年精神服务筹资渠道主要包括个人（家庭）供给、政府供给、志愿供给和市场供给，应在个人（家庭）、政府、志愿和市场供给中形成合理的责任共担机制。合理的老年精神服务筹资规模需要达到老年精神服务需求水平与老年精神服务供给水平的均衡，并以满足老年人精神服务需求的基本水平为依据，确定基础的筹资规模。老年精神服务筹资方式需要合理采取强制征收、自愿缴纳与补差筹资等相结合的方式，实现老年精神服务资金支持的可持续性。

在精神服务技术支持方面，远程诊疗技术是一项将网络通信技术与医疗技术相结合的新技术，有助于解决老年人精神服务获取困难的问题；物联网技术通过各种信息传感设备，把精神服务需求与互联网相连接，进行信息交换和通信，以实现老年精神服务的智能化；工程设计技术以老年工程学为理论基础，设计无障碍设施等人性化的适老工程设施，促进老年日常生活的便利化。

在精神服务文化要素方面，养老习俗、孝文化、敬老爱老文化等传统是老年精神服务文化要素的主要部分，是老年精神服务的基础环境。养老习俗影响了老年精神服务的提供方式，家庭孝文化、老吾老以及人之老的敬老爱老文化是社会对老年精神服务的价值选择，社会关于老年人的行为与态度具有引导、监督和强化的作用。

此外，老年精神服务的四个子系统中，老年精神服务需求体系包括亲情需求、社交需求、娱乐需求、求知需求等，涵盖精神救助、心理关怀、精神慰藉等层次；老年精神服务供给体系包括个体、家庭、医疗机构、市场、政府和志愿团体合作参与的供给体系；老年精神服务管理体系包括精神服务管理体制、精神服务业务体系和精神服务监督体系等；老年精神服务支持体系包括老年精神服务的经济支持、技术支持和文化支持。老年精神服务的七个基本要素和四个子系统之间互相联系，各要素与各系统同时包含着若干方面的具体内容，这些内容构成老年精神服务体系的整体框架。在老年精神服务的未来发展中，要对老年精神服务进行准确定位，深入探究老年精神服务创新工作的出发点与落脚点，建立全面的老年精神服务体系。

五　从精神健康到精神福利

人口老龄化是当代社会经济与医疗卫生条件迅速发展的背景下，人均预期寿命延长和出生率下降所带来的人口结构的变化。近些年来，随着全球的低生育率和低死亡率，健康老龄化成为一种全球挑战。健康老龄化社会的认知和实现需要一个过程，随着经济保障的逐步完善，老年人以及全社会成员的精神需求也在逐步攀升。如果社会的精神文化供给没有对此给予及时满足，便会带来精神健康水平不足等问题。与最初被动地应对人口老龄化的解决“问题”的态度类似，社会对老年精神健康包括全人群的精神健康都是以“问题”的态度去应对，如传统意义上的精神治疗等。但随着人们普遍拥有多元化、多层次的精神健康需求，多层次的精神健康服务也成为一种对个体精神健康需求的回应和满足。当全生命周期干预的精神保障制度体系与全要素全系统的精神服务体系逐渐健全，精神保障的责任定位与目标指向将从最初的被动应对问题到常规提供保障服务，最后指向积极主动的生命质量提升，以精神福利的形式满足多样化、多层次的精神文化需求。转变态度、转变定位和转变目标的精神福利，是全社会追求更高水平生活质量的公共产品。老年人精神福利作为其中的重要一环，也将在未来得以发展。因此，从精神健康到精神福利是整个精神保障的发展趋势与目标导向。

总之，不断增加的老年人和日益变化的人口结构特征，更多的文化、休闲、社交、娱乐需求，较为欠缺的老年精神保障供给和未来多元参与、多样化、多层次的精神保障供给趋势，成为健康老龄化社会新的成长点。从政策、机制等各方面入手，加大政府和社区等公益性老年精神保障的投入力度，鼓励更多市场力量的介入，提供更多的老年精神文化服务，健全精神保障制度的目标、主体、内容和实践等制度体系，优化精神服务体系，完善精神福利体系，实现老年人老有所养、老有所依、老有所医、老有所托、老有所乐和老年所学，是实现健康老龄化社会的应有之措与实践之需。

参考文献

1. 安民兵：《马斯洛需要理论视阈下的失独中老年人个案调查分析》，《中国老年学杂志》2014 年第 2 期。
2. 敖晋、柳玉芝：《中国高龄老人认知下降及相关因素》，《中国心理卫生杂志》2004 年第 2 期。
3. 白涛、武丽、姜雪锦等：《农村地区老年人社会支持与抑郁关系》，《中国公共卫生》2012 年第 8 期。
4. 包江波、孙梅、谷里虹、李春芳、陈兴宝、张新凯、华颖、吴建平、马敏芝、汪涛：《中外社区老年精神卫生服务模式对比》，《中国卫生资源》2006 年第 4 期。
5. 包蕾萍：《生命历程理论的时间观探析》，《社会学研究》2005 年第 4 期。
6. 本研究课题组：《发展中的老年保障事业：制度与政策》，浙江大学出版社 2013 年版。
7. 边春娜、刘慧慧、刘瑞芳、朱丽丽：《社区失独老人健康状况及自理需求调查研究》，《护理研究》2016 年第 33 期。
8. 常青：《健康促进理念下的老年健康教育》，《体育科技文献通报》2013 年第 6 期。
9. 陈勃：《对老龄化是问题说不：老年人社会适应的现状与对策》，北京师范大学出版社 2010 年版。
10. 陈成文、孙秀兰：《社区老年服务：英、美、日三国的实践模式及其启示》，《社会主义研究》2010 年第 1 期。
11. 陈君石、黄建始：《健康管理师》，中国协和医科大学出版社 2007 年版。

12. 陈立新、姚远：《社会支持对老年人心理健康影响的研究》，《人口研究》2005 年第 4 期。
13. 陈明、吕锡琛：《道德与精神健康：新视角下的伦理学与心理学的会通与融合》，《唐都学报》2010 年第 1 期。
14. 陈汝财：《农村“精神养老”问题日益凸显》，《中国乡村建设》2009 年第 4 期。
15. 陈盛淦：《随迁老人城市适应影响因素的实证研究》，《福建农林大学学报》（哲学社会科学版）2015 年第 6 期。
16. 陈雯：《从“制度”到“能动性”对亡故独生子女家庭扶助机制的思考》，《中共福建省委党校学报》2012 年第 2 期。
17. 陈昫：《城市老年人精神养老研究》，《武汉大学学报》（哲学社会科学版）2014 年第 4 期。
18. 陈昫：《系统论视角下的敬老文化与精神养老》，《老龄科学研究》2014 年第 11 期。
19. 陈艳、刘飞跃：《农村老年人精神卫生服务中的政府责任缺失与弥补》，《湖南社会科学》2016 年第 2 期。
20. 陈莹：《情境危机：失独老人的自我标签过程解读》，《重庆工商大学学报》（社会科学版）2016 年第 3 期。
21. 陈友华、徐愫：《中国老年人口的健康状况、福利需求与前景》，《人口学刊》2011 年第 2 期。
22. 陈友华等：《养老机构发展：问题与反思》，《河海大学学报》（哲学社会科学版）2016 年第 18 期。
23. 成梅：《以生命历程范式浅析老年群体中的不平等现象》，《人口研究》2004 年第 3 期。
24. 程学超、王洪美：《老年心理学》，山东教育出版社 1986 年版。
25. 崔红志：《农村老年人主观幸福感影响因素分析——基于全国 8 省（区）农户问卷调查数据》，《中国农村经济》2015 年第 4 期。
26. 崔丽娟、李红：《城市老年人社会支持网络与生活满意度的研究》，《心理科学》1997 年第 2 期。
27. 党俊武、吴玉韶主编：《中国老龄事业发展报告（2013）》，社会科学文献出版社 2013 年版。

28. 丁华：《老年人社会支持网络——基于2010年“中国家庭追踪调查”数据》，《中国老年学杂志》2015年第2期。
29. 丁建定、何二毛：《论中国社会福利制度类型的完善》，《贵州社会科学》2005年第6期。
30. 董维真：《公共健康学》，中国人民大学出版社2009年版。
31. 董之鹰：《试析我国改革开放以来老年教育的发展历程》，《社会科学管理与评论》2009年第1期。
32. 杜鹏、武超：《中国老年人的生活自理能力状况与变化》，《人口研究》2006年第1期。
33. 方黎明：《社会支持与农村老年人的主观幸福感》，《华中师范大学学报》（人文社会科学版）2016年第1期。
34. 方曙光：《断裂、社会支持与社区融合：失独老人社会生活的重建》，《云南师范大学学报》（哲学社会科学版）2013年第5期。
35. 方曙光：《社会断裂与社会支持：失独老人社会关系的重建》，《人口与发展》2013年第5期。
36. 方曙光：《社会排斥理论视域下我国失独老人的社会隔离研究》，《江苏大学学报》（社会科学版）2015年第3期。
37. 方曙光：《社会支持理论视域下失独老人的社会生活重建》，《国家行政学院学报》2013年第4期。
38. 风笑天、赵延东：《下岗职工的社会资本，人力资本与其再就业机会获得的关系》，《理论月刊》1998年第8期。
39. 俸永红、蒙漫史、李大严：《放松训练联合意志激励对老年冠心病介入治疗患者围术期心理应激的影响》，《中国老年学》2016年第36卷第3期。
40. 傅素芬等：《社区老年人心理健康及相关因素分析》，《中国心理卫生杂志》2002年第3期。
41. 高亚南等：《老年医学的核心技术——老年综合评估》，《老年综合评估在老年康复中的应用》2013年第5期。
42. 高云鹏、胡军生、肖健：《老年心理学》，北京大学出版社2013年版。
43. 葛亮等：《老年医学研究现状与发展》，《中国老年学》2013年第33

期。
44. 郭德俊：《情绪心理学》，开明出版社 2012 年版。
45. 郭金亮、丁桂枝：《论我国当代老年人的精神需求》，《求索》2003 年第 4 期。
46. 郭平、陈刚：《2006 年中国城乡老年人口状况追踪调查数据分析》，中国社会出版社 2009 年版。
47. 韩布新、李娟：《老年人心理健康促进的理论与方法》，《老龄科学研究》2013 年第 1 卷第 4 期。
48. 韩布新、吴振云：《老年人的心理特点与心理卫生》，载成蓓、曾尔亢《老年病学》，科学出版社 2009 年版。
49. 韩布新：《中老年心理健康与咨询》，林业出版社 2002 年版。
50. 郝立晓、贾建国、韩璎、孙宇、王晓妮：《主观认知下降社区管理研究现状》，《中国全科医学》2016 年第 12 期。
51. 郝晓宁、胡鞍钢：《中国人口老龄化：健康不安全及应对政策》，《中国人口·资源与环境》2010 年第 3 期。
52. 贺寨平：《国外社会支持网研究综述》，《国外社会科学》2001 年第 1 期。
53. 胡宏伟、李玉娇、张亚蓉：《健康状况、社会保障与居家养老精神慰藉需求关系的实证研究》，《华西大学学报》2011 年第 8 期。
54. 胡慧秀、王志稳、李小卫、李颖堃：《养老院老年人孤独、抑郁状况及其关系的研究》，《中国护理管理》2014 年第 10 期。
55. 胡琳琳、胡鞍钢：《中国如何构建老年健康保障体系》，《南京大学学报》（哲学·人文科学·社会科学版）2008 年第 6 期。
56. 胡平、朱楚珠：《计划生育与中国妇女生命历程变化探讨》，《中国人口科学》1996 年第 4 期。
57. 胡薇：《累积的异质性：生命历程视角下的老年人分化》，《社会》2009 年第 2 期。
58. 胡莹：《论多维视角城市空巢老人精神健康》，《湖北社会科学》2013 年第 8 期。
59. 黄枫、甘犁：《过度需求还是有效需求？——城镇老人健康与医疗保险的实证分析》，《经济研究》2010 年第 6 期。

60. 黄克歧、魏春华、林良才、陈月华：《老年精神需求与老年教育》，《厦门特区党校学报》2012 年第 4 期。
61. 黄润龙：《中国独生子女：数量、结构及风险》，《南京人口管理干部学院学报》2009 年第 1 期。
62. 黄先娥：《香港地区社区精神卫生服务模式介绍》，《护理学杂志》2010 年第 18 期。
63. 黄燕东、姚先国：《老年教育典型范式的国际比较》，《中国人力资源开发》2012 年第 12 期。
64. 计庆明、顾世芬：《南京市老年大学学员与非学员 SCL－90 评定结果分析》，《中国民政医学杂志》1998 年第 3 期。
65. 贾莉丽、薛巍敏：《不堪承受的失独之痛》，《甘肃经济日报》2012 年 9 月 24 日第 1 版。
66. 贾亮亮、张志雄、孙建娥：《河南省农村老年人精神保障问题研究——基于福利多元主义视角》，《社会福利》（理论版）2015 年第 10 期。
67. 蒋煜：《积极老龄化视野下老年人精神慰藉福利服务研究》，硕士学位论文，南京师范大学，2012 年。
68. 李传银：《普通心理学》，科学出版社 2007 年版。
69. 李芳：《老年人精神需求及其社会支持网的构建》，《学术交流》2012 年第 8 期。
70. 李欢欢、韩彦超：《“失独”问题的社会学解读》，《贵州民族大学学报》（哲学社会科学版）2014 年第 3 期。
71. 李建新：《社会支持与老年人口生活满意度的关系研究》，《中国人口科学》2004 年第 1 期。
72. 李军：《老龄健康的经济学意义分析》，《徐州工程学院学报》2012 年第 9 期。
73. 李军：《老龄经济学的宏观经济内涵及学科价值分析》，《老龄科学研究》2014 年第 4 期。
74. 李钧鹏：《生命历程研究中的若干问题》，《济南大学学报》（社会科学版）2011 年第 3 期。
75. 李立、张兆年、张春兰：《随迁老人的精神生活与社区融入状况的调查研究——以南京市为例》，《法制与社会》2011 年第 31 期。
76. 李丽：《意志与心理健康议》，《玉溪师专学报》（社会科学版）1997 年第 5 期。
77. 李其维：《“认知革命”与“第二代认知科学”刍议》，《心理学报》2008 年第 40 期。
78. 李强、邓建伟、晓筝：《社会变迁与个人发展：生命历程研究的范式与方法》，《社会学研究》1999 年第 6 期。
79. 李强：《社会变迁与个人发展：生命历程研究的范式与方法》，《社会学研究》1999 年第 6 期。
80. 李强：《社会支持与个体心理健康》，《天津社会科学》1998 年第 1 期。
81. 李瑞芬、童春林：《中国老年人精神赡养问题》，《中国老年学杂志》2006 年第 12 期。
82. 李淑然、陈昌惠、宣清华、范秀兰：《老年大学学员入学前后心理状况比较》，《老年学杂志》1990 年第 4 期。
83. 李晓宏：《对失独家庭的制度化帮扶》，《人民日报》2013 年 3 月 13 日第 12 版。
84. 李晓敏、韩布新：《城市老年人抑郁症状检出率随年代的变化趋势》，《中国老年学杂志》2012 年第 32 期。
85. 李宇峰：《老年人言语交际障碍实证研究》，博士学位论文，吉林大学，2016 年。
86. 李志宏等：《国家应对人口老龄化战略研究总报告》，《老龄科学研究》2015 年第 3 期。
87. 梁明辉、张黎、巩新鹏等：《失独者心理健康状况初探——以 50 例失独父母 SSRS 与 K10 的网络调查为例》，《中国农村卫生事业管理》2013 年第 12 期。
88. 廖小琴：《略论人的精神生活的和谐发展》，《前沿》2005 年第 6 期。
89. 刘惠琳、杨建军、熊仿杰、唐长发：《上海市老年大学学员主观幸福感及相关因素分析》，《健康教育与健康促进》2015 年第 4 期。
90. 刘济良：《生命教育论》，中国社会科学出版社 2004 年版。

91. 刘丽杭：《国际社会健康治理的理念与实践》，《中国卫生政策研究》2015 年第 8 期。
92. 刘美萍：《社区养老：农村空巢老人养老的主导模式》，《行政与法》2010 年第 1 期。
93. 刘颂：《城市老年人群精神需求状况的调查与研究》，《南京人口管理干部学院学报》2004 年第 1 期。
94. 刘颂：《近 10 年我国老年心理研究综述》，《人口与社会》2014 年第 1 期。
95. 刘颂：《失独老年人生存及心理健康状况调查》，第七届全国心理卫生学术大会论文，2014 年 8 月。
96. 刘西国：《经济赡养能增进老年人健康吗——基于 2011 年 charls 数据的内生性检验》，《南方人口》2011 年第 1 期。
97. 刘西国：《社交活动如何影响农村老年人生活满意度?》，《人口与经济》2016 年第 2 期。
98. 刘亚娜：《社区视角下老漂族社会融入困境及对策——基于北京社区“北漂老人”的质性研究》，《社会保障研究》2016 年第 4 期。
99. 柳士顺、凌文辁：《多重中介模型及其应用》，《心理科学》2009 年第 2 期。
100. 罗萌、李晶、何毅：《中国城乡老年人自杀意念研究》，《老龄科学研究》2015 年第 7 期。
101. 马硕、关丽征：《日本社区精神卫生服务模式及思考》，《医学与哲学（A)》2015 年第 12 期。
102. 孟昭兰：《情绪心理学》，北京大学出版社 2005 年版。
103. 苗艳梅：《从物质保障到精神保障——农村五保老人精神需求状况分析》，《社会福利》2012 年第 3 期。
104. 明艳：《老年人精神需求“差序格局”》，《南方人口》2000 年第 2 期。
105. 莫扬华、李雪晶、傅春恋等：《认知行为干预对流浪精神疾病患者心理状态的影响》，《中国现代药物应用》2015 年 1 月第 9 卷第 1 期。
106. 穆光宗：《将“全面健康老龄化”上升为国家战略》，《中国经济报告》2014 年第 4 期。

107. 穆光宗：《老龄人口的精神赡养问题》，《中国人民大学学报》2004 年第 4 期。

108. 穆光宗：《失独父母的自我拯救和社会拯救》，《中国农业大学学报》（社会科学版）2015 年第 3 期。

109. 聂建斌、杨茹：《应切实关注流动随迁老人养老问题》，《光华时报》2016 年 11 月 25 日第 3 版。

110. 聂伟、风笑天：《农民工的城市融入与精神健康——基于珠三角外来农民工的实证调查》，《南京农业大学学报》（社会科学版）2013 年第 9 期。

111. 宁玉梅：《进城老人的社会排斥与整合社工介入探讨》，《学理论》2013 年第 27 期。

112. 潘韩霞、翁婷婷、徐杭情、邱仁波、金碧华：《失独老人的社会生活重建——以杭州市 X 区“关爱失独老人家庭项目”为例》，《经营与管理》2016 年第 6 期。

113. 潘剑锋、张玉芬：《弘扬孝文化是农村养老的现实选择》，《改革与战略》2005 年第 1 期。

114. 潘莉：《道德健康对心理健康的促进和发展》，《当代青年研究》2010 年第 2 期。

115. 庞宝华：《老年人个体因素、社会支持与主观幸福感的关系》，《中国老年学杂志》2016 年第 16 期。

116. 彭聃龄：《基础心理学》，北京师范大学出版社 2001 年版。

117. 彭华民、齐麟：《中国社会福利制度发展与转型：一个制度主义分析》，《福建论坛》（人文社会科学版）2011 年第 10 期。

118. 齐芳：《住院空巢老人焦虑抑郁和主观幸福感现状及影响因素研究》，《护理管理杂志》2016 年第 6 期。

119. 钱锡红、申曙光：《非正式制度安排的老年人养老保障：解析社会网络》，《改革》2011 年第 9 期。

120. 上海社会科学院理论时评小组：《理论热点大碰撞》，上海人民出版社 2014 年版。

121. 尚晓援：《“社会福利”与“社会保障”再认识》，《中国社会科学》2001 年第 3 期。
122. 申曙光、李昂：《“十三五”：向全民社保发力》，《中国社会保障》2915 年第 11 期。
123. 申曙光、谢林：《构建和谐社会与发展社会保障事业》，《社会保障研究》2005 年第 1 期。
124. 施鸣骞：《城市老年人心理健康和精神关怀服务需求研究——以上海市为例》，《调研世界》2013 年第 2 期。
125. 石彩红：《北京市昌平区计生特殊家庭现状分析及对策建议》，《人口与计划生育》2013 年第 11 期。
126. 石金群、王延中：《试论老年精神保障系统的构建》，《社会保障研究》2013 年第 2 期。
127. 史琦、王辛秋、阎玥、孙慧媛、李友林、李春雷：《基于信息工程技术的老年健康中医治未病理论与方法探讨》，《中华中医药杂志》2015 年第 12 期。
128. 宋佳萌、范会勇：《社会支持与主观幸福感关系的元分析》，《心理科学进展》2013 年第 8 期。
129. 宋强玲：《失独家庭养老问题及对策研究》，《人民论坛》2013 年第 2 期。
130. 宋岳涛：《老年医学的核心技术——老年综合评估》，《中国现代医生》2012 年第 23 期。
131. 孙鹃娟：《北京市老年人精神生活满意度和幸福感及其影响因素》，《中国老年学杂志》2008 年第 3 期。
132. 孙长华等：《策略训练对改善老年人词语记忆的作用》，《心理学报》1989 年第 1 期。
133. 谭友果、何映月、李金龙：《美国精神卫生体系的概况及对我国精神卫生工作的启示》，《四川医学》2008 年第 4 期。
134. 唐海波、周敏：《大学生生活事件、认知情绪调节与心理弹性的关系》，《中国健康心理学杂志》2014 年第 22 卷第 3 期。
135. 唐仲勋、叶南客：《国外老年社会学的七种理论模式》，《国外社会科学》1988 年第 11 期。
136. 陶裕春、申昱：《社会支持对农村老年人身心健康的影响》，《人口与经济》2014 年第 3 期。
137. 滕丽新、黄希庭、陈本友：《英国老年人心理健康服务体系的现状及启示》，《西南大学学报》（社会科学版）2009 年第 3 期。
138. 滕丽新等：《中国中老年人心理健康现状》，《中国老年学杂志》2015 年第 35 期。
139. 田雪原：《中国老年人口社会》，中国经济出版社 1991 年版
140. 仝利民：《老年社会工作》，华东理工大学出版社 2006 年版。
141. 汪晓东等：《大脑学习探秘——认知神经科学研究进展》，《开放教育研究》2011 年第 10 期。
142. 王爱珠：《发展老年经济，开展老年经济学研究》，《复旦大学学报》1994 年第 2 期。
143. 王大华：《玩出年轻头脑——老年人脑力训练游戏》，北京师范大学出版社 2011 年版。
144. 王福兴、徐菲菲、李卉：《老年人主观幸福感和孤独感现状》，《中国老年学杂志》2011 年第 13 期。
145. 王广州、郭志刚、郭震威：《对伤残死亡独生子女母亲人数的初步测算》，《中国人口科学》2008 年第 1 期。
146. 王俊、龚强、王威：《“老龄健康”的经济学研究》，《经济研究》2012 年第 1 期。
147. 王俊、龚强：《医疗卫生改革政策、老龄健康福利影响与跨学科研究——“中国医疗改革与老年健康、福利跨学科研究”研讨会综述》，《经济研究》2011 年第 6 期。
148. 王玲凤、施跃健：《城市空巢老人的社会支持及其与心理健康状况的关系》，《中国心理卫生杂志》2008 年第 2 期。
149. 王湃：《人体工程学及其未来》，《中国环境管理干部学院学报》2003 年第 2 期。
150. 王伟进：《“老漂族”问题及其社会应对》，《中国民政》2015 年第 11 期。
151. 王文科：《公共健康问题与政府的治理责任》，《医学与哲学》（人文社会医学版）2006 年第 9 期。
152. 王武林：《中国老年人口自杀问题研究》，《人口与发展》2013 年

第 1 期。
153. 王希华、周华发：《老年人生活质量、孤独感与主观幸福感现状及相互关系》，《中国老年学杂志》2010 年第 5 期。
154. 王兴华、王大华、申继亮：《社会支持对老年人抑郁情绪的影响研究》，《中国临床心理学杂志》2006 年第 1 期。
155. 王延中等：《中国老年保障体系研究》，经济管理出版社 2014 年版。
156. 王因为：《老年社会学概述》，《老年学杂志》1986 年第 1 期。
157. 韦璞：《贫困地区农村老年人社会支持网初探》，《人口与发展》2012 年第 2 期。
158. 魏军：《农村老年人的孤独感与抑郁》，《医学理论与实践》2015 年第 15 期。
159. 魏银：《坍塌与抗争："失独者"真实生活图景透视——基于三个报道案例的内容分析》，《南京航空航天大学学报》（社会科学版）2013 年第 1 期。
160. 温忠麟、叶宝娟：《中介效应分析：方法和模型发展》，《心理科学进展》2014 年第 5 期。
161. 翁敏：《"老漂族"的城市适应及社会融入文献综述》，《新西部》2016 年第 14 期。
162. 乌德亚·瓦尔格：《贫困再思考：定义和衡量》，《国际社会科学》2003 年第 1 期。
163. 邬沧萍、杜鹏：《老龄化与和谐社会》，中国人口出版社 2012 年版。
164. 邬沧萍、姜向群：《"健康老龄化"战略刍议》，《中国社会科学》1996 年第 5 期。
165. 邬沧萍、李建民、穆光宗：《是"未富先老"还是"边富边老"》，《光明日报》2007 年 8 月 7 日。
166. 邬沧萍：《社会老年学》，中国人民大学出版社 1999 年版。
167. 吴玉韶：《健康老龄化：低成本应对人口老龄化的重要举措》，《中国社会科学报》2015 年 1 月 16 日第 B01 版。
168. 吴振云、孙长华、吴志平、许淑莲：《对图形想象的年龄差异》，

《心理科学》1991 年第 2 期。

169. 吴振云：《“位置法”记忆训练对改善儿童至老年时期的认知功能研究》，《心理科学》1993 年第 2 期。

170. 吴振云：《训练对老年人“数字符号”作业的作用》，《心理学报》1987 年第 1 期。

171. 吴振云等：《成人智力发展与记忆》，《心理学报》1985 年第 3 期。

172. 伍小兰、沈励：《老龄健康学研究探析》，《老龄科学研究》2014 年第 6 期。

173. 席恒：《分层分类：提高养老服务目标瞄准率》，《学海》2015 年第 1 期。

174. 向运华、姚虹：《城乡老年人社会支持的差异以及对健康状况和生活满意度的影响》，《华中农业大学学报》（社会科学版）2016 年第 6 期。

175. 肖巍：《精神健康的伦理探索》，《江西师范大学学报》2006 年第 5 期。

176. 谢勇才、黄万丁、王茂福：《失独群体的社会救助制度探析——基于可持续生计角度》，《社会保障研究》2013 年第 1 期。

177. 徐洁、李树茁：《生命历程视角下女性老年人健康劣势及累积机制分析》，《西安交通大学学报》2014 年第 7 期。

178. 徐雨平：《健康老龄化的精神保障服务体系研究——以江苏省镇江市为例》，《当代经济》2015 年第 36 期。

179. 许琳：《残障老人社区居家养老服务研究——基于西部地区的调查》，中国社会科学出版社 2016 年版。

180. 许淑莲等：《20 岁至 90 岁成人的某些记忆活动的变化》，《心理学报》1985 年第 17 卷第 2 期。

181. 许芸：《从政府包办到政府购买——中国社会福利服务供给的新路径》，《南京社会科学》2009 年第 7 期。

182. 杨蓓蕾：《英国的社区照顾：一种新型的养老模式》，《探索与争鸣》2000 年第 12 期。

183. 杨慧康：《老年人孤独感与情绪认知关系研究》，《鸡西大学学报》2015 年第 9 期。

184. 杨静、严祥、秦湘鑫：《老年住院患者孤独及其与抑郁、焦虑情绪的相关研究》，《心理与行为研究》2012 年第 3 期。
185. 杨立雄：《老年福利制度研究》，人民出版社 2013 年版。
186. 杨文杰、陈丽莎、韦玮：《日本社区老年服务体系及其对中国的启示》，《当代世界》2010 年第 6 期。
187. 杨勇刚、胡琳娜、马刚：《快速老龄化背景下失独老人养老风险化解机制——基于对河北省保定市的调研》，《河北大学学报》（哲学社会科学版）2014 年第 2 期。
188. 姚纳斯、沈汝发：《社会精神保障体制研究》，《学术论坛》2002 年第 6 期。
189. 姚远：《非正式支持：应对北京市老龄问题的重要方式》，《北京社会科学》2003 年第 4 期。
190. 姚志军：《轻度认知障碍和阿尔兹海默病脑形态异常的磁共振影像研究》，博士学位论文，兰州大学，2011 年。
191. 叶浩生：《具身认知：认知心理学的新取向》，《心理科学进展》2010 年第 18 卷第 5 期。
192. 叶鹏等：《老年医学发展简史》，《中华老年医学杂志》，2016 年第 35 期。
193. 易富贤：《大国空巢》，中国发展出版社 2012 年版。
194. 尹建国：《老年人认知、情绪心理特点刍议》，《胜利油田师范专科学校学报》2013 年第 6 期。
195. 于普林、王建业：《老年医学的现状和展望》，《中国实用内科杂志》2011 年第 4 期。
196. 俞晓静：《上海市社区老年人社会资本及其对心理健康影响研究》，博士学位论文，复旦大学，2008 年。
197. 袁同成、沈宫阁：《农村老年福利供给体系重构的精神健康效应》，《西北大学学报》（哲学社会科学版）2016 年第 6 期。
198. 岳瑛：《老年教育理论在国外》，《老年教育》（老年大学）2007 年第 12 期。
199. 允春喜、徐西庆：《社会网络视角下农村养老问题研究》，《天府新论》2013 年第 6 期。

200. 翟绍果、袁晔：《老年人精神需求、精神保障与精神福利：一个文献综述》，《老龄科学研究》2017 年第 7 期。
201. 翟绍果、杨竹莉：《乡土文化变迁与农村养老保障演进思考——以来自关中 C 村的质性研究为例》，《社会保障研究》2014 年第 1 卷。
202. 翟绍果：《构建多元的养老服务体系》，《中国劳动保障报》2014 年 7 月 4 日第 3 版。
203. 翟振武：《全面建设小康社会与全面解决人口问题》，《人口研究》2003 年第 1 期。
204. 张达人：《记忆与执行功能及有关精神健康的认知神经科学研究》，《中国科学技术大学学报》2008 年第 8 期。
205. 张建国、山崎秀夫、阪部创一：《老年体质的异质性及生命历程中累积的影响》，《体育与科学》2013 年第 3 期。
206. 张俊良：《关于老年社会学若干问题的探讨》，《人口学刊》1990 年第 7 期。
207. 张恺悌、郭平：《中国人口老龄化与老年人状况蓝皮书》，中国社会出版社 2010 年版。
208. 张岭泉、邬沧萍：《应对人口老龄化——对“接力”模式和“反哺”模式的再思考》，《北京社会科学》2007 年第 3 期。
209. 张容南：《古典尊严理念与现代尊严理念之比照》，《华东师范大学学报》（哲学社会科学版）2011 年第 3 期。
210. 张文娟、刘瑞平：《中国老年人社会隔离的影响因素分析》，《人口研究》2016 年第 5 期。
211. 张岩松、阎永胜、赵焕成、康茂长：《加强大连市养老服务业人才队伍建设研究》，《学理论》2014 年第 29 期。
212. 张艳国：《论精神需求》，《天津社会科学》2000 年第 5 期。
213. 张友琴：《老年人社会支持网的城乡比较研究——厦门市个案研究》，《社会学研究》2001 年第 4 期。
214. 张之望：《高等学校对老年教育发展的“文化引领”作用研究》，《改革与开放》2010 年第 22 期。
215. 章光普：《试论老年教育学的理论基础和特点》，《中国老年学杂志》1995 年第 4 期。

216. 章燕敏：《国内老年人主观幸福感研究综述》，《大众科技》2011 年第 3 期。

217. 赵建敏：《军休干部、空巢家庭、老年人心理需求问题研究》，硕士学位论文，中国政法大学，2009 年。

218. 赵天琪：《生命历程视角下的城市老年人社会支持影响研究——以 Y 市为例》，硕士学位论文，华东理工大学，2012 年。

219. 郑功成：《社会保障学——理念、制度、实践与思辨》，商务印书馆 2000 年版。

220. 郑功成：《中国养老保险制度：跨世纪的改革与思考》，《中国软科学》2000 年第 3 期。

221. 郑杭生：《转型中的中国社会和中国社会的转型》，首都师范大学出版社 1996 年版。

222. 郑希付：《论心理免疫》，《湖南师范大学社会科学学报》1996 年第 2 期。

223. 仲彬：《发展社会主义市场经济与提高人的精神质量》，《南京政治学院学报》1992 年第 2 期。

224. 周利敏、朱伟健：《断裂与重构：失独老人情感危机干预策略研究》，《广州大学学报》（社会科学版）2015 年第 12 期。

225. 周绍斌、周密：《精神保障：老年保障的新视域》，《老龄科学研究》2016 年第 2 期。

226. 周绍斌：《从物质保障到精神保障——老年保障的新趋势》，《福建论坛》（人文社会科学版）2007 年第 7 期。

227. 周绍斌：《老年人的精神需求及其社会政策意义》，《市场人口与分析》2005 年第 6 期。

228. 周绍斌：《论老年精神保障机制的建构》，《广州社会科学》2006 年第 2 期。

229. 周雪光、侯立仁：《文革的孩子们——当代中国的国家与生命历程》，载中国社会科学院社会学研究所《中国社会学》，上海人民出版社 2003 年版。

230. 左学金：《由地震和独生子女存活风险引发的几点思考》，《人口与发展》2008 年第 6 期。

231. 朱艳敏：《失独者养老态势与困境摆脱》，《重庆社会科学》2013 年第 8 期。

232. ［美］皮尔松、普森：《一生的护照：终身学习与未来社会的个人生存》，新世界出版社 2003 年版。

233. ［日］浅井邦彦、季建林：《日本新精神保健福利法及其目前的精神卫生发展政策》，《上海精神医学》2000 年第 1 期。

234. ［英］珂莱尔·婉格尔、刘精明：《北京老年人社会支持网调查——兼与英国利物浦老年社会支持网对比》，《社会学研究》1998 年第 3 期。

235. ［美］鲍勃·斯塔尔、以利莎·戈德斯坦：《正念生活——正念减压工作手册》，祝卓宏、张妍等译，江苏美术出版社 2013 年版。

236. ［美］K. W. 夏埃、S. L 威里斯：《成人发展与老龄化》，乐安国译，华东师范大学出版社 2003 年版。

237. ［美］埃尔德、葛小佳：《变迁社会中的人生——生命历程及其中国实例》，郭于华译，《中国社会科学季刊》1998 年第 8 期。

238. ［美］戴维·L. 德克尔：《老年社会学》，沈健译，天津人民出版社 1986 年版。

239. ［英］诺曼·朗沃斯：《终身学习在行动——21 世纪的教育变革》，沈若慧等译，中国人民大学出版社 2006 年版。

240. Ahlskog J. E. , et al. , "Physical Exercise as a Preventive or Disease-modifying Treatment of Dementia and Brain Agin", *Mayo Clinic Proceedings*, Vol. 86, No. 9, September 2011, pp. 876 – 884.

241. Arnold M. B. , "Emotion and Personality", *American Journal of Psychology*, Vol. 76, No. 3, 1960, pp. 4662 – 4671.

242. Auer S. , et al. , "Entlastung Pflegender Angehöriger, Ein Programm der M. A. SAlzheimerhilfe", *Zeitschrift für Gerontopsychologie & – psychiatrie*, Vol. 20, No. 2/3, 2007, pp. 169 – 174.

243. Aylaz R. , Aktürk ü, Erci B. , et al. , "Relationship between Depression and Loneliness in Elderly and Examination of Influential Factors", *Archives of Gerontology & Geriatrics*, Vol. 55, No. 3, 2012, pp. 548 –

554.

244. Bährer-Kohle, U. Hemmeter, "Aspects of Mental Health Care Provision of the Elderly in Switzerland", *Geriatric Mental Health Care*, Vol. 1, No. 1, 2013, pp. 11 – 19.

245. Barnes D. E., Whitmer R. A., Yaffe K., "Physical Activity and Dementia: The Need for Prevention Trials", *Exercise and Sport Sciences Reviews*, Vol. 35, No. 1, 2007, pp. 24 – 29.

246. Barnes, M., Blom, A., Cox, K., Lessof, K., "The Social Exclusion of Older People: Evidence from the First Wave of the English Longitudinal Study of Ageing", Office of the Deputy Prime Minister, London, 2006.

247. Barnett J. E., Shale A. J., "Alternative Techniques", *Monitor on Psychology*, Vol. 44, No. 4, April 2013.

248. Baron R. M., Kenny D. A., "The Moderator-mediator Variable Distinction in Social Psychological Research: Conceptual, Strategic, and Statistical Considerations", *Journal of Personality and Social Psychology*, Vol. 51, No. 6, 1986, p. 1173.

249. Benbow S. M., Jolley D., Greaves I. C., Walker E., "Closing the Diagnosis Gap and Improving Care: The Primary Care Memory Clinic", *Prog Neurol Psychiatry*, Vol. 17, No. 6, 2013, pp. 27 – 30.

250. Besser A., Bearrizp, "Attachment, Depression, and Fear of Death in Older Adulys: The Roles of Needless and Perceived Avalil Ability of Social Support", *Personality and Individual Differences*, Vol. 44, No. 8, Aug. 2008, pp. 1711 – 1725.

251. Bethune S., "Health-care Falls Short on Stress Managemen", *Monitor on Psychology*, Vol. 44, No. 4, April 2013.

252. Bowling, A., Gabriel, Z., "An Integrational Modelof Quality of Life in Older Age: Results from the ESRC/MRC HSRC Quality of Life Survey in Britai", *Social Indicators Research*, Vol. 69, No. 1, Jan. 2004, pp. 1 – 36.

253. Candace Howes, "Who Will Care for the Women?" *Journal of Women*,

Politics and Policy, Vol. 30, No. 2/3, 2009, pp. 248 - 271.

254. Case A., Menendez A., "Does Money Empower the Elderly? Evidence from the Agincourt Demographic Surveillance Site, South Africa", *Scandinavian Journal of Public Health Supplement*, Vol. 69, No. 8, 2007, pp. 157 - 164.

255. Chang, K. H., "The Healer or the Druggist: Effects of Two Health Care Policies in Taiwan on Elderly Patients' Choice between Physician and Pharmacist Services", *International Journal of Health Care Finance and Economics*, Vol. 9, No. 2, Feb. 2009, pp. 137 - 152.

256. Chong A. M., "Promoting the Psychosocial Health of the Elderly-the Role of Social Workers", *Social Work in Health Care*, Vol. 44, No. 1/2, 2007, pp. 91 - 109.

257. Collins P. Y., Patel V., Joestl S. S., et al., "Grand Challenges in Global Mental Health", *Nature*, Vol. 475, No. 7354, July 2011, pp. 27 - 30.

258. Cuijpers P., "Depressive Disorders in Caregivers of Dementia Patients: A Systematic Review", *Aging and Mental Health*, Vol. 9, No. 4, 2005, pp. 325 - 330.

259. Cloutier-Fisher D., "The Subjective Dimension of Social Isolation: A Qualitative Investigation of Older Adults' Experiences in Small Social Support Networks", *Journal of Aging Studies*, Vol. 25, No. 4, Apr. 2011, pp. 407 - 414.

260. Department of Mental Health Administration, National Institute of Mental Health, National Centre of Neurology and Psychiatry, Japan, "Study Visit on Community Mental Health in Japan", January 2008.

261. E. Greenglass, L. Fiksenbaum, J. Eaton, "The Relationship between Coping, Socialsupport, Functional Disability and Depression in the Elderly", *Anxiety, Stress, & Coping*, Vol. 19, No. 1, 2006, pp. 15 - 31.

262. Dunér A., Nordström M., "The Roles and Functions of the Informal Support Networks of Older People Who Receive Formal Support: A

Swedish Qualitative Study", *Ageing & Society*, Vol. 27, No. 1, 2007, pp. 67–85.

263. Echevarria, Cruz A., Amaia Iza, "Life Expectancy, Human Capital, Social Security and Growth", *Journal of Public Economics*, Vol. 90, No. 12, 2006, pp. 2323–2349.

264. Emma et al., "Positive Experiences in Caregivers: An Exploratory Case Series", *Behavioural and Cognitive Psychotherapy*, Vol. 37, No. 1, 2009, pp. 95–114.

265. Frydman, M. I., "Social Support, Life Events and Psychiatric Symptoms: A Study of Direct, Conditional and Interaction Effects", *Social Psychiatry*, Vol. 16, No. 2, 1981, pp. 69–78.

266. Gazzaniga, M. S., *Cognitive Neuroscience (in Chinese)*, Trans. Shen Zheng, Shanghai: Shanghai Education Press, 1998, pp. 3–15.

267. Giles, L. C., Glonek, G. F. V., Luszcz, M. A., Andrews, G. R., "Effect of Social Networks on 10 Year Survival in Very Old Australians: The Australian Longitudinal Study of Aging", *Journal of Epidemiol Community Health*, Vol. 59, No. 7, Jul. 2005, pp. 574–579.

268. Gliksman M. D., Lazarus R., Wilson A., Leeder S. R., "Social Support, Marital Status and Living Arrangement Correlates of Cardiovascular Disease Risk Factors in the Elderly", *Social Science and Medicine*, Vol. 40, No. 6, 1995, pp. 811–814.

269. Goldbarg S. H., Elmariah S., Miller M. A., et al., "Insights into Degenerative Aortic Valve Disease", *Journal of the American College of Cardiology*, Vol. 50, No. 13, 2007, p. 1205.

270. Golden J., Conroy RM., Bruce I., et al., "Loneliness, Social Support Networks, Mood and Wellbeing in Community-dwelling Elderly", *International Journal of Geriatric Psychiatry*, Vol. 24, No. 7, July 2009, p. 694.

271. Gray, A., "The Social Capital of Older People", *Ageing & Society*, Vol. 29, No. 1, 2009, pp. 5–31.

272. Harrison S., Bell G., "UK Has Mental Health 'Pandemic'", *Nursing*

Older People, 2007.

273. Hazer O., Boylu A. A., "The Examination of the Factors Affecting the Feeling of Loneliness of the Elderly", *Procedia Social and Behavioral Sciences*, Vol. 9, No. 1, December 2010, pp. 2083 – 2089.

274. Hoogendijk Estal, "Educational Difference in Functional Limitations: Comparisons of 55 – 65 – year-olds in the Nether Lands in 1992 and 2002", *International Journal of Public Health*, Vol. 53, No. 6, February 2008, pp. 281 – 289.

275. Jakobsson U., Hallberg I. R., "Loneliness, Fear, and Quality of Life among Elderly in Sweden: A Gender Perspective", *Aging Clinical & Experimental Research*, Vol. 17, No. 6, 2005, pp. 494 – 501.

276. J. J. Gierveld, et al., "Quality of Marriages in Later Life and Emotional and Social Loneliness", *J Gerontol B Psychol Sci Soc Sci*, Vol. 64, No. 4, March 2009, pp. 497 – 506.

277. Kamiya Y., Doyle M., Henretta J. C., et al., "Depressive Symptoms among Older Adults: The Impact of Early and Later Life Circumstances and Marital Status", *Aging & Mental Health*, Vol. 17, No. 3, 2013, pp. 349 – 357.

278. Kang K. A., Lee K. S., Park G. W., et al., "Death Recognition, Meaning in Life and Death Attitude of People Who Participated in the Death Education Program", *Korean J Hosp Palliat Care*, Vol. 13, No. 3, 2010, pp. 169 – 180.

279. Leion-Arjas Petal, "Leisure Time Physical Activity and Strenuousness of Work as Predictors of Physioal Function-ning: A 28 Year Follow up of a Cohort of Industrial Employees", *Occup Environ Med*, Vol. 61, No. 12, 2004, pp. 1032 – 1038.

280. Martha A., "Race Gender and the Effect of Social Support on the Use of Health Services by Elder Individuals", *International Journal of Aging and Human Development*, Vol. 37, No. 3, Mar. 1993, p. 227.

281. Miller, G. A., "The Cognitive Revolution: A Historical Perspective", *Trends in Cognitive*, Vol. 7, No. 3, 2003, p. 141.

282. Mirowsky J. , C. E. Ross, "Education, Cumulative Advantage, and Health", *Ageing International*, Vol. 30, No. 1, December 2005, pp. 27 – 62.

283. Muramatsu N. , Akiyama H. , "Japan: Super-Aging Society Preparing for the Future" *The Gerontologist*, Vol. 51, No. 4, 2011, p. 425.

284. N. Riusottenheim, D. Kromhout, et al. , "Dispositional Optimism and Loneliness in Older Men", *International Journal of Geriatric Psychiatry*, Vol. 27, No. 2, 2012, pp. 151 – 159.

285. Nickolsrichardson S. M. , Johnson M. A. , Poon L. W. , P. Martin, "Mental Health and Number of Illnesses are Predictors of Nutritional Risk in Elderly Persons", *Experimental Aging Research*, Vol. 22, No. 2, April 1996.

286. Norman Ryder, "The Cohort as a Concept in the Study of Social Change", *American Sociological Review*, Vol. 30, No. 6, 1985, p. 843.

287. Okabayashi H. , Sugisawa H. , "The Impact of Conjugal Bereavement and the Buffering Effect of Social Support on the Health of Elderly People", *Shinrigaku Kenkyu the Japanese Journal of Psychology*, Vol. 68, No. 3, September 1997, p. 147.

288. Preacher K. J. , Hayes A. F. , "Asymptotic and Resampling Strategies for Assessing and Comparing Indirect Effects in Multiple Mediator Models", *Behavior Research Methods*, Vol. 40, No. 3, 2008, pp. 879 – 891.

289. Prier S. , Frontier P. , Gadding A. , ET A. L. , "Mental Health Care Institutions in Nine European Countries, 2002 to 2006", *Psychiatric Services*, Vol. 59, No. 5, 2008, p. 570.

290. Rajah M. N. , Bastianetto S. , Bromley-Brits K. , et al. , "Biological Changes Associated with Healthy versus Pathological Aging: A Symposium Review", *Ageing Research Reviews*, Vol. 8, No. 2, 2009, pp. 140 – 146.

291. Ross, L. A. , "Elderly Patients'Perceptions of Their Spiritual Needs and

Care: A Pilot Study", *Journal of Advanced Nursing*, Vol. 26, No. 4, October 1997, pp. 710 - 715.

292. Russo Aetal, "Lifetime Occupation and Physical Function: A Prospective Cohort Study on Persons Aged 80 Years and Older Living in a Community", *Occupational & Environmental Medicine*, Vol. 63, No. 7, Jul. 2006, pp. 438 - 442.

293. Ryder N. B., "The Cohort as a Concept in the Study of Social Change", *American Sociological Review*, Vol. 30, No. 6, 1985, p. 843.

294. Santini, Z. I., "Social Relationships, Loneliness, and Mental Health among Older Men and Women in Ireland: A Prospective Community-based Study", *Journal of Affective Disorders*, No. 204, 2016, pp. 59 - 69.

295. Santinizi, "Social Network Typologies and Risk a mong Older People in China, India, and Latin America: A10/66 Dementia Re-search Group Population-based Cohort Study", *Social Science Medicine*, Vol. 147, No. 3, Dec. 2015, p. 134.

296. Schaie K. W., *Adult Development and Aging* (*5th Edition*), M. Pearson, 2009.

297. Schulz R., Beach S. R., "Caregiving as a Risk Factor for Mortality: The Caregiver Health Effects Study", *Journal of the American Medical Association*, Vol. 282, No. 23, 1999, pp. 2215 - 2219.

298. Shah A., "Attempted Suicide in the Elderly in England: Age-associated Rates, Time Trends and Methods", *International Psychogeriatrics*, Vol. 21, No. 5, July 2009.

299. Shaji K. S., Jotheeswaran A. T., Girish N., et al., "The Dementia India Report 2010 - Prevalence, Impact, Costs and Services for Dementia", *Alzheimers and Related Disorders Society of India*, 2010.

300. Zhai S., Zhuang Q., Wang Z., "Study on the Relationship between Social Support and Mental Health of the Elderly in China: A Case Study of Xi'an City, Shaanxi Province", *Journal of Mental Health*, No. 1, 2017.

301. Singleton S. S. , "Depression and Quality of Life: A Patient's Perspective", *Journal of Clinical Psychiatry*, Suppl Vol. 26, No. 4, 2001, pp. 244 – 251.

302. Stenberg C. R. , Campos J. J. , Emde R. N. , "The Facial Expression of Anger in Seven-month-old Infants", *Child Development*, Vol. 54, No. 1, 1983, pp. 178 – 184.

303. Sun Xiwen, Zhang X. C. , Zhang D. R. , et al. , "Age-dependent Brain Activation during Forward and Backward Digit Recall Revealed by fMRI", *Neuroimage*, Vol. 26, No. 1, 2005, p. 36.

304. Traphagan J. W. , "Reasons for Gateball Participation among Older Japanese", *Journal of Cross-Cultural Gerontology*, Vol. 13, No. 2, Feb. 1998, pp. 159 – 175.

305. Van Heck, "Personality and Physical Health: Towardan Ecological Approach to Health Related Pesonality Research", *European Journal of Personality*, Vol. 11, No. 5, December 1997, pp. 415 – 443.

306. Wu B. , "Social Network and Health: A Comparison of Chinese Older Adults in Shanghai and Chinese Elderly Immigrants in Boston", *International Journal of Social Welfare*, Vol. 20, No. 1, 2011, pp. 59 – 71.

307. Yakirr, "Prediagnostic Self-assessed Health and Extent Od Social Networks Predict Survival in Older Individuals with Cancer: A Population Based Cohort Study", *Journal of Geriatriconcology*, Vol. 5, No. 4, Apr. 2014, pp. 400 – 407.

308. Yasunaga M. , "The Effect of Intergenerational Programs on the Mental Health of Elderly Adults", *Aging & Mental Health*, Vol. 19, No. 4, 2015, pp. 306 – 314.

309. Záleská, V. , "Migration and Its Impact on Mental and Physical Health: Social Support and Its Main Functions", *Kontakt*, Vol. 16, No. 4, 2014, pp. 236 – 241.

后　　记

健康老龄化是国际社会应对人口老龄化的战略选择，在此背景下探讨老年人精神健康和精神保障议题，具有一定的前瞻性。本书围绕问题提出、文献综述、理论基础、作用机制、实证研究、质性访谈、海外经验、体系构建、路径策略以及发展趋势等展开，力图全面系统研究老年人精神健康与精神保障问题。

健康老龄化包括身体健康、心理健康、社会健康、道德健康等多个维度。面对精神健康的多维测度和复杂因素，需要基于跨学科视角，运用多种分析方法，研究精神健康的影响因素及其社会支持路径。基于生命历程社会资本的累积与精神调适，需要进行个体生命历程的规划和社会资本的整合，关注生命历程全阶段的事物认知、情绪体验、态度价值、意志目标与行为表现，通过以家庭为基础、社区为依托、社会为补充的社会资本拓展，实现对老年人的认知提升、情绪管理、意志激励、行为调控，最终达成精神健康的实现。因此，老年人精神健康的社会支持路径在于：满足多样化、多层次的老年精神需求；提供精准化的老年精神卫生服务；鼓励多主体合作参与老年精神保障服务供给；提高老年人的自我适应调节能力等。

本书写作过程中得到全国老龄办课题（QLB2016A026）、陕西省社科基金（2016G005）、陕西省软科学项目（2017KRM197）以及陕西高校智库建设项目（西部公共健康危机治理政策研究）等项目资助，在此表示感谢！西北大学公共管理学院社会保障专业、行政管理专业和心理学专业研究生严锦航、王春祥、王扬笛、赵炯、刘晓、袁晔、何兰、马丽、魏娇娇、张星、袁水苹、周清旭、王健荣等为实地调研、资料收集、数据分析和文字校对付出辛勤劳动，特别是中国人民大学劳动人事学院研究生王昭茜最后认真细致地对全书进行了校对，在此一并表示感谢！

由于作者的研究水平有限，本书一定存在疏漏或不妥之处，恳请得到专家学者和广大读者的批评指正。

翟绍果

2017 年 12 月 31 日于西北大学